实用精神科疾病诊疗要点

彭星星　侯华成　莫海祥　主编

吉林科学技术出版社

图书在版编目（CIP）数据

实用精神科疾病诊疗要点 / 彭星星，侯华成，莫海
祥主编. -- 长春：吉林科学技术出版社，2020.10
ISBN 978-7-5578-7865-8

Ⅰ. ①实… Ⅱ. ①彭… ②侯… ③莫… Ⅲ. ①精神病
－诊疗 Ⅳ. ①R749

中国版本图书馆CIP数据核字(2020)第213717号

实用精神科疾病诊疗要点

SHIYONG JINGSHENKE JIBING ZHENLIAO YAODIAN

主　　编	彭星星　侯华成　莫海祥
出 版 人	宛　霞
责任编辑	王聪会　穆思蒙
幅面尺寸	185 mm×260 mm
字　　数	375千字
印　　张	19.25
印　　数	1-1500
版　　次	2020年10月第1版
印　　次	2021年5月第2次印刷
出　　版	吉林科学技术出版社
发　　行	吉林科学技术出版社
地　　址	长春市福祉大路5788号出版大厦A座
邮　　编	130118

发行部电话/传真　0431-81629529　81629530　81629531
　　　　　　　　　　81629532　81629533　81629534

储运部电话　0431-86059116
编辑部电话　0431-81629517
印　　刷　保定市铭泰达印刷有限公司
书　　号　ISBN 978-7-5578-7865-8
定　　价　75.00元
如有印装质量问题　可寄出版社调换

主编简介

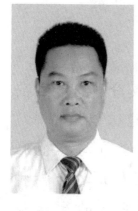

彭星星，男，1961年出生，毕业于中山大学临床医学专业。

原阳江市复退军人医院副院长，现任阳江市公共卫生医院党委副书记兼心理科首席医师、副主任医师、中级心理治疗师、国家二级心理咨询师、中级社会工作师，阳江市心理卫生协会会长，广东省心理卫生协会常务理事，广东省医学会精神医学分会临床心理学组成员，广东省医师协会精神科医师分会心理治疗专业组成员，广东省临床医学会临床心身医学和心理治疗专委会委员、广东省心理健康协会理事，阳江市职工劳动能力、残疾人残疾鉴定医疗卫生专家，阳江市新冠肺炎疫情紧急心理危机干预专家组组长，阳江援鄂医疗队返回阳江集中休整驻点心理专家。

从事心理精神科临床科研和治疗工作近30年，曾分别在广州市精神病医院研修班及广东省人民医院临床心理治疗师培训班学习1年。近年来，致力于心理精神疾病临床诊断与治疗策略课题研究。对心理精神科各种常见病、多发病的诊断与治疗有丰富经验，对心理障碍、严重精神障碍等常见病颇有研究，擅长失眠症、抑郁症、焦虑症、双相情感障碍、强迫症、恐怖症、精神分裂症、自闭症及青少年情绪行为问题等常见病运用心理治疗技术及药物等手段的治疗。以副主编出版专著《大众心理健康》1部，发表省级以上论文12篇，主持市级科研立项1项，参与市级科研课题2项并获三等奖2项。

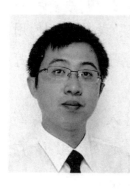

侯华成，男，1984年出生，毕业于齐齐哈尔医学院精神卫生专业，医学学士学位，主治医师。广东省心理健康协会心理危机干预专业委员会委员，阳江市心理卫生协会秘书长，阳江市医学会精神医学分会委员。

现任阳江市公共卫生医院精神二科副主任。曾在南京脑科医院、广州惠爱医院多次进修学习。从事精神科、心理科临床工作以来，一直致力于物理方法结合药物治疗精神分裂症、抑郁症及焦虑障碍的临床研究。对于各种精神科常见疾病的诊断及治疗，有丰富的经验。曾多次参加全国及省级学术会议，并且有多篇学术论文参选进入会议论文汇编，多次参与阳江市卫生健康局科技课题立项工作，主持的课题有《阳江市低频重复经颅磁刺激治疗联合舒眠胶囊治疗原发性失眠的疗效评价》，参与的课题有《综合护理干预在恢复期精神分裂症护理中的应用效果观察》及《医院家庭一体化防治护理对重性精神疾病患者防治效果的研究》等。

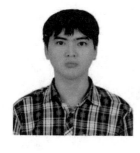

莫海祥，男，1986年出生，毕业于广州中医药大学中医学专业，医学学士学位，主治医师，阳江市医学会眼科分会第一届委员会委员，阳江市心理攻坚中队成员。

现任职于阳江市公共卫生医院精神科。从事精神科、内科工作多年，擅长各种精神科疾病的诊治和中医内科疾病的诊治。曾在广州市惠爱医院进行精神科专科医师师资培训及阳江市人民医院全科医师师资培训，现为阳江市人民医院精神科及全科师资。曾多次参与阳江市卫生健康局科技课题立项工作，参与的课题有《阳江市低频重复经颅磁刺激治疗联合舒眠胶囊治疗原发性失眠的疗效评价》《综合护理干预在恢复期精神分裂症护理中的应用效果观察》等。

前　言

　　精神病学是现代医学科学的一个重要组成分支，它主要研究精神障碍的病因、发病机理、病象和临床规律以及预防、诊断、治疗和康复等有关问题。现代精神科的诊疗与其他临床学科相比，客观检查方法和治疗手段相对缺乏，加之为精神健康服务的设施和人才不足，从而严重影响着患者的生活质量和健康水平。

　　本书对精神科常见疾病的概念、病因、发病机制、诊断和治疗进行了较为详实的描述，内容注重科学性、实用性、合理性以及可操作性，希望本书能成为临床医生在实践中的使用工具，力求达到启发读者临床思维，开阔医学视野，提高诊疗水平的目的。

　　由于本书篇幅有限，难以将所有疾病全部列入，加之编写经验不足、时间有限，书中难免存在遗漏或不足之处，敬请广大读者提出宝贵的修改建议，以期再版时修正完善。

目　录

第一章 绪论

第一节 精神病学的概念及发展

一、概念

精神病学是研究精神障碍的病因、发病机制、临床表现、疾病的发展规律、治疗及预防康复的一门临床医学。精神病学的生理基础是神经科学,心理基础则与心理学、社会学、人类学密切相关。精神医学的任务有两个:一是研究各类精神疾病的病因、发病机制、临床表现、治疗和预防;二是研究社会心理因素对人体健康和疾病作用的影响。精神障碍是一种有临床意义的行为或症状群或类型,其发生与当事人目前的痛苦烦恼有关,或明显增加病死、引起痛苦、功能不良和丧失自由的风险。精神障碍除包括精神疾病外,还包括痴呆、精神活性物质所致精神和行为障碍、心境障碍、神经性障碍、应激相关障碍、躯体形式障碍、人格障碍等。精神卫生是指对精神障碍的预防、治疗、康复的研究和精神卫生知识的普及,主要研究精神疾病的发生、发展规律及其防治,保障和促进人群心理健康,提高个体承受应激和适应社会的能力以减少心理和行为问题的发生。

二、发展历史

精神病学是临床医学的一个分支学科,是研究各种精神障碍的病因、发病机制、临床表现、疾病发展规律以及诊断、治疗和预防的一门学科。

随着科学的快速发展和现代医学的不断进步,人们对脑结构和功能的认识不断深入,"精神病学"的内涵在不断得到充实、延伸和发展。

"精神病学"一词来源于希腊语。Psyche 即精神、灵魂,iatria 即治疗,也就是说,"精神病学"是治疗灵魂疾病的学科。大约在公元前 5～4 世纪,产生了朴素唯物主义的萌芽。医学科学的奠基人、古希腊唯物主义哲学家希波克拉底认为,脑是思维活动的器官,提出了精神疾病的体液病理学说。他认为人体内存在四种基本体液:即血液、黏液、黄胆汁和黑胆汁,就像存在于自然界的火、土、空气和水一样。四种体液保持平衡人体就健康,如果其中某一种或几种体液过多或过少,平衡失调,人就会生病。当时他对抑郁症的发病原因解释为过多的黑胆汁进入脑内,破坏了脑的活动所引起。

中世纪神学宗教对精神病学发展产生了巨大的负面影响。公元3世纪后,古罗马文化逐渐衰落,西欧医学沦为神学和宗教的附属,精神病学出现了严重的倒退。精神疾病患者被视为魔鬼附体,被送进寺院,用祷告、符咒、驱鬼等方法进行"治疗"。中世纪末叶,精神疾病患者的境遇更加悲惨,他们常常被用烙铁烧炙皮肤,用长针穿舌头,用各种酷刑驱除所谓躲藏在他们躯体内部的魔鬼,美其名曰:惩罚肉体,拯救灵魂。声援精神疾病患者的正义呼声往往被视为异端邪说,并处以酷刑。

18世纪工业革命对精神病学的发展产生了积极的影响。17世纪以后,工业革命兴起,医学科学有了巨大的进步,并逐渐摆脱了中世纪宗教神学的束缚。到了18世纪,精神疾病患者不再被与魔鬼联系在一起,精神疾病被视为一种需要治疗的疾病,这是一种巨大的进步。西欧精神病学的发展产生重大转折。

法国医生比奈尔是第一个被任命为"疯人院"院长的医生,他把精神疾病患者从终身囚禁的监狱生活中解放出来,去掉了他们身上的铁链和栅锁,把"疯人院"变成了医院,使医生观察、研究和治疗精神疾病成为可能,对当时法国乃至整个欧洲精神病学的发展产生了巨大的推动作用。

19世纪末至20世纪初是精神病学发展史上的一个重要时期。德国学者Griesinger经过临床观察和对大脑解剖学、生理学和病理学及临床资料的积累和总结,在1845年得出了精神异常是一种脑病的结论。

德国的另一位享誉世界的精神科医生克雷丕林认为,精神疾病是一个有客观规律的生物学过程,可以分为多类,每一类都有各自的病因、临床特征、病理解剖所见以及与疾病本质相联系的预后和归转。他于1896年提出了"早发性痴呆"的概念,首次把"早发性痴呆"作为独立的疾病单元进行描述,在精神病学界产生了巨大的影响。"早发性痴呆"就是后来被瑞士精神科医生布鲁勒命名并使用至今的"精神分裂症"。克雷丕林的另一贡献是把躁狂症和抑郁症视为同一疾病单元的两种不同表现形式。克雷丕林因对精神病学的巨大贡献,被誉为现代精神病学之父。

三、发展现状

近半个世纪以来,精神病学概念的内涵、外延得到了充实、延伸和发展。科学技术的进步,生物医学技术的革新,为解释很多疾病的生物学问题提供了工具和方法。医学模式已经转向"生物-心理-社会"医学模式。生物精神病学逐渐成为研究的热点问题,并将有希望取得重大突破,精神疾病的遗传学研究从细胞水平向分子水平过渡。从分子生物学的角度探索精神疾病的病因和治疗方法将是我们未来研究的重点。随着分子生物学技术的持续发展和人类基因组-环境基因组计划的完成,精神疾病的相关基因将可望被陆续克隆,从而完成精神医学发展史上一个质的飞跃。

社会的发展,越来越多的人主张精神病学不仅要研究传统意义上的精神疾病,更要关注各种各样的心理问题和行为问题,精神病学的服务对象不应仅仅局限于精神病院,更应着眼于全社会的心理健康。有人认为用精神病与精神卫生学或用"精神医学"代替"精神病学"更好。这些现象都不是空穴来风,都是对临床实践经验的提炼和总结。关注心理健康,尤其是大多数人的心理健康,已成为广大精神科医师的重任。

心理卫生知识需要得到全面普及,内外科医师对心理障碍的识别率将大幅提高,综合性医院将建立精神科联络-会诊机构,并且有专门的心理学工作者和精神科医师参加临床各科的防治工作。

精神疾病的康复与社区服务也将得到充分的发展,以功能训练、全面康复、重返社会和提高生活质量为宗旨,逐步建立适合我国国情的社区康复模式,造就一批从事精神康复的专业工作者以及社区服务工作者,以促进精神障碍患者的心理社会性康复。

新的世纪精神卫生的服务对象、服务重点将会有所转移,各种适应不良行为、轻性精神障碍、药物和酒精依赖、心身疾病、儿童老年心理卫生问题将会受到重视。精神科将会进一步分工和细化。与此同时,精神科以患者为中心的服务将会进一步强化,精神病院的现代化前景是实行院内园林化、室内家庭化、管理开放化、治疗多元化。随着各级政府的重视、精神卫生的立法、精神卫生知识的普及、精神药物的发展、治疗效果的提高,相信精神疾病患者将会受到更人道的对待,社会歧视也会逐渐减少。

第二节 精神检查一般原则和基本技能

一、建立医患关系的原则与技能

医患关系是医师与患者在健康与疾病问题上建立起来的亲密的人际关系,性质不同于一般的人际关系,具有单一性、专业性和亲密性等特征。医师和患者及其家属之间的关系可以影响精神检查和治疗。一个值得信赖、乐于助人和具有同情心的医师,能让患者感到安全并乐于接受。

（一）良好的医患关系建立应遵循的原则

（1）医师的态度、患者是我们的服务对象，值得我们尊敬和接纳。

（2）医患关系是围绕疾病的诊治而建立起来的，医师是一个特定的社会角色。

（3）从内心深处接受患者，充分尊重和理解患者的人格、价值取向和生活态度。

（4）相信患者是可以进行沟通和交流的，有问题可以协商解决。

（5）医患关系在医疗活动中并非一成不变，而是动态发展的，需要维护、反思，不能偏离伦理的界限和专业的需要。

（6）一种良好的医患关系至少可以改善社会功能，提高生活情趣和生活质量。

（7）当患者不了解这种关系时，需要医师花时间和耐心去建立这种关系。

（二）良好的医患关系建立需要的基本技能

（1）用同情的态度倾听患者及家属的谈话，不需要过多解释或说明事情的真实性。

（2）使用适当的称谓、尊敬的目光、和蔼的语气，使患者乐于接受。

（3）鼓励目光接触，让患者和家属能感受到医师的关切。

（4）医师应沉着、冷静、亲切、认真，避免紧张、手足无措。

（5）尽量使用通俗易懂的语言，专业术语尽可能少用。

（6）切忌当着患者及家属的面对病情妄加评论，更不要同行之间相互诋毁。

（7）不要急于打断患者的陈述，自己随意发表意见，要使用共情性的倾听，鼓励患者表达。

（8）对患者及家属迫切关心的问题给予解答，必要时告知治疗方案，和家属共同协商。

（9）要有良好的医德，不要透露患者的隐私。

二、面谈的基本原则和技能

面谈是精神科医师需要尽快掌握并不断完善的核心临床技能。熟练而有效的面谈是对疾病准确诊断、成功治疗的基本保障之一。面谈的质量取决于面谈的设置、过程技巧和医患关系。

（一）面谈的基本原则

（1）在与患者面谈前，医师应当熟悉病情，了解患者的心理状况，做到有针对性的面谈。

（2）建立良好的医患关系，告知自己的角色定位，取得患者的充分信任。

（3）面谈中注意尊重患者，同情理解，给予适当的安慰和保证。

（4）注意接触交谈的一般仪态和言语，应当仪表端庄，态度温和，语言诚恳。

（5）善于启发提示或引导患者。

（二）面谈常用技能

（1）积极倾听：以患者为中心是最主要的方法。不要随意打断患者的话语，分析综合患者的谈话内容，掌握弦外之音。

（2）当患者出现偏离主题或思路停顿，要给予适当的启发和引导。

（3）医师应当用积极和鼓励的话语，让患者充分的表达，允许患者完成他的发言，谈话内容与主题相关。

（4）开放式提问与追究性交谈，给予患者适当的空间和信息，对患者的观点感兴趣，让患者表达自己的感受，针对问题进行提问，得到更详尽的资料。停顿可以降低谈论心理、社会问题的抑制阈值，给患者补充谈话的机会，鼓励患者继续说下去，尤其是将犹豫的内容说出来。

（5）复述是指用患者的话进行重复，接纳患者的观点，聚焦患者谈论的焦点。

（6）总结信息中最重要的部分，医师和患者达成内容上的一致。

（7）情感回应：医师通过言语表情和肢体动作对患者的情绪做出回应。

第三节　精神障碍的症状学

精神症状是人脑功能紊乱的表现，精神障碍的症状学是精神医学的重要基础，也是精神疾病临床诊断的主要依据。异常的精神活动通过人的外显行为如言谈、书写、表情、动作行为等表现出来，称为精神症状。精神症状是异常的精神活动，但异常的精神活动不完全等于精神症状。精神症状反映形式与个体的文化背景、人格特征以及生活经历有关。研究精神症状及其产生机制的学科称为精神障碍的症状学，又称精神病理学。精神疾病的临床诊断主要是通过病史采集及精神检查发现精神症状，通过综合分析和判断而建立，因此掌握症状学是精神卫生工作者必备的基本功。常见的精神症状如下。

一、感知觉障碍

感知包括感觉和知觉两个部分。感觉是大脑对直接作用于感觉器官的客观事物的个别属性的反映，如光、声、色、气味、温度、硬度等，通过感觉器官在人脑中的直接反映。知觉是客观事物的各种属性在人脑中经过综合，并借助于过去的经验所形成的一种完整的印象。视觉、听觉、味觉、嗅觉、触觉、平衡觉、运动觉等都是不同类型的感觉，分别反映事物的个别属性，而知觉就是在这些感觉的综合基础上产生的。通常我们对事物的感受都是综合性的。在精神科临床实践中，常常将感觉和知觉统称为感知，因此，感知障碍包括感觉障碍和知觉障碍两个部分。

（一）感觉障碍

常见的感觉障碍有感觉过敏、感觉减退、内感不适等。

1.感觉过敏

又称感觉增强，由感觉阈值降低或强烈的情绪因素所致。临床表现为患者对一般强度的刺激反应特别强烈、难以忍受，比如不能忍受电话铃声、关门声、冷水、阳光等。感觉过敏多见于丘脑或周围神经病变，精神科见于神经衰弱、疑病症、焦虑症等。

2.感觉减退

又称感觉抑制，由感觉阈值升高或强烈的情绪抑制所致。临床表现为患者对强烈的刺激不能感知或感觉轻微，比如针刺没有疼痛感。感觉减退多见于神经系统疾病、谵妄或其他类型的意识障碍，精神科见于精神分裂症、抑郁症等。

3.内感不适

由感觉异常所致。临床表现为患者叙述体内有异常的不适感，比如喉部阻塞感、内脏挤压扭转或牵拉疼痛、蚁爬感等，没有明确的定位，性质难以描述。内感不适多见于精神分裂症、疑病症、躯体形式障碍等。

（二）知觉障碍

常见的知觉障碍有错觉、幻觉和感知综合障碍三种。

1.错觉

错觉是指对客观事物的歪曲的知觉。比如将草绳看成蛇，将墙上的裂纹看成是蜈蚣等。错觉主要表现为错听和错视，常见于器质性精神障碍的谵妄及物质依赖障碍。

2.幻觉

幻觉是一种缺乏外界相应的客观刺激作用于感觉器官时所出现的知觉体验，是一种虚幻的知觉。如没有人讲话时听见讲话的声音，能看到实际不存在的东西。幻觉可以在意识完全清晰时发生，也可以在不同程度的意识障碍时发生。意识清晰时出现的幻觉属于精神病性症状，是精神病患者最常见的症状之一。健康人有时也会出现幻觉，主要发生在入睡前和醒来后，通常是短暂的、单纯的，多能自我觉察和纠正。

（1）按所涉及的感觉器官不同，常见幻觉有以下几种：

①幻听：这是最常见的一种幻觉。患者可以听见各种声音，如言语声音、噪声、音乐等。如幻觉内容为言语交谈，称为言语性幻听。言语性幻听可以是几个单词、一段话、几个句子。如果言语内容是评论患者的言行，称为评论性幻听。如果言语内容为命令患者做某事，称为命令性幻听。言语性听幻觉尤其是评论性听幻觉、命令性听幻觉多见于精神分裂症。幻听内容有时十分清晰，有时非常模糊。临床上

多数患者的行为和情绪受听幻觉影响,甚至产生不良后果。

②幻视:视幻觉比听幻觉少见,常与其他幻觉一起出现。视幻觉可以是简单的闪光,也可以是复杂的图像。视幻觉中图像较正常大的为物体显大性幻觉,较正常小的为物体显小性幻觉,视幻觉多见于器质性精神障碍,如谵妄、中毒、癫痫等,也可见于精神分裂症等。

③幻味和幻嗅:味幻觉和嗅幻觉比较少见,通常是患者可以辨认的特殊气味和味道,如花香、臭味等。味幻觉和嗅幻觉常同时出现,常见于颞叶癫痫、精神分裂症等。

④幻触:触幻觉又称皮肤黏膜幻觉,通常患者感到皮肤或黏膜表面有接触、针刺、虫爬、通电等异常感觉。多见于周围神经病、精神分裂症、分离性障碍等。

⑤内脏幻觉:又称体感幻觉,临床上较少见。患者有内脏被捏、拉、膨胀、掏空、虫爬、刀割等体验。常见于疑病妄想、虚无妄想、精神分裂症、抑郁症等。

(2)按幻觉体验的来源分为真性幻觉和假性幻觉:

①真性幻觉:患者的幻觉体验来源于客观世界,具有与知觉体验相同的鲜明性、生动性和不随意性。比如患者听见有人在议论自己,情绪激动,心情不愉快。临床上多数幻觉属于真性幻觉。

②假性幻觉:幻觉形象不够鲜明生动,不是通过感觉器官而获得。如听到肚子里有说话的声音,可以不用自己的眼睛就能看到头脑里有一个人像,虽然幻觉的形象与一般知觉不同,但是患者却往往非常肯定地认为他的确是听到了或看到了,因而对此坚信不疑。

(3)按幻觉产生的条件分为功能性幻觉、反射性幻觉、心因性幻觉和入睡前幻觉四种:

①功能性幻觉:是患者的幻觉与现实刺激伴随出现的幻觉。比如听见流水的声音,就听见别人在议论自己。客观刺激和幻觉同时为患者感受,这种现象多见于精神分裂症和心因性精神障碍。

②反射性幻觉:患者的某一感觉器官感受到现实的刺激时,他(她)的另一个感觉器官产生幻觉。比如看见有人在前面几米远的地方,就听见别人在议论自己。反射性幻觉多见于精神分裂症。

③心因性幻觉:幻觉内容与心理因素密切相关,在强烈心理因素影响下产生的幻觉。比如想起已故的亲人时就听见已经死去的亲人的说话声等等。常见于心因性精神障碍、分离性障碍等。

④入睡前幻觉:指发生在入睡前的幻觉。幻觉发生在将睡未睡时,入睡前幻觉一般没有病理性意义。

幻觉是一种精神病性症状,可以发生在各种重性精神障碍中,如精神分裂症、情感性障碍和器质性疾病。幻觉没有特征性疾病的诊断意义。听幻觉、味幻觉、嗅幻觉、本体幻觉多见于精神分裂症。

3.感知综合障碍

感知综合障碍是患者对客观事物能够正确认识,但是对部分属性如大小比例、形状结构、空间距离、物体的动静等产生错误的知觉体验。常见以下几类:

(1)时间知觉综合障碍:患者对时间体验的判断出现障碍。比如患者感到时间"飞快",或者时间"凝固"。这种症状多见于颞叶癫痫和精神分裂症。

(2)空间知觉综合障碍:患者对事物空间距离或事物大小的判断出现障碍。比如患者看见物体形象比真实物体大或者小,或者将近物看得很远。这种症状多见于癫痫和精神分裂症。

(3)运动知觉综合障碍:患者觉得运动的物体静止不动,或者静止不动的物体在运动。比如患者感到面前的房屋在往后退,坐着的凳子在移动。这种症状多见于癫痫和精神分裂症。

(4)体形知觉综合障碍:又称体象感知综合障碍。比如患者感到自己的脸变长、变大,鼻子变宽等等。这种症状见于器质性精神障碍、癫痫和精神分裂症。

二、思维障碍

思维是人脑对客观事物的间接和概括的反映,是人类认识过程的高级阶段。思维在感觉和知觉的基础上产生,由感知所获得的材料通过分析、综合、抽象、概括、判断、推理等过程形成概念,并借助语言和文字来表达。通过概念与概念的联系,即通过联想和逻辑的过程来实现。思维活动的特征有:①目的性:指思维是围绕着一定目的,有意识地进行;②连贯性:指思维过程中的概念之间前后衔接,互相联系;③逻辑性:指思维过程是有一定道理,合乎逻辑的。

思维障碍是精神疾病重要的精神症状,主要包括思维形式障碍和思维内容障碍。

(一)思维形式障碍

1.思维奔逸

指思维的联想速度过度加快和思维量增加。患者表现为思维和谈话都非常快,一个概念接着另一个概念。患者讲话时,语量增多,语速变快,甚至滔滔不绝,不易打断。思维奔逸时常常伴有随境转移、音联意联。如问患者姓名,回答:"鄙人姓张,弓长张,名字是××。今年28岁,生日是6月18日,结婚刚满一年零八个月……"病情严重时患者有思维压力感、思维大量涌现。思维奔逸是躁狂症的典型症状,也见于精神分裂症。

2.思维迟缓

指思维的联想过度缓慢,与思维奔逸正相反。患者表现为讲话速度缓慢,应答迟钝。回答一个简单的问题要花上很长的时间,令提问者不耐烦。思维迟缓者常常伴有动作和行为的减少或抑制、情绪的低落。这是抑郁症的典型症状,也见于精神分裂症。

3.思维散漫

指联想范围松散,缺乏固定的指向和目的,思维缺乏目的性、连贯性和逻辑性。患者认真讲了一段话,每句话、每段叙述的语法结构和逻辑性完整,但是整篇谈话内容散漫,使听者不得要领,不知道患者想要说明什么问题。

4.思维破裂

指概念之间联想的断裂,建立联想的各种概念内容之间缺乏内在联系。表现为联想完全没有逻辑性,句与句之间互不相关,甚至是语词的堆积,不能组成完整的句子。比如,问"你叫什么名字",回答:"你上课,人民兴高采烈,水流哗哗响……"思维破裂主要见于精神分裂症。

5.思维贫乏

指思维数量的减少,概念缺乏。患者常感到脑子一片空白,想不出问题。临床表现为患者回答问题时言语内容简单、空洞,自觉脑中空虚。如询问患者今后有什么打算?回答:"没有。"询问患者家属探望时谈些什么?回答:"没什么。"询问患者对住院治疗有什么看法?回答:"没什么看法。"思维贫乏多见于精神分裂症,也见于抑郁症和脑器质性精神障碍。

6.病理象征性思维

指用无关的、不被大家所理解的具体概念来代表抽象概念,不经患者解释,别人无法理解。如不穿衣服表示光明磊落。病理性象征性思维常见于精神分裂症。

7.语词新作

指患者自创新词、新字、图形、符号等,代替已被大家公认的概念。如患者指"尖"为心,称:"解剖鸡的心脏,是上面小,下面大。所以'尖'应该读'心'。"语词新作常见于精神分裂症。

8.持续言语

指回答问题时患者持续重复第一次回答,尽管提问者已经开始提下面的问题。如问患者年龄,回答:"60岁"(回答正确);又问其住址,仍回答:"60岁。"持续言语主要见于器质性精神障碍,如痴呆,也见于其他精神障碍。

9.思维中断

指思维突然中断。患者表现为谈话时话题突然中断,联想突然受到抑制,片刻后以新的话题内容出现,但患者对此不能解释。如问患者什么时候住院的?回答:"我昨天来医院的。"停顿片刻,又问:"刚才你问什么问题? 我可以看书吗?"思维中断主要见于精神分裂症。

10.病理性赘述

指患者在叙述一件事时加入许多不必要的细节,无法简明扼要讲清问题。如问患者坐什么车子来医院的? 回答:"坐 49 路公交车,从终点站,经人民广场,到淮海路,再到衡山路、乌鲁木齐路、中山医院、儿科医院、中山南路下车,走过来的。"赘述主要见于癫痫,也见于其他精神障碍。

11.思维插入

指患者感到有某种思想不是属于自己的,不受他的意志所支配,是别人强行塞入其脑中。比如患者告诉医生:"气功师傅用气把师傅的思维放入我的大脑,来控制我。我现在的思维一部分是自己的,还有一部分是师傅的。"思维插入常见于精神分裂症。

12.思维扩散

患者体验到自己的思想一出现,即尽人皆知,感到自己的思想与人共享,毫无隐私而言。比如患者在回答医生问题时称:"其实你们都已经知道,还要故意问我。我的想法还没有讲出来就已经通过电视、广播让全世界都知道了,你还不知道? 至于用什么方法从我脑子中发出去的,我也不知道。"思维播散常见于精神分裂症。

13.思维被窃

患者认为自己的思维没有了,被外界偷走了,并常常有思维中断现象。比如患者称:"特殊部门用一种高科技手段把我脑子中的思想都抽取了,脑子不舒服,想不出问题。他们在考验我,拿我做试验。"思维被窃常见于精神分裂症。

14.强迫思维

指一种反复出现的思维,表现为一种想法、冲动等,尽管患者明知不对、不必要、不合理,但也很难克服和摆脱。抵抗是强迫思维的特征,也是与妄想鉴别的要点。通常强迫思维的内容是不愉快的、痛苦的。患者认为这些想法是没有意义的,甚至是不可告人的。常见于强迫症。

(二)思维内容障碍

妄想是一种病理性的歪曲信念,是病态的推理与判断,其内容与事实不符,与患者的文化水平及社会背景也不符合,但患者仍坚信不疑,难以用摆事实、讲道理的方法加以纠正。妄想属于精神病性症状,是精神病患者最常见的症状之一。

1.按起源划分

(1)原发性妄想是一种无法以患者当前的环境和以往的心境解释的,不是来源于其他异常精神活动的病理信念。原发性妄想是精神分裂症的特征性症状。

(2)继发性妄想常与下列情况相关:①情感障碍如抑郁症和躁狂症以及情绪低落或高涨时产生的自罪妄想、夸大妄想等;②知觉障碍:如听幻觉基础上产生的被害妄想;③意识障碍:如意识模糊与错觉有关的后遗性妄想;④智能障碍:如轻度精神发育迟滞、脑器质性障碍、老年性痴呆等因推理、判断、记忆缺损所产生的继发性妄想；⑤性格障碍：如多疑、敏感、主观、固执、高傲的偏执性格容易发生妄想；⑥强烈的精神刺激：如等待审判、亲人的突然死亡所致的心因性妄想；⑦暗示：易于接受暗示或自我暗示的患者容易受暗示产生妄想。

2.按内容划分

(1)被害妄想：这是最常见的妄想。患者感到正在被人迫害、追杀、围攻、窃听、诽谤、诬陷、毒害等。被害妄想常见于各种精神病状态,伴有幻觉的被害妄想多见于精神分裂症。

(2)关系妄想：较常见,患者感到周围的一事一物均与自己有关,或具有某种特殊意义。如患者认为报刊、电视中的内容都与自己有关,有些是明的讲自己,有些是暗示自己,路旁有人讲话或动作认为是针对自己的。关系妄想多见于精神分裂症,也见于其他各类精神病。

(3)夸大妄想：患者认为自己是重要人物、出身名门,有特殊才能,有巨大财富等。如患者坚信自己是某个领袖人物的亲戚,家中有许多的钱财等。夸大妄想常见于躁狂症,也见于精神分裂症、器质性精神病。

(4)自罪妄想：又称罪恶妄想。患者将过去的缺点、错误无限上纲,看成是很大的罪行,对不起家人,不可饶恕,不配正常地生活下去。如同朋友吃一餐便饭,认为自己是受贿,应该判刑,罪有应得。患者常可伴有自杀或自伤行为或者主动去公安局自首。自罪妄想多见于抑郁症,也可见于精神分裂症。

(5)虚无妄想：又名否定妄想。患者认为客观存在的物质已不复存在,一切都是虚假的。如患者感到自己的胃肠已消失,因而不必吃饭,也没有饥饿感。虚无妄想多见于抑郁症,也见于精神分裂症、老年期精神病。

(6)疑病妄想：患者深信自己患了某种严重疾病,如癌症、艾滋病等。一系列详细检查和反复的医学验证都不能纠正患者的病态信念,常伴有反复就医的行为和焦虑不安的情绪。疑病妄想常见于抑郁症,尤其是中老年患者,也见于精神分裂症。

(7)嫉妒妄想：患者捕风捉影地认为自己的配偶另有新欢,坚信配偶对自己不忠,常跟踪、逼问配偶,以求证实,甚至对配偶或第三者采取攻击性行为。嫉妒妄想常见于精神分裂症、偏执性精神病等。嫉妒妄想男性多于女性,夫妇双方条件相差大者、更年期妇女容易发生。

(8)钟情妄想：患者认为自己被异性看中、所爱,因而眷恋、追逐对方。患者钟情的对象常常是名人如影星、歌星等。可以是突发的,也可以在一次见面之后产生。如在一次演唱会上向明星献过花,其实对方根本不认识他(她),也没有任何意思。钟情妄想多见于精神分裂症。

（9）物理影响妄想：或称被控制感，患者觉得自己的一言一行都受到外界某种力量的控制，如电波、仪器、光等，因而不能自主，常伴有与妄想内容相应的行为。如患者感到自己的行为受到情报部门的控制，情报部门在自己的大脑中安装了特殊仪器，然后操纵他的一举一动，连讲话的内容和声音也是借助于患者的大脑和喉咙。物理影响妄想是诊断精神分裂症的重要症状。

其他常见的妄想还有非血统妄想、宗教妄想、变兽妄想等。

三、情感障碍

在日常生活中情感和情绪常常互相通用，情感和情绪都是指个体对现实环境和客观事物所产生的内心体验和所采取的态度。在心理学中，将主要与机体生理活动相联系的、伴有明显的自主神经反应的、初级的内心体验称为情绪，如由外伤引起的痛苦体验，精彩表演产生的愉快享受。把与社会心理活动相联系的高级的内心体验称为情感，如友谊感、审美感、爱感、道德感等。情感既有情境性，又有稳固性和长期性。临床上情绪和情感经常互相兼用。情感障碍通常表现为三种形式，即情感性质的改变，情感波动性的改变和情感协调性的改变。

（一）情感性质的改变

指在患者的精神活动中占据明显优势地位的病理性情绪状态，其强度和持续时间与现实环境刺激不相适应。情感性质的改变临床表现为情感高涨、情绪低落、焦虑、恐惧。正常人在一定的处境下也可以表现这些情感反应，因此只有在情感反应不能依其处境及心境背景来解释时方可作为精神症状处理。

1.情绪高涨

患者情绪异常高涨，心境特别愉快。表现为喜悦、语音高亢、动作明显增多、自我感觉良好，扬扬得意、盛气凌人，常常伴有明显的夸大色彩。常见于躁狂症、分裂情感性精神障碍、脑器质性疾病或酒醉状态。

2.情绪低落

患者情绪异常低落，心境抑郁。表现为忧愁、语音低落、动作明显减少、自我感觉不良，常常自责自卑，严重者有明显的罪恶感，甚至可出现自伤和自杀行为。情绪低落时常常伴有某些生理功能的改变，如食欲减退或缺乏、闭经等。常见于抑郁症，也见于其他精神障碍或躯体疾病时的抑郁状态。

3.焦虑

病态焦虑指在缺乏相应的客观因素下，出现内心极度不安的期待状态，伴有大祸临头的恐惧感。表现为惶惶不安、坐立不定、精神紧张。常常伴有心悸、气急、出汗、四肢发冷、震颤等自主神经功能失调的表现和运动性坐立不安，严重者可以表现为惊恐发作。焦虑伴有严重的运动性不安，如搓手跺脚时称为激越状态，常见于焦虑障碍。焦虑是日常生活中常见的现象,正常人在预期不利的情况下、执行无把握的任务时均可出现相应的焦虑表现。

4.恐惧

指面临具体不利或危险的处境时出现的焦虑反应。轻者表现为提心吊胆;重者极度害怕、狂奔呼喊,精神极度紧张。同时伴有明显的自主神经系统症状,如心跳加快、气急、呼吸困难、出汗、四肢发抖,甚至大小便失禁。恐惧常常导致抵抗和逃避。常见于各种恐惧症,也见于幻觉、错觉、妄想状态。

(二)情感波动性的改变

指情感的始动功能失调。临床表现为情感不稳定、情感淡漠、易激惹性、病理性激情等。

1.易激惹性

患者情绪或情感极易诱发,轻微刺激即可引起强烈的情绪或情感反应,常见于疲劳状态、人格障碍、神经症、轻躁狂、偏执性精神病、脑器质性精神障碍和躯体疾病并发的精神障碍。

2.情感不稳定

患者的情感稳定性差,容易变动起伏,喜、怒、哀、乐极易变化;常常从一个极端波动到另一个极端,一会儿兴奋,一会儿伤感,且不一定有外界诱因。常见于脑器质性精神障碍、癫痫性精神病、乙醇中毒、人格障碍。与外界环境有关的轻度的情感不稳定可以是一种性格表现,表现为极易伤感多愁,动辄呜咽哭泣,称为情感脆弱,多见于分离性障碍、神经衰弱、抑郁症。

3.情感淡漠

患者对客观事物和自身情况漠不关心,缺乏应有的内心体验和情感反应,处于无情感状态。常见于精神分裂症。如果患者对客观刺激的情感反应虽然存在,但反应速度明显迟缓、强度明显减低,称为情感迟钝,常见于精神分裂症、躯体疾病并发的精神障碍、痴呆。

4.病理性激情

患者骤然发生的、强烈而短暂的情感暴发状态。常常伴有冲动和破坏行为,事后不能完全回忆。见于脑器质性精神障碍、躯体疾病并发的精神障碍、癫痫、乙醇中毒、反应性精神病、智能发育不全并发的精神障碍、精神分裂症等。

(三)情感协调性的改变

患者的内心体验和环境刺激及其面部表情互不协调或者内心体验自相矛盾。临床表现为情感倒错、情感幼稚、情感矛盾。

1.情感倒错

患者的情感反应与环境刺激不相一致,或者面部表情与其内心体验不相符合。

如遇到愉快的事情表现悲痛,痛哭流涕,多见于精神分裂症。

2.情感幼稚

患者的情感反应退化到童年时代的水平,容易受直觉和本能活动的影响,缺乏节制。面部表情幼稚,喜忧易形于色,不能很好地适应环境变化,极易受周围环境的影响而波动。多见于分离性障碍、痴呆。

3.情感矛盾

患者在同一时间内体验到两种完全相反的情感,但患者并不感到这两种情感的互相矛盾和对立,没有苦恼或不安,患者常将相互矛盾的情感体验同时暴露出来,使别人不可理解。常见于精神分裂症。

四、意志障碍

意志是人们自觉地确定目标并克服困难用自己的行动去实现目标的过程。意志与情绪密切相关,互相渗透。当人们认识到有前途或未来时,就会向着既定目标采取自觉的积极的行动。反之,就会消极行动。意志障碍的临床表现有意志增强、意志减弱、意志缺乏、矛盾意向。

1.意志增强

指病态的自信和固执的行动。常见于偏执性精神病、精神分裂症等。如有被害妄想的患者,反复上访,向有关部门申述和要求安全保障等等。

2.意志减弱

指病态的缺乏主动性和进取性,缺乏克服困难的决心和力量。如不想做事,没有积极性等。常见于精神分裂症、抑郁症、药物成瘾等。

3.意志缺乏

指患者的意志要求显著减退或消失。患者的生活处于被动状态,处处需要别人的督促和管理,常常伴有情感淡漠和思维贫乏。常见于精神分裂症和痴呆。

4.矛盾意向

指对同一事物,同时出现两种完全相反的意向和情感,但患者并不感到不妥。如遇到朋友时,一面想哭,一面又想笑。常见于精神分裂症,这是诊断精神分裂症的重要症状。

五、注意障碍

注意指精神活动在一段时间内集中指向某一事物的过程。此时人们对所注意的事物的感知最为清晰,而周围其他事物相对不清晰。注意分为主动注意、随意注意和被动注意、不随意注意。主动注意是有意地去注意某一事物,而被动注意是无意地注意到周围的事物。如上课时同学听老师讲课是主动注意,走廊的声音是被动注意。前者是有目的的,需要做出自觉的努力;后者是无目的的,不需要自觉努力。通常讲的注意是主动注意。注意障碍指精神活动在一段时间内过度或不能集中指向某一事物的过程。常见注意障碍有注意增强、注意减退、随境转移、注意范围缩小。

1.注意增强

指患者特别容易为某种事物所吸引或特别注意某些活动。比如妄想患者对周围环境的变动特别注意。常见于有妄想的患者、躁狂症、疑病症。

2.注意减退

又称注意涣散,指主动注意减退,注意力不易集中或不能持久。多见于神经症、精神分裂症、儿童多动症、疲劳过度。

3.随境转移

指被动注意明显增强。表现为患者的注意极易为外界的事物所吸引,且注意的对象经常变换。主要见于躁狂症,是躁狂症的主要症状之一。

4.注意范围缩小

指患者的注意集中于某一事物时,就不能再去注意其他的事物,即主动注意范围缩小,被动注意减弱,患者表现十分迟钝。正常人对事物缺乏兴趣或疲劳时也会出现注意范围缩小。常见于有智能障碍、意识障碍的患者。

六、动作行为障碍

动作指简单的随意和不随意的运动,如点头、弯腰行为则指为达到一定目的而进行的复杂随意运动,它是一系列动作的有机组合。一定的行为反映一定的思想、动机和目的。精神疾病患者由于认知、情感和意志等活动的障碍,常导致动作和行为的异常,称为动作行为障碍,又称精神运动性障碍。动作行为障碍分为精神运动性兴奋、精神运动性抑制、刻板动作、模仿动作、作态等。

(一)精神运动性兴奋

指患者的动作和行为增加,分协调性和不协调性精神运动性兴奋。

1.协调性兴奋

指患者的动作和行为的增加与其思维、情感活动是一致的,与其思维和情感活动的量的增加相协调,是有目的的、可以理解的,身体各部分的动作与整个精神活动是协调的。例如情绪激动时的兴奋、轻躁狂时的兴奋、焦虑时的坐立不安都是典型的协调性兴奋。

2.不协调性兴奋

指患者动作和行为的增加与其思维、情感是不一致的。表现为动作单调杂乱、无动机、无目的,令人难以理解。患者的动作行为与其整个精神活动不相协调,与外界环境也不相协调。如精神分裂症紧张型的紧张性兴奋,青春型的愚蠢行为和装怪相、做鬼脸,意识障碍时的谵妄状态。

(二)精神运动性抑制

指患者的整个精神活动的抑制,表现为动作、行为的明显减少。

1.木僵

指患者的动作和行为明显减少或抑制,并常常保持一种固定姿势。严重的木僵称为僵住,患者不言、不语、不动、不食,面部表情固定刻板,保持一个固定姿势,僵住不动,大小便潴留,对刺激缺乏反应。轻度木僵称为亚木僵,表现问之不答、唤之不动、表情呆滞,但在无人时能自动进食、自动解大小便。木僵常见于精神分裂症,也见于抑郁症、反应性精神障碍及脑器质性精神障碍。

2.蜡样屈曲

指患者静卧或呆立不动,但身体各部位却可以听人摆布,即使把他摆成一个很不舒服的姿势也可以维持很长的时间。因为患者的临床表现像塑料蜡人一样,故称为蜡样屈曲。此时,患者的意识清晰,事后患者能够回忆。当患者躺在床上把他(她)的枕头抽去,患者仍可悬空维持,称为空气枕头。蜡样屈曲是一种被动服从,常见于精神分裂症。

3.缄默症

指患者缄默不语,不回答问题,有时以手示意,见于精神分裂症紧张型和分离性障碍。

4.违拗症

指患者对于要求他做的动作不但没有反应,反而表现抗拒。如要他躺下,患者却站住。患者做出与对方要求完全相反的动作称为主动性违拗;拒绝别人的要求,不去执行称为被动性违拗。违拗常见于精神分裂症紧张型,常在木僵的基础上出现。

(三)刻板动作

指患者机械刻板地反复重复某一单调的动作,常与刻板言语同时出现,多见于精神分裂症。

(四)模仿动作

指患者无目的地模仿他人的动作,常与模仿言语同时存在。常见于精神分裂症。

(五)作态

指患者用一种不常用的表情、姿势或动作来表达某一有目的的行为,常见于精神分裂症和器质性精神障碍。

七、记忆障碍

记忆障碍指个人处于一种不能记住或回忆信息或技能的状态,有可能是由于病理生理性的或情境性的原因引起的永久性或暂时性的记忆障碍。记忆包括识记、保持、再现,与神经心理功能有密切关系。根据神经生理和生化研究将记忆分为瞬时记忆(分、秒之内)短时记忆(几天)和长时记忆(月、年)。记忆和遗忘是伴随的,遗忘有时间规律和选择性。新近识记的材料遗忘最快,逐渐发展到远事遗忘,曾经引起高度注意的事情较难忘记。记忆障碍是许多疾病可出现的症状群,举例如下:

1.痴呆

包括阿尔茨海默病、血管性痴呆、路易体痴呆等多种类型。按其疾病是否可逆可分为可逆型痴呆与不可逆型痴呆,可逆型痴呆包括甲状腺功能减退所致痴呆,或部分营养不良性痴呆(如缺乏维生素 B)、假性痴呆(如抑郁症)等。不可逆型痴呆更为多见。按大脑受损部位的不同,可分为皮质性痴呆(如阿尔茨海默病、额颞叶痴呆)与皮质下痴呆(如部分血管性痴呆、帕金森病所致痴呆等)。

2.脑外伤

指大脑受外力作用引起损伤,严重时可引起遗忘。记忆障碍可能是一过性的,也可能是永久性的。另外,脑外伤是引起阿尔茨海默病及其他类型痴呆的危险因素。

3.应激所致记忆障碍

在严重应激事件后,部分患者会出现选择性遗忘。有研究者认为,持续的应激事件会操作人的大脑海马,从而造成记忆障碍。

4.柯萨可夫综合征

该综合征主要的原因是长期饮酒或严重营养不良所致。长期饮酒引起慢性胃炎,引起维生素 B 吸收障碍。临床表现为记忆能力障碍,时间定向力障碍,虚构、记忆错构和遗忘等。

其他的疾病如精神发育迟滞、一氧化碳中毒等均可引起记忆障碍。记忆障碍的相关因素包括:急性或慢性缺氧、心输出量降低、水或电解质失衡、神经系统紊乱、过多的环境干扰等。

记忆障碍可以按临床表现归类为以下几种:

1.记忆减弱

记忆过程全面的功能减退最常见于脑器质性精神障碍如痴呆患者也可见于正常老年人。

2.遗忘

(1)顺行性遗忘:凡不能保留新近获得的信息的称为顺行性遗忘症。患者对于一个新的感觉性信息虽能作出合适的反应,但只限于该刺激出现时,一旦该刺激物消失,患者在数秒钟就失去作出正确反应的能力。所以患者易忘近事,而远的记忆仍存在。本症多见于慢性酒精中毒者。

(2)逆行性遗忘:正常脑功能发生障碍之前的一段时间内的记忆均已丧失的,称为逆行性遗忘症;患者不能回忆起紧接着本症发生前一段时间的经历。一些非特异性脑疾患(脑震荡、电击等)和麻醉均可引起本症。

(3)心因性遗忘:心因性遗忘具有选择性遗忘的特点,即所遗忘的事情选择性地限于痛苦经历或可能引起心理痛苦的事情。多在重大心理应激后发生,可见于急性应激障碍。

3.错构

指患者在回忆自己亲身经历的事件时,对地点尤其是时间的记忆出现错误或混淆,如将此时间段内发生的事情回忆成在另外时间里发生的。

4.虚构

指患者对某段亲身经历发生遗忘而用完全虚构的故事来填补和代替之,随之坚信。有些患者所谈内容大部分为既往记忆的残余,在提问者的诱导下串联在一起丰富生动又显得荒诞不经,但转瞬即忘,临床上称为虚谈症多见于脑器质性精神障碍如痴呆患者和慢性酒中毒性精神病。

5.潜隐记忆

又称歪曲记忆。患者将别人的经历或者自己曾经的所见所闻回忆成自己的亲身经历或者将本人的真实经历回忆成自己所见所闻的别人经历。

八、意识障碍

意识是指个体对外界环境、自身状况以及它们相互联系的确认。意识活动包括觉醒和意识内容两方面。当上行网状激活系统和大脑皮质的广泛损害可导致不同程度觉醒水平的障碍,而意识内容变化则主要由大脑皮质病变造成。

1.颅内疾病

(1)局限性病变:①脑血管病脑出血、脑梗死、暂时性脑缺血发作等;②颅内占位性病变原发性或转移性颅内肿瘤、脑脓肿、脑肉芽肿、脑寄生虫囊肿等;③颅脑外伤脑挫裂伤、颅内血肿等。

(2)脑弥漫性病变:①颅内感染性疾;各种脑炎、脑膜炎、蛛网膜炎、室管膜炎、颅内静脉窦感染等;②弥漫性颅脑损伤;③蛛网膜下隙出血;④脑水肿;⑤脑变性及脱髓鞘性病变。

(3)癫痫发作。

2.全身性疾病

(1)急性感染性疾病:各种败血症、感染中毒性脑病等。

（2）内分泌与代谢性疾病：如肝性脑病、肾性脑病、肺性脑病、糖尿病性昏迷、黏液水肿性昏迷、垂体危象、甲状腺危象、肾上腺皮质功能减退性昏迷、乳酸酸中毒等。

（3）外源性中毒：包括工业毒物、药物、农药、植物或动物类中毒等。

（4）缺乏正常代谢物质：①缺氧。②缺血。③低血糖。

（5）水、电解质平衡紊乱。

（6）物理性损害：如日射病、热射病、电击伤、溺水等。

（一）觉醒度改变

1.嗜睡

意识障碍的早期表现，患者经常入睡，能被唤醒，醒来后意识基本正常，停止刺激后继续入睡。

2 昏睡

患者处于较深睡眠，一般外界刺激不能被唤醒，不能对答，较强烈刺激可有短时意识清醒，醒后可简短回答提问，当刺激减弱后很快进入睡眠状态。

3.昏迷

意识活动完全丧失，对外界各种刺激或自身内部的需要不能感知。可有无意识的活动，任何刺激均不能被唤醒。按刺激反应及反射活动等可分三度：

（1）浅昏迷随意活动消失，对疼痛刺激有反应，各种生理反射（吞咽、咳嗽、角膜反射、瞳孔对光反应等）存在，体温、脉搏、呼吸多无明显改变。

（2）中度昏迷对外界一般刺激无反应，强烈疼痛刺激可见防御反射活动，角膜反射减弱或消失，呼吸节律紊乱，可见周期性呼吸或中枢神经性过度换气。

（3）深昏迷随意活动完全消失，对各种刺激皆无反应，各种生理反射消失，可有呼吸不规则、血压下降、大小便失禁、全身肌肉松弛、去大脑强直等。

（二）意识内容改变

1.意识模糊

患者的时间、空间及人物定向明显障碍，思维不连贯，常答非所问，错觉可为突出表现，幻觉少见，情感淡漠。

2.谵妄状态

对客观环境的认识能力级反应能力均有所下降，注意力涣散，定向障碍，言语增多，思维不连贯，多伴有觉醒-睡眠周期紊乱。

3.类昏迷状态

许多不同的行为状态可以表现出类似于昏迷或与昏迷相混淆，而且，开初是昏迷的患者，在长短不一的时间后可逐渐发展为这些状态中的某一种。这些行为状态主要包括：闭锁综合征又称失传出状态、持久性植物状态、无动性缄默症、意志缺乏症、紧张症、假昏迷。一旦患者出现睡眠-觉醒周期,真正的昏迷就不再存在。这些状态与真性昏迷的鉴别,对使用恰当的治疗及判定预后是重要的。

九、自我意识障碍

自我意识是指个体对当前主观状态的确认!

Jasper 指出,自我意识主要包括以下几部分:

(1)存在意识:是指人能够对自身的存在有一个现实而又确切的体会,而不是虚无不实的。

(2)能动性意识:是指人能够意识到自己的精神活动是受其本人而不是受他人的支配和控制。

(3)统一性意识:是指人能够意识到在不同的时间内,自己是同一个人,同一个"我",而不是在不同时间内成为两个或两个以上的"我"。

(4)统一意识:是指在同一时间内,自己是一个单一的人,同样又是一个独立的人。

(1)界限意识:是指意识到自己和他人或事物之间,存在着一定的界限,并且体验到自己和他人或他物之间都是相互独立存在的不同个体。

自我意识障碍是指以上诸方面中的某个或几个方面均受到不同程度的影响,以致患者对自身当前主观状态不能正确认识,包括不能感知自身的存在,不能意识到自身是一个单一的、独立的个体,不能正确认识现在的"我"和既往的"我"的区别,以及失去精神活动的自我支配和控制等。总之,患者不能正确认识自己的人格特点。

自我意识完全丧失主要是由于各种疾病所致的昏睡状态。昏迷状态或精神错乱状态。但特殊形式的几种自我意识障碍,可见于各种功能性精神病,如神经症,精神分裂症,情感性精神病或轻度脑器质性精神病等。

1.双重人格

是指同一个人在不同的时间内产生两种完全不同的内心体验,表现出两种不同的性格,也就是两种不同的人格在同一个人身上先后交替出现。当一种人格占优势时,另一种人格特点就完全被排除在他的意识之外。当同一个人先后现出两种以上的人格特点时则称为多种人格。均见于癔症患者。

2.人格转换

患者否认自己是原来的自身,而自称是另外一个人或动物,但不一定有相应行为和语言的转变。多见于癔症或精神分裂症。

3.人格解体

患者丧失了对自身行为的现实体验,觉得自己正在发生改变,已不是原来的自己。患者觉得自己是空虚的,不属于自己的,是不真实的或自己已不复存在。或觉得自己是受异己的力量操纵的或成为自动的机体。人格解体多和虚无妄想有联系。可见于神经症,抑郁症或精神分裂症。

4.现实解体

患者觉得周围环境的一切都变得暗淡、模糊不清,视物好像隔了一层纱帐或隔了一堵墙,变得陌生了,疏远了,一切失去了生机,有不真实的感觉。亲人之间的感情亦变得冷漠了,缺乏感情上的联系和关心,家庭环境和工作场所好像都已变样,患者有身外梦境的体验。常见于抑郁症及精神分裂症等。

5.被泄露感

患者感受到自己的思想、情感已被泄露于世以致弄得满城风雨,人人皆知。见于精神分裂症。

6.被支配感

患者感受到自己的思想、行动正在受到别人或外力的支配和控制,而自己不能主宰。见于精神分裂症。

7.自知力缺乏

自知力也称内省力。是指患者对自身主观状态或精神状态的认识能力。也应是能否正确分析判断并指出既往与现在的自身状态和内心体验有何异同、自身有无精神疾病的能力。

判断患者自知力是否完整应注意以下几个方面:

(1)自知力完整的患者能充分认识到自己已患了疾病。

(2)自知力完整的患者能体验或觉察到自己所患疾病系属于精神疾病。

(3)自知力完整的评价能够辨认自己的表现或体验哪些是正常的,哪些是不正常的或反常的。

(4)自知力完整的患者能清楚地分析说明病态表现或体验属于病态的原因,如自己的认识不符合客观事实或根本不存在客观现实等。

(5)自知力完整的患者能清楚地认识精神疾病的发生、发展的背景和过程等。

(6)自知力完整的患者,不但承认自己有病还能主动求医,迫切要求治疗,并给予积极配合。

自知力缺失是指患者对面自己的精神病理状态不能作出正确的估计或评价。对自己的精神状态和个性特点在发病前后的变化不能正确认识,认识不到自己病态的思维、情感和行为与常人之间的差异。即认识不到病前的“我”和病中的“我”的区别。甚至否认有病而拒绝接受治疗。神经症患者一般自知力都完整。重性精神患者,如精神分裂症等,在疾病的早期或恢复过程中,常能体验到自己一部分精神病理现象是异常的,或对其一些症状表现半信半疑说明有部分自知力。自知力完全缺失多发生在疾病的进展期间或严重阶段。通过治疗或病情的缓解而自知力可逐渐恢复。当疾病治愈或完全缓解时，则自知力完全恢复，自知力恢复不完全标志着精神疾病没有彻底治愈或缓解不完全。所以自知力恢复完全与否是判断疾病是否愈的重要指标之一。

（彭星星）

第二章　脑器质性精神障碍

第一节　阿尔茨海默病

阿尔茨海默病（AD）是一组病因未明的原发性退行性脑变性疾病。多起病于老年期，潜隐起病，病程缓慢且不可逆，临床上以智能损害为主。病理改变主要为皮质弥漫性萎缩，沟回增宽，脑室扩大，神经元大量减少，并可见老年斑（SP），神经原纤维缠结（NFT）等病变，胆碱乙酰化酶及乙酰胆碱含量显著减少。起病在 65 岁以前者（老年前期或早老性痴呆），多有同病家族史，病情发展较快，颞叶及顶叶病变较显著，常有失语和失用。

一、流行病学

AD 的流行病学研究开始于 20 世纪 50 年代，目前已在世界上很多国家普遍开展，我国于 20 世纪 80 年代开始开展相关研究。欧美等 11 个国家联合研究发现，欧洲 60 岁以上老年人 AD 的患病率为 0.3%～10.8%，女性患病率高于男性。国内有学者在近 50 万人群中以整群抽样的方法，对其中 55 岁以上 5055 人进行的调查结果表明，55 岁以上和 65 岁以上 AD 的患病率分别为 1.50% 和 2.90%。也有学者对广州市区 75 岁以上人群的调查表明 AD 患病率为 7.49%，女性的患病率约为男性的 5 倍。可见尽管国内外研究结果不尽一致，但多数研究显示，AD 患病率随年龄的增加而升高，且女性的患病率高于男性患病率。相反的结果，如 Clarke 等对美国 65 岁以上老人进行 8 年随访后却发现，85 岁之前 AD 发病率随年龄增长而升高，但 85 岁之后反而呈下降趋势。

二、病因与发病机制

AD 作为常见的老年疾病已成为重大的公共卫生问题，但其病理机制仍未完全阐明。研究发现，许多因素与 AD 有关，目前较公认的发病因素或病理假说有：

1.遗传因素

临床上有一小部分患者有明显的阳性家族史，称为家族性 AD（FAD），而相当一部分患者为非家族性 AD。George-Hyslop 等报道，FAD 一级亲属患 AD 的危险率高达 50%。Kallman 对双生子研究发现,单卵双生子的发病率为 42.8%,而双卵双生子的发病率为 8%。这些研究提示,遗传因素在 AD 的发病中起到一定的作用。

分子遗传学的研究为 AD 病因学的研究提供了广阔的前景。目前发现多个基因与 AD 相关。分述如下:

(1)载脂蛋白 E(ApoE)基因:ApoE 是极低密度脂蛋白(VLDL)、高密度脂蛋白(HDL)和乳糜微粒的组成成分,是一种与胆固醇转运有关的血浆蛋白质,大小为 34KD,可由许多器官、组织产生并分泌,在中枢神经系统中由星形细胞合成与分泌。脑中含有大量 ApoE mRNA,仅次于肝中含量。人类 ApoE 基因位于第 19 号染色体上,分子量 3.7kb,有 4 个外显子及 3 个内含子,有三种异构体 ApoE2、ApoE3 和 ApoE4,分别由等位基因 ε2、ε3、ε4 编码,相应的有六种表型:E2/2、E3/3(野生型)、E4/4、E2/3、E2/4、E3/4。人群中常见的表现型为 ApoEε3/ε3,基因频率最高的则是 ε3。ApoE 除在血浆脂蛋白代谢、抗动脉粥样硬化中发挥重要的作用外,在中枢神经系统生长发育、成熟衰老和损伤修复过程中亦发挥着重要作用。它参与神经系统许多生理、病理过程,可能与神经系统变性疾病、脑血管疾病、血管性痴呆、水肿性损伤等多种疾病相关。其分子机制是:稳定神经细胞骨架系统;通过 ApoE 受体途径调节神经细胞中胆固醇脂的运输和突触末梢的再生;调控神经元之间及神经细胞与介质之间的相互作用;调节神经细胞内 Ca^{2+} 的平衡。当神经细胞受损时,ApoE 合成量也随之升高。ε4 可阻止神经细胞损伤后神经功能的恢复。研究表明,ApoE ε4 等位基因在早发性 AD 中的频率最高,约为 50%。在 AD 病中认知功能的下降程度与 ε4 的基因剂量有关。

(2)Tau 蛋白基因:Tau 蛋白基因位于 17 号染色体即 17q21 上,Tau 蛋白是一种能与微管蛋白结合,并对微管的形成起促进和稳定作用的微管相关蛋白。在成人脑中发现有 6 种 Tau 蛋白的异构体。在正常生理条件下,Tau 蛋白组成神经元的轴索蛋白,在细胞内与微管结合起到稳定微管装配的作用。在 AD 患者脑中 Tau 蛋白发生异常修饰,如过度糖基化、磷酸化和泛素化等,其异常修饰可能是形成双螺旋纤维及 NFT 的原因。某些过度磷酸化的 Tau 蛋白沉积在双螺旋纤维中且不可溶,不可溶的 Tau 蛋白沉积于脑中导致神经元变性。另外 Tau 蛋白基因突变亦可导致 Tau 蛋白聚集,导致认知功能的损害。

(3)早老素 1 和早老素 2 基因:早老素 1(PS-1)和早老素 2(PS-2)基因分别定位于 14 号染色体即 14q24.3 和 14q31-32 上,占家族性 AD 致病基因的 30%~50%,占早发型 AD 致病基因的 70%~80%。在中枢神经系统,迄今为止发现至少有 37 种 PS-1 基因突变与早发型 AD 有关。PS-1 基因突变细胞在一定条件下选择性地导致纤维原性较强的、易聚集的 β-淀粉样蛋白(Aβ)的产生过多,从而导致 AD

的发生。PS-1 基因突变可引起 Tau 蛋白等细胞骨架蛋白之间的相互作用异常，进而通过破坏离子通道的微结构，影响细胞内外离子交换等引起一系列病理改变。PS-2 基因（又称 STM-2 基因）可通过对 C 末端肽水解酶的影响而作用于淀粉样前体蛋白（APP）的水解过程，使聚集性 Aβ 产生增多而发生沉积，形成 SP；并能协助 Aβ 升高细胞内钙、加重氧自由基产生和促进线粒体膜电位下降，从而引发细胞凋亡。

（4）淀粉样前体蛋白（APP）基因与早发性家族性 AD（FAD）：APP 基因位于第 21 号染色体的长臂，为较早发现的与早发性 FAD 有关的基因，为常染色体显性遗传。APP 蛋白是广泛存在于全身诸多组织细胞膜上的跨膜糖蛋白，是 Aβ 的前体蛋白。Aβ 位于 APP 的疏水部分，在细胞膜内部，APP 通过降解生成 Aβ，Aβ 可自聚，如果不能及时清除，则会很快形成极难溶解的沉淀。当 APP 基因发生突变时，β-淀粉样前体蛋白在相关酶的作用下可裂解为 Aβ，β 聚集形成神经毒性的原纤维，进而形成 SP。

2.神经生化因素

研究发现，AD 患者存在着诸多方面的神经生化的改变。因此学者们提出了许多假说。

（1）胆碱能等神经递质假说：中枢（特别是海马）胆碱能系统的兴奋与学习记忆密切相关。胆碱能神经递质沿着中隔、海马、基底前脑系统投射到皮质，传导冲动反复出现，使个体能够维持正常的学习与记忆功能。胆碱能机制是认知损害较为公认的病理机制。研究表明，在 AD 的早期就有胆碱能缺少的症状，如果增加脑内乙酰胆碱递质水平，学习与记忆功能可得以改善。进一步研究发现，在 AD 病理过程中，基底前脑区的胆碱能神经元丢失，乙酰胆碱酯酶和胆碱乙酰转移酶活性降低，导致乙酰胆碱的运输、合成、摄取、释放下降，学习、记忆能力衰退，因此，胆碱能神经功能的降低是 AD 发病的重要机制之一。

AD 患者除胆碱能神经功能活动降低外，去甲肾上腺素能、5-羟色胺能、谷氨酸能功能也有不同程度的降低。谷氨酸是人体中枢神经系统的主要兴奋性神经递质，在学习与记忆、神经元的可塑性及大脑的发育过程中均起重要作用。生理量的谷氨酸受体活性是维持大脑功能活动所必需的。在 AD 患者与其他神经退性变的疾病中，谷氨酸可过度激活 N-甲基-D-天冬氨酸的受体，从而促发细胞内钙离子的增加，导致神经元的死亡。

（2）自由基损伤学说：在脑老化过程中，由于机体防御系统功能减弱，神经元细胞膜上积聚的超氧化物阴离子、过氧化氢和脂质过氧化物等自由基含量增加。体内活性自由基的增多可引起细胞脂质过氧化、损伤 DNA 分子或调节细胞相关基因而诱导细胞损害，导致神经元功能障碍。另外，氧自由基可通过促进 Aβ 的毒性和聚集,导致神经元退行性变;而 Aβ 同样也可使自由基生成增多。但究竟脑中自由基增加是引起 AD 的病因还是 AD 发病所导致的结果,目前尚无定论。

(3)微量元素假说:微量元素在 AD 的发病中的作用尚存在争议。铝易沉积在大脑皮质、海马、室中隔、颞叶、杏仁核及枕叶等脑区,以海马中含量最高。一般认为,高浓度的铝及硅在脑中堆积是细胞死亡的结果而不是死亡的原因。形态学研究发现 AD 患者脑组织中铝以硅酸盐形式存在,主要积聚在 NFT 内,并促进脑组织 NFT 和 SP 的形成。但最近的研究显示铝可介导 Tau 蛋白异常磷酸化,导致淀粉样蛋白的生成。动物实验证明,无论采取何种途径给予铝化合物,在脑铝含量增加的同时均有脑组织 ACh 活性下降及 AChE 活性增高,而导致胆碱能神经功能的减退。

(4)生长因子假说:神经元的生长、发育、分化及死亡均系不同的生长因子作用于相应的受体所调控,神经生长因子可以促进神经元轴突的再生。研究表明,AD 患者中枢神经系统中生长因子含量减少。因此,生长因子的减少可能是神经元功能障碍的重要原因。

三、临床表现

AD 起病隐袭,为持续性、进行性病程。患者与家属通常讲不清起病的具体时间,多见于 60 岁以上的老年人,女性多见。临床症状主要表现为认知功能减退与非认知性精神症状。根据疾病的发展和认知功能缺损的严重程度,临床可分为早、中、晚三期,但各期间存在重叠与交叉,并无截然界限。

1.早期

近记忆障碍常为最常见的首发症状。如患者学习新知识困难,看书读报后不能回忆其中的内容。常有时间及地点定向障碍,记不清具体的年月日。患者熟练运用语言的能力、社交能力及计算能力下降。患者常对自己的认知受损有较好的认识,并力求弥补和掩饰,如经常作记录。

此期患者尚能自理生活,但可有轻度的人格改变,如孤僻、自私,对外兴趣减退,情绪不稳定等。

2.中期

表现为日益严重的记忆障碍。患者对看过的事物随看即忘,离家后常找不到回家的路,做事丢三落四,常遗失贵重物品。可有错构与虚构。此期患者远记忆力有不同程度的受损,如患者对自己的生活经历不能回忆,甚至记不清自己的出生日期。言语障碍明显,如不能讲完整语句,口语量减少,有命名障碍,阅读理解力下降。失认以面容认识不能常见,不能正确识别自己的亲人、朋友,严重者甚至不认识镜子中自己的影像。失用表现为患者不会使用以往常用的物品,无法做出连续性的动作,如刷牙。

此期患者生活自理已有困难,洗漱、穿衣等基本生活也需家人督促与帮助。通常精神与行为障碍较突出,可有易激惹、片断的幻觉、妄想、睡眠周期紊乱等。行为障碍表现为捡拾破烂、藏污纳垢、乱拿他人物品或攻击他人等,可有本能活动的亢进,如当众裸体。

3.晚期

患者的记忆、思维及其他认知功能皆严重受损。患者生活自理能力完全丧失,丧失了以往的社交能力,不修边幅,不认识亲人。精神症状突出,如抑郁、淡漠、欢快或大量的幻觉、妄想等,常自言自语、行为古怪、伦理道德感丧失,可有大小便失禁或随地大小便等。最明显的神经系统体征是四肢强直痉挛,肢体屈曲。

四、诊断与鉴别诊断

由于 AD 病因未明,实验室检查缺乏特异性,因此,临床诊断仍以病史和症状为主,辅以精神、智力和神经系统检查。而确诊的金标准为病理诊断(包括活检与尸检)。

AD 的临床诊断可根据以下要点:①老年期或老年前期以记忆,尤其是近记忆障碍、学习新知识能力下降为首发症状,继而出现进行性的或全面性的智能损害;②体格检查以及辅助检查不能发现其他可导致智能损害的躯体与脑器质性疾病。而失语、失认、失用等高级皮层功能受损症状、行为障碍、重症帕金森症的症状等尽管不是 AD 的特异性症状,但可对 AD 的诊断提供一定的支持。

另外,借助多种检测和量化痴呆的量表,可对 AD 的诊断及病情的严重程度提供一定的帮助。目前常用于辅助 AD 诊断的量表有简易精神状态量表(MMSE)、痴呆评定量表(DRS)、阿尔茨海默病评估量表(ADAS)、长谷川痴呆量表(HDS)、Blessed 痴呆量表(BDS)、韦氏成人智力量表(WAIS)、韦氏记忆量表(WMS)、日常生活能力量表(ADLS)等。其中 MMSE 使用方便、简单,在临床中应用广泛。

辅助判断痴呆严重程度的量表有临床痴呆量表(CDR)和大体衰退量表(GDS)等。

在鉴别诊断方面,应注意排除血管性痴呆及其他器质性疾病所致智能损害、假性痴呆、精神发育迟滞等。

五、治疗与预后

AD 病因与病理机制尚不十分明确,因此目前尚无特效疗法。在药物对症治疗的同时,应加强心理支持、行为指导与功能训练。

1.精神症状的治疗

对出现精神症状的患者,应预测使用药物的潜在危险性,恰当地选择疗效可靠、作用温和的药物,排除禁忌证。

对 AD 出现的精神病性症状,因典型抗精神病药物如酚噻嗪类(包括氯丙嗪、硫利达嗪、奋乃静等)容易引起体位性低血压、锥体外系症状等;长效制剂在体内代谢缓慢且作用持久,一旦出现较为严重的不良反应则很难控制。因此上述药物应尽量少用,宜首选利培酮、喹硫平、奥氮平等非典型抗精神病药物。对有严重冲动行为的患者,可肌内注射氟哌啶醇,但剂量不宜过大。

相当一部分 AD 患者会伴发抑郁症状,对抑郁程度较轻者,应以心理干预为主。对抑郁程度较重或心理干预疗效不佳者,可选择抗抑郁剂治疗。因三环类抗抑郁剂如丙米嗪、阿米替林等都有较强的神经系统和心血管系统的抗胆碱能作用,应用时常有倦怠、心律失常、便秘、排尿困难等不良反应的发生,严重者可出现意识障碍、加重认知功能损害,因此对 AD 伴发的抑郁情绪,一般推荐使用新型抗抑郁剂,如帕罗西汀、舍曲林和西酞普兰等。

对伴有焦虑、激越、失眠症状的患者,可考虑使用短效苯二氮䓬类药物,如阿普唑仑等。但此类药物除了抗焦虑作用外,还有中枢镇静、肌肉松弛、认知功能损害、焦虑等症状反跳、潜在的成瘾性等不良反应。因此不宜作为一线药物长期使用。丁螺环酮、坦度螺酮等新型抗焦虑药物及 β 受体阻断剂普萘洛尔(心得安)等对焦虑障碍也有较好的治疗效果,且无依赖性,临床可选用。

2.认知功能障碍的治疗

治疗认知功能障碍的药物很多。该类药物对认知功能均有一定的改善作用,能在一定程度上延缓疾病的进展。但临床疗效均不突出。

(1)乙酰胆碱酯酶抑制剂:该类药物是目前临床上用于治疗 AD 最成功的药物,主要通过降低乙酰胆碱的水解速度从而提高其在患者体内的含量。常用的药物有多奈哌齐、加兰他敏、利凡斯的明等。常见的不良反应有恶心、厌食、呕吐、腹泻等;他克林因其胃肠道不良反应,特别是肝脏毒性,目前已较少使用。石杉碱甲是一种从石杉科石杉属植物蛇足石杉中提取的生物碱,对胆碱酯酶具有高选择性的竞争性和非竞争性的混合型抑制作用。有研究显示,它可以改善实验动物的学习和记忆能力,治疗指数高于他克林、加兰他敏、毒扁豆碱,用于治疗中老年记忆减退和痴呆的疗效已被临床实验证实。

(2)乙酰胆碱 M_1 受体激动剂:代表性药物如咕诺美林、他沙利定等,不仅使胆碱能系统活力基础水平提高,而且可促进 APP 的 Aβ 的非 Aβ 代谢,减少 Aβ 的产生,并可降低 Tau 蛋白磷酸化程度,从而改善脑内胆碱能神经的退变,减轻 AD 症状,延缓病情发展。但因其胃肠道不良反应很严重,因而限制了其临床应用。

(3)促代谢药物:代表性的药物为吡拉西坦。该类药物能够促进细胞对葡萄糖的利用,通过增强神经元代谢功能以提高患者注意力、学习能力及记忆力,而不是作用于某一个特定的神经介质系统。

(4)抗氧自由基药物:代表性的药物为银杏叶提取物 EGb。EGb 含有黄酮类化合物,可直接清除自由基;因其含有萜类银杏内酯,可以间接通过阻滞中性粒细胞血小板活化因子受体,减少氧自由基的生成;而通过提高肝 P450 酶系统减少氧自由基的形成和超氧阴离子的释放,发挥间接抗氧化作用。因而能减少神经细胞膜脂质过氧化,抑制细胞膜变性,保护膜功能,保护突触摄取递质的功能,抑制氧自由基所致的神经细胞损伤,抑制 Aβ 所致的神经细胞死亡。

(5)钙离子拮抗剂:AD 患者细胞膜上钙泵功能受损,细胞内钙离子超载,造成神经细胞的损伤和凋亡。不少研究表明,钙离子拮抗剂可以改善学习和记忆功能,延缓认知功能的下降过程。目前应用较多的有维拉帕米、尼莫地平、氟桂利嗪等药物。

(6)美金刚:该药为新型低到中度亲和力、电压依赖、非竞争性 NMDA 受体拮抗剂,其特殊的药代学特点使其既能降低谷氨酸的毒性又具有神经保护作用,而且不致影响谷氨酸受体在学习和记忆方面的生理作用,已分别于 2002 年和 2003 年被欧洲和美国批准为治疗中重度 AD 的药物。

其他药物如抗 Aβ 药物、神经再生促进药物等治疗 AD 还处在实验阶段。

3.预后

AD 多为慢性进行性病程,部分患者病程进展较快,总体预后不良。最终常因营养不良、感染等并发症或衰竭而死亡。

第二节 脑血管病性精神障碍

脑血管病性精神障碍指由于大脑血液供应障碍,特别是反复发作的脑血管意外所致的精神神经症状或痴呆综合征,包括血管性痴呆。脑血管病性精神障碍多在中老年起病,病程多呈阶梯式发展,常可伴有局限性神经系统体征。

一、病因

引起本病的根本原因是脑血液供血供氧障碍,引起脑组织器质性改变所致。常见于脑动脉硬化患者,动脉硬化程度可因部位不同而有差别。以大脑中动脉及基底动脉较易硬化,小动脉和毛细管前小动脉管壁的增厚,弹力层断更多裂。基底节尚可见有毛细血管玻璃样变与纤维化等改变。脑部有弥漫性和局限性萎缩,脑室扩大,显微镜检查可见在额叶及白质中心有大小不等的梗死小软化灶,软化灶周围有胶质细胞增生,形成小囊或瘢痕及稀疏区。神经细胞变性及胶质细胞增生以血管周围最为明显,心及肾等脏器亦可见动脉硬化,其中以视网膜动脉硬化较为常见。

二、临床表现

多数患者有高血压及高脂血症史,有的尚可有脑血管意外发作(如急性脑梗死、脑出血)。早期患者诉述头痛、头晕、失眠或嗜睡、易疲乏、精神集中力降低,同时患者原有的个性特征也变得更为突出,易于激动或精神过敏,逐渐出现近事记忆障碍,远期记忆相当对完好,智能损害有时只涉及某些特定的、局限的认知功能,如计算、命名等困难。而一般推理、判断可在相当一段时期内仍保持完好,常能察觉自身的这些障碍而主动求医或努力加以弥补,故有"网眼样痴呆"或"局灶性痴呆"之称,患者的情绪不稳,激惹性增高,可因微不足道的诱因而引发哭泣或大笑,称为情感失禁现象。部分患者可出现抑郁、焦虑、猜疑及妄想等。晚期自控能力丧失,对个人生活不能自理,有时难以与阿尔茨海默病相区别。

急性起病者常在脑血管意外发作后出现,可呈现意识模糊状态,伴有行为紊乱及幻觉幻想,发作过后出现人格及智能障碍。根据血管梗死部位不同而有不同的神经系统体征,如偏瘫、眼球震颤、失认、失明、共济失调及阳性锥体束征等。

病程以跳跃性加剧和相对平稳期交替为特点,所谓阶梯性病程。可长达数年甚至十年以上,死因以心、肾功能衰竭为多。

三、检查

脑电图可出现异常,脑脊液检查可有蛋白质轻度增高,脑血流图检查有血管弹性降低,阻力增大,血流量减少而缓慢。CT 扫描可见低密度区及局限性脑室扩大,磁共振成像则可显示脑梗死灶。

四、诊断

本病的诊断主要根据有高血压或脑动脉硬化并伴有卒中或脑供血不足史,有近事记忆障碍及情绪不稳表现,有时出现精神病性症状,较多患者人格保持相对完整;病程具有阶梯进展为特点,还可伴有局灶神经系统阳性体征。

五、治疗

控制高血压、高血脂、糖尿病等脑血管病危险因素,防止再次脑缺血发作,是本病较为关键的治疗环节。有急性脑血管意外发作者,要及时治疗,急性期后注意康复锻炼。高压氧治疗、紫外光照、充氧回血疗法等可使部分早期患者获得一定疗效。精神症状较明显时,可合用小剂量抗精神病药如利培酮、奥氮平、喹硫平等治疗,症状一旦控制,即可停药。抑郁症状突出时可予以抗抑郁药物如舍曲林、西酞普兰等,焦虑症状明显时可予相应的抗焦虑药物。

第三节　脑外伤所致精神障碍

脑外伤所致精神障碍十分常见。由于研究方法的差异,不同研究发现的脑外伤所致精神障碍的发生率差异较大。除了器质性因素外,个体素质、心理社会因素,也在疾病的发生和发展中起一定作用。

一、临床表现

脑外伤患者在急性期可伴有程度不等的意识障碍,从意识模糊直到昏迷。一般情况下,脑损伤的程度与精神障碍的发生及严重程度密切相关。创伤轻微者意识障碍持续时间短暂,可持续数秒至数十分钟不等;创伤严重者意识障碍可达数小时以上。在意识恢复的过程中,患者可出现外伤性谵妄,表现为紧张恐惧、兴奋不安、言语凌乱、定向丧失和恐怖性的幻视等。意识完全恢复后,患者常有脑外伤后遗忘(PTA)即不能回忆起脑创伤当时及其后一段时间发生的事情;可有逆行性遗忘,即对脑创伤以前一段时期内的事件的遗忘。

在急性期后或间歇一段时期后,患者可出现头痛、头晕、对光声敏感、易疲劳、激惹性增高、注意力涣散、记忆减退、神经过敏、自主神经功能失调等脑震荡后综合征,一般可持续数月后恢复。少数患者性格上有缺陷或受社会心理因素的影响,病情可迁延不愈。部分脑外伤患者在经过一段时间可出现精神病性症状,如精神分裂症样症状与情感症状等。严重的脑外伤患者记忆、理解和判断能力认知功能受损严重,有思维迟钝、情感淡漠、精神萎靡、缺乏主动性等异常改变,可逐渐发展为痴呆综合征。有的患者可伴有人格改变,表现为情绪不稳、易激惹、自我控制能力减退、脾气怪僻、粗暴自私和丧失进取心。人格改变多见于左侧半球的损害,常伴有智能的损害,特别是累及额叶及颞叶结构的患者。

脑组织的大量损伤、异物留存、局部感染均可导致癫痫的发生率的增加。因此,在脑外伤的急、慢性阶段,各种类型的脑损伤均有导致癫痫发作的可能。

二、治疗与预后

根据病史和相关检查,临床诊断并不困难。急性期应以治疗外科原发病为主。对出现的精神症状的处理,除了要评定患者躯体和社会功能残缺的程度外,还要了解相关的心理和社会因素,并给予适当的心理治疗。一般认为脑外伤后急性精神障碍的持续时间短、预后好,多在几小时至 1 天内恢复,如轻度脑震荡。脑外伤后出现的慢性精神障碍则持续时间长,预后也差,如脑挫裂伤的精神障碍,不仅精神症状严重,而且也常残留有不可逆的人格改变和痴呆,社会功能下降明显。

对外伤后出现的类神经症样症状可予抗抑郁剂或吡硫醇等治疗;对兴奋躁动的患者,可短期予小剂量氟哌啶醇肌内注射;对出现幻觉、妄想等精神病性症状者,可予利培酮等新型抗精神病药物口服;对出现的焦虑、抑郁情绪可予新型抗抑郁剂或抗焦虑药治疗;性格障碍则以行为治疗和教育训练为主。

支持性心理治疗或认知行为治疗等心理治疗对该类精神障碍均有一定的效果,可试用。若患者病情迁延不愈,则应注意是否存在心理社会因素(如工作问题或诉讼赔偿等),若存在,则应进行相应的心理干预。

第四节　癫痫所致精神障碍

一、概述

癫痫是神经精神科的常见病。癫痫所致精神障碍是一组由反复发作的脑异常放电引起的癫痫发作特殊形式,临床表现以精神症状为主,由于累及的部位及病理生理改变不同,致使症状表现复杂繁多,大致可分为发作性和持续性精神障碍两大类。

二、临床表现

1.发作前精神障碍

发作前数小时至数日,出现全身不适、紧张、易激惹、烦躁不安、情绪抑郁、爱挑剔或抱怨他人等前驱症状。一旦癫痫发作过后,症状随之消失。

2.发作时精神障碍

包括精神性先兆、自动症及精神运动性障碍。精神性先兆是大、小发作前历时短暂和紧接的幻觉,其幻视可为从简单到复杂的情景。自动症者表现为意识障碍、无目的咀嚼、刻板动作或哼哼作声,并可见各种幻觉,发作一般历时数秒,每次症状类同。少数患者发生较为持久、复杂的精神运动性障碍,呈现意识障碍,感知(如错觉、幻觉)、情感(如恐惧、愤怒)、记忆(如似曾相识、遗忘)等障碍。也可发生漫游或攻击行为,历时数十分钟至数日不等,事后对上述情况不能回忆。

3.发作后精神障碍

癫痫发作后,患者呈现意识模糊、定向障碍、反应迟钝,可伴幻觉(常为幻视)及各种自动症,或躁动激越行为,一般持续数分钟至数小时不等。偶可见非抽搐性发作持续达数日或数周之久,应视为持续性发作,如失神持续状态(持续性小发作、复合症状部分性发作持续状态等)。

4.发作间精神障碍

属持续性精神障碍一类,包括慢性癫痫性精神病(类似精神分裂症的发作间精神障碍,又称慢性癫痫性分裂样精神病)、智能障碍和人格改变。

三、诊断要点

(1)有癫痫史或癫痫发作的证据。

(2)呈发作性精神障碍者,一般历时短暂,有不同程度的意识障碍,事后不能完全回忆。

(3)持续性精神障碍,如慢性癫痫性精神病、智能障碍和人格改变等,见于发作间期。

(4)脑电图检查可证实癫痫,但阴性结果不能排除诊断。除标准检查外,尚可用脑电图的特殊检查技术提高阳性率。必要时应做 CT、MRI 等其他检查,以排除继发性癫痫可能。

(5)根据癫痫的证据,其精神障碍的发生、病程与癫痫相关,结合实验室检查结果可做诊断。

四、治疗

1.药物治疗

(1)发作性精神障碍:

①主要使用抗癫痫药。控制大发作,用卡马西平每日 600～1200mg,每日 2～3 次,苯妥英钠每日 200～500mg;对失神小发作及自动症,选用乙琥胺每日 750～1500mg,或丙戊酸钠每日 600～2000mg;复杂性精神运动性发作,首选卡马西平每日 600～1200mg,次选苯妥英钠每日 200～500mg,或扑米酮(扑痫酮)每日 500～1500mg。若精神症状严重,可并用精神药物。

②兴奋激越:可用氟哌啶醇 5～10mg,肌内注射,每日 2 次。症状控制后可改口服或停药,如出现明显兴奋、躁动,可适当应用镇静药,如氯硝西泮 1～2mg,肌内注射,每日 1～3 次。

③抑郁:可选用:a.选择性 5-HT 再摄取抑制剂类抗抑郁药,如氟西汀每日 20mg,或帕罗西汀每日 20mg。b.氯米帕明 12.5～25mg,每日 2～3 次。c.马普替林 25～50mg,每日 2～3 次。d.阿米替林 12.5～25mg,每日 2～3 次。

④焦虑、失眠:用氯硝西泮 2mg,每日 1～2 次(镇静),或氯硝西泮 2～4mg,每

晚 1 次,必要时可肌内注射(催眠)。

⑤癫痫间歇期无精神症状者,可不用精神药物。

(2)持久性精神障碍:

①慢性癫痫性精神病主要用抗精神病药。对有幻觉、思维障碍、行为紊乱等症状者,可选用对脑电生理影响和锥体外系不良反应较少的药物。

②智能障碍仍以控制癫痫发作(包括阈下放电)为主,防止恶化,同时给予相应治疗。人格改变宜加强心理行为矫治,酌用精神药物增强自控能力。

2.其他治疗

(1)对癫痫所致持续朦胧状态、幻觉妄想、抑郁状态,可慎用几次电抽搐治疗。顽固性者可考虑前额叶切断、脑立体定向深部结构毁损及杏仁核毁损术治疗。

(2)除躯体治疗外,对癫痫患者也需要进行心理治疗。对患者的工作学习应做适当调整限制,防止发作时的危险,消除自卑心理,鼓励保持正常活动。对于有智能障碍和人格改变的患者,要加强教育管理,防止惹祸肇事,应参加各种工娱治疗,促进康复。

第五节　颅内感染所致精神障碍

颅内感染指由某种感染源(包括病毒、细菌、立克次体、螺旋体、寄生虫等)引起的颅内的炎症。脑实质、脑膜及脑血管等均可被感染。根据受侵犯的主要部位,可分为两大类:主要侵犯脑实质者,称为脑炎;细菌、真菌或寄生虫等病原体侵入脑实质引起的化脓性炎症,继而形成脓肿,成为脑脓肿。主要侵犯软脑膜者,称为脑膜炎;如果脑实质和脑膜两者均明显受损称为脑膜脑炎。由上述感染源直接侵犯脑组织所导致的精神障碍,称为颅内感染所致精神障碍。

一、临床表现

1.病毒性脑炎所致精神障碍

病毒性脑炎是因病毒感染而引起的脑实质炎症,以单纯性疱疹病毒性脑炎最为常见。多为急性或亚急性起病,患者常有呼吸道或消化道感染史。急性起病者常有头痛、乏力,可有脑膜刺激征,多数患者在早期可有不同程度的意识障碍。精神运动性抑制症状较多见,表现为言语减少,情感淡漠、反应迟钝、呆板等;也可表现为精神运动性兴奋,如躁动、言语增多、行为紊乱、欢快、无故哭泣或痴笑等;可有幻觉、妄想等;癫痫发作较常见;可有颅神经损害症状,如眼球运动障碍、面肌瘫痪、吞咽困难等。

2.脑膜炎

包括化脓性脑膜炎与结核性脑膜炎。化脓性脑膜炎起病急,有发热、头痛、呕吐、食欲缺乏及精神萎靡等症状。精神症状以急性脑器质性综合征为主,表现为嗜睡、谵妄和昏迷等。体检发现颈强直及克氏征阳性为诊断的重要依据。结核性脑膜炎早期以情感症状为主,如烦躁、易怒、好哭或精神倦怠、呆滞、缺乏主动性、两眼凝视、食欲缺乏、消瘦,随后可有发热、呕吐、意识障碍、脑膜刺激征、脑神经损害等症状体征。

3.脑脓肿

临床上表现为颅内压增高症状、局部定位体征和感染性症状。典型的症状包括头痛、呕吐和谵妄。精神症状表现为头痛、疲倦、食欲下降、抑郁、易激惹等。

二、治疗

治疗应积极控制感染,可选用地塞米松等激素治疗,起到抗炎、抗水肿、抑制抗原抗体反应,减轻神经组织损害的作用,地塞米松日量 5～10mg,急性期每天 20～30mg 静滴,每灭一次,15～30 天为一疗程。抗病毒方面可选用阿昔洛韦、利巴韦林等口服或静脉点滴。同时辅以 ATP、辅酶 A、细胞色素 C、谷氨酸钠或乙酰谷胺酰等促脑代谢剂。好转后改为口服地塞米松,1～1.5mg,一日三次。泼尼松日量 20～30mg,然后逐渐减量。

对出现的躯体并发症如高热、脑水肿等,应进行物理降温,予地塞米松、甘露醇等脱水治疗;对出现的精神症状按上述相关治疗方法进行对症处理。在慢性期及后遗症期应进行特殊训练与功能康复。

第六节 躯体疾病所致精神障碍

当病毒、细菌、螺旋体、真菌、原生虫及寄生虫侵入机体引发疾病时,精神障碍的发生与上述病原体进入机体发生作用有关,但尚有其他因素参与,如:①病毒、细菌的毒素对脑细胞造成直接的损害。②由于疾病而使代谢亢进,造成中间代谢产物在脑内蓄积。③急性感染时造成暂时性脑水肿和脑缺氧。④由于感染引起机体高热、大量出汗,患者不能正常进食而致体力消耗、营养缺乏、衰竭,能量供应不足,以及酸碱失衡,电解质紊乱,影响脑功能活动。⑤个体差异,如高龄者、儿童、既往体质弱者在躯体感染时易发生精神障碍。

在上述诸因素综合作用中,感染的性质(如病原体对大脑细胞的亲和力)、程度、速度、病原体的数量、作用时间以及抗感染措施是否得力对精神障碍的发生有着关键性的作用。

一、躯体症状障碍

(一)临床表现

医学远非完美,但无论患者的躯体症状是否能在现有的医学框架内得到有效的解释与帮助,围绕患病,多数患者及其家庭经过一段时间的适应,都可以转归为务实、接受和分寸把握良好的求助行为。这是人适应能力的体现。躯体症状障碍,恰恰是上述常态的对立面,其核心特征是围绕躯体症状的思维、情绪反应及患病行为异常。

(二)诊断标准及鉴别诊断

1.诊断标准

DSM-5 中,躯体症状障碍的诊断标准如下。

(1)有一个或多个躯体症状,造成明显的精神痛苦或明显扰乱患者的日常生活。

(2)针对躯体症状或有关的健康担忧,有过分的思维、感受或行为,表现为下列现象之一。

①对本人症状的严重性存在持续的、不相称的想法。

②对健康或症状,持续高水平地焦虑。

③对这些症状或健康关注,投入过多的时间和精力。

(3)虽然某一个躯体症状可能不会持续存在,但有症状的状态是持续的(典型情况下长于 6 个月)。

标定为:主要表现为疼痛(以前的疼痛障碍):这一标定用于躯体症状主要涉及疼痛的个体。

标定为:持续的:持续病程的特征是症状严重、损害明显和病期长(6 个月以上)。

标定为目前的严重程度:

轻度:标准 B 中的 3 条,只满足 1 条。

中度:标准 B 中的 3 条,满足 2 条或更多。

重度:标准 B 中的 3 条,满足 2 条或更多,而且有多个躯体症状(或一个躯体症状非常严重)。

2.鉴别诊断

(1)其他躯体疾病:即使是诊断明确的躯体障碍患者,也有同时罹患新的躯体疾病的可能。因此,在患者以各种躯体不适反复就诊的过程中,鉴别躯体疾病一直是一个艰巨的任务。这是精神科医生不应该忘记的,也是内科(或相关科室)医生必须把关的。基本原则非常明确,那就是与其他躯体症状就诊的患者一视同仁,按危险因素和症状性质,做必要而不过多的检查,不迁就患者重复检查。不给出明显与临床证据相悖的治疗。如明知不符合细菌感染,仍开具抗生素。

(2)疑病症:疑病症与躯体症状障碍在精神病理学上的区别在于,前者有坚定而明确的关于患病的超价观念。如在缺乏证据的情况下,认定自己得了乙肝。希望医生检查或重复检查来证实他的观念或顺应他的观念给出治疗。受教育程度高的患者,往往不公然与医学认可的诊断标准对抗,而是"创造"一些似是而非的概念,如肝炎潜伏期。或者利用医学界定模糊的地方,作为其辩论的支点,如冠脉造影检查发现阈下病变,患者的胸闷表现又不典型,而且没有其他缺血的客观证据,难以诊断冠心病心绞痛,但患者查阅书籍或从某些医生那里借来"冠脉痉挛"的概念,挑战医生不予诊断的决心。疑病症患者有时身体症状并不重,甚至没有身体症状,但仍担心"病毒"已经潜伏体内,只是还没有查出来。如一些认为自己 HIV 感染的患者。

(3)惊恐障碍:惊恐发作往往有弥散而剧烈的躯体症状,患者因为担心得了严重的躯体疾病,也会到医院、甚至急诊就诊。有的患者惊恐发作同时恐惧感、非真实感等并不突出,而只表现为强烈的不适感。而综合医院或急诊的医生可能止步于区分躯体疾病还是功能性症状,并不提示患者进一步确诊惊恐发作或惊恐障碍。

惊恐障碍的发作是急性的。发作后有的患者虽然可以有一个长短不等的虚弱期,但一般 1~2 天。此后,并没有持续的病感(发作过后,又跟好人一样了)。而躯体症状障碍是一种慢性过程,患者的患者角色是持续的,或至少是占了生活的主导地位。

(4)焦虑症:焦虑症(泛化的焦虑)患者,担心的内容涉及生活各个方面,社交言谈是否得体、交通安全、经济保障、子女教育……不局限于身体健康。其关注的焦点也不像躯体症状障碍患者那样几乎只锁定健康或疾病问题。

(5)抑郁症:抑郁症患者在抑郁状态下常有躯体症状以及疑病(虑病)观念,有的患者对情绪症状缺乏识别,或由于病耻感而因躯体症状就诊于医疗系统。但认真的临床检查和向知情人了解病史,都能反映出抑郁的核心症状——情绪消沉、快感缺失等表现。

(6)转换障碍:转换障碍患者的表现是丧失某些神经功能(运动、视、听、说能力等),而躯体症状障碍患者展示的是躯体症状带来的精神痛苦。典型情况下,转换障碍患者对其神经科症状采取泰然处之的态度,而躯体症状障碍患者一贯的态度是围绕症状寻求检查和治疗。躯体症状障碍诊断标准 B 中的表现,有助于确立躯体症状障碍。而躯体症状障碍或者伴有个别转换症状是可能的,甚至是旧的躯体化障碍诊断标准要求的。

(7)妄想障碍:躯体症状障碍患者强调的是患者角色,对所患疾病诊断并不执着（和典型疑病症患者不同），更没有躯体妄想患者的怪异感受（如抑郁妄想状态下，认为全身的血已经干涸了；精神分裂症伴有的躯体妄想，可以表现为内脏不可能感知的内感不适，如肚子里有一个法轮在转）。

（8）身体变形障碍：DSM-5 将身体变形障碍归入强迫障碍。身体变形障碍的特点是认为自己的容貌或身体外形存在明显缺陷，如头不对称、鼻子不正、两腿不一样粗细……患者关注的是身体看上去的样子，而不是躯体不适。患者也承认，这种"畸形"不疼不痒。但患者感到难以忍受。躯体症状障碍患者身体不适明显，为此精神痛苦和生活受到搅扰。

（9）强迫症：某些强迫观念与躯体疾病的主题相关，如担心感染了细菌、担心得了人类免疫缺陷综合征。典型的强迫是一种自我反强迫，即"担心感染"和"认为未必"，几乎同时出现，患者也认为是过分的、不必要的，因此而痛苦。即使是自知力不好的强迫症状，患者也感到强迫观念具有侵入性，而且患者有意识地加以抵抗，或以强迫行为力图减轻焦虑症状。这些特征都是躯体症状障碍患者所不具备的。

3.诊断效度以及与既往诊断（躯体化障碍）的联系

新的躯体症状诊断标准效度和信度如何？这是 DSM 开发团队必须回答的问题。在 DSM-5 正式出版之前，相关测试已经展开，并且已经有相关综述。其中引用德国的研究显示，增加心理症状后，不仅有较好的结构效度，而且有预测效度。信度（一致性）方面的研究更多，该综述列出，在成人患者群体中，躯体症状障碍的评定者间一致性位居第3，Kappa 值 0.61，仅位于神经认知障碍和创伤后应激障碍之后（Kappa 分别为 0.78 和 0.67）；高于经典的双相障碍（Kappa 值 0.56）、精神分裂症（Kappa 值 0.46）和抑郁症（Kappa 值0.28）。综述引述的研究显示，临床工作者认为这一新的诊断标准比 DSM-Ⅳ 的躯体形式障碍改进明显，是一个对临床诊疗及研究有用的标准。德国作者还专门总结了如何在临床诊疗和科研中使用这一新的诊断。

至于新的诊断标准出台后，重新划分的类别与传统的躯体化障碍等界定的障碍出现什么样的交叠关系，来自荷兰的一项研究，对 325 名医学难以解释其躯体症状的患者进行了诊断研究，其结果具有提示意义。得出了 DSM-Ⅳ 诊断（包括未分化的躯体形式障碍、躯体化障碍、疼痛障碍）和 DSM-5 躯体症状障碍诊断的交叠情况（图 2-1）。

即使是症状数目要求严格的躯体化障碍（SD）也有部分患者因患病行为特点不突出，不符合躯体症状障碍。而疼痛障碍（PD）、未分化躯体形式障碍（USD）中近一半患病行为并不突出，不能纳入躯体症状障碍。这说明躯体症状障碍的诊断更严格依赖异常患病行为的描述。与早先有临床医生根据经验提出的批评，IBS 患者并不能都认定为精神障碍，其实是一样的道理，毕竟有的人只是胃肠道敏感性突出,缺乏将其认定为精神障碍的要件。这与有些人容易出现功能性的心悸、期前收缩,而在心理层面没有特殊改变,恐怕是一样性质的问题,只是不同人群器官易感性不同而已。

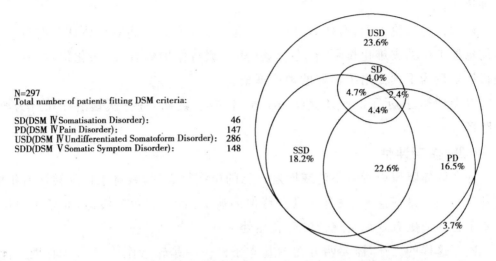

图 2-1 DSM-Ⅳ 诊断和 DSM-5 躯体症状障碍诊断的交叠情况

符合 DSM 诊断标准的患者总数 n＝297。SD:DSM-Ⅳ躯体化障碍(46 例);PD:DSM-Ⅳ疼痛障碍(147 例);USD:DSM-Ⅳ未分化的躯体形式障碍(286 例);SSD:DSM-5 躯体症状障碍(148 例)

(三)相关知识及学说

1.患病率

DSM-5 表示,在美国,这个问题不清楚(新的标准还没有完全投入使用)。但估计比 DSM-Ⅳ 中更严格的躯体化障碍患病率高,可能介于严格的躯体化障碍(1％以下)和边界模糊的未分化躯体形式障碍(19％)之间。上述荷兰研究的情况,也支持这种推测。

无论中外,医学领域内普遍公认,这类现象在内外各科是常见的。Goldberg 早在 20 世纪 80 年代即提出,在英国全科的初诊患者中,这样的情况约占 20％。按国内经济社会发展水平,以及国内内科医生的经验,估计比例与此类似。

2.发生机制

躯体症状障碍领域的相关机制研究,大都来自以前对躯体形式障碍、疑病症或疼痛障碍的研究。虽然神经影像学和神经递质的研究取得了长足的进步,比如对慢性疼痛脑功能区的活化等提出了一些有生物学证据的假说,但这种情况是如何发展来的,还是缺乏有效的生物学说明。目前所能提出的模型,是整合了情绪心理学、认知行为学、神经生物学发现的生物-心理-社会模型。是 Freud 提出的,"力图找到精神分析与生物学接点"的改进版。

情绪心理学方面,本书较早的版本引用了情绪失读学说。近期的综述,引用了基于 Panksepp 四种基本情绪理论,对应了各种表现,如奖赏机制来解释躯体化、潜在的敌对情绪来解释疑病、分离-痛苦模型来解释做作障碍的寻求医疗安慰,并追溯到童年。

认知行为理论方面,有作者总结了心理应激及身体疾病对个体认知的致敏,个体信息加工中的灾难化过程,社会反馈(病耻感与保护弱者)的强化作用……。为进行认知行为干预提出了很好的理论框架。

以上理解,提示了对躯体症状障碍患者虑病(疑病)进行认知治疗和行为改变的路径。

(四)临床评估

许多躯体障碍患者看不清或回避自己的患病行为问题,对于接受转诊有抵触。或者认为医生是在推诿,没有认真对待他的病。因此,成功的转诊,非精神科医生需要学会如何更有效地与这样的患者相处。

做好这样的工作,需要两方面的基本条件。一是转诊医生自己从心理上能接受有的患者存在更复杂的情况,是需要帮助的;而不是自己难以发现器官问题就感到窘迫不安;二是有合作良好的临床心理师或精神科医生,能够真正分工协作照顾患者的情况。这让转诊医生感到有真正的支持,不容易出现抵触、推诿的问题。医生有真诚助人的信心,患者体会到医生在认真帮助他,抵触情绪才能缓解。

当然,临床处理中,不是记住几句话或某种方式就能顺利完成的。患者可以表现为迷惘、困惑、甚至不高兴、埋怨等。这是作为助人者的医生,需要承受的工作压力。也是现代医学教育从医学生时期就开始不断训练的内容。

作为医生,除了和患者打交道的基本功外,针对躯体症状障碍,还可以利用新近开发的筛查工具(SSD-12),这是一个由 12 个问题组成的问卷二已经在专业刊物上发表了其效度检验的结果,只是还没有引进中文版。关于态度、应对等问题,如果能落到文字上,跟患者讨论起来有时更方便,特别是受过教育的患者。之所以开发了专门的工具,是由于这样的患者,尤其在慢性化后,往往并没有泛化的焦虑或全面的情绪消沉(低落),因此普通的情绪筛查问卷,对他们的问题未必敏感。

精神科的临床心理评估,也要针对这类患者的特点,从倾听其患病故事开始,而不是照本宣科式的把精神专科机构中常见提问重复一遍。这是比较耗费时间的,但绝对是值得的。这种患病叙述的方式,能勾画出一个什么样生存状态的人,在什么特殊情境(应激情况)下,出现了什么样的症状(身体的和心理的),当事人是如何应对的,得到了家庭、朋友及医疗系统什么样的反馈,其症状和应对又产生了哪些变化……他在什么样的情况下会到医疗系统求助,什么情况下会自行处理,这次,又是在哪些因素推动下来到医生面前的。这种带有神入理解的故事,才足以反映真实的情况,而不是机械地核对条目。

病史中还要着重了解既往史及给患者造成了什么样的影响,是如何造成的(其应对和转变),家族史对患者躯体症状感受的影响。个人成长史中,童年经历是进行心理动力理解的基础,之后的人生描述,能勾勒出患者对待不同人生阶段成功与挫折的反应,目前生存中是否有特殊的压力或危机。在中层关系、亲密关系层面,分别有哪些长处和弱项。除了问题方面,患者平素生活中的积极方面,赖以平衡的健康力量也是重要的内容。当然,随着社会生活的复杂化,酒精、吸烟、毒品沾染、保健品使用等,也是有提示意义的内容。

按这种方式收集病史,可以为非精神科医生的诊疗查漏补缺,如可以通过家族史和既往史,发现潜在的内分泌异常;可以更可靠地确认患者是否符合诊断标准、有助于鉴别诊断,如患者对自己人生的回顾,对就诊以外生活内容的评价,是判断是否存在泛化情绪紊乱最可靠的资料,是不可能通过一句"你是否心情不好?"来代替的;这种方式称为叙事医学,它可以帮助我们全面理解一个活生生的人,不只是得到一堆医学解释不清的躯体症状,而是从更多角度来理解它们。这样才能发现与患者合作的契机在哪里,而不是机械地套用前面介绍过的"心理机制"。

(五)临床处理

从评估部分的介绍不难看出,恰当的评估,其实已经是建立治疗关系的开始。帮助躯体症状障碍患者,最需要的是从建立真正的治疗关系开始。因为患者往往经历了不少挫折,在医疗系统内以躯体症状为线索,和各种医生打过交道,而且多数不太成功。

在常规诊疗过程中,普遍存在表面上符合常理的合作,即患者说清自己的症状表现,医生负责查找病因和有效处理。然而,这种合作是脆弱的,容易在躯体检查结果不能让患者满意、症状难以有效改善等结果的冲击下,导致关系危机。这时,医患双方各执一词,各自捍卫着自己的弱点。患者认为医生没有尽职尽责或水平不高,医生认为患者要求不切合实际,不承认自己的心理问题。看对方的问题都是真切的、一针见血的。

要想打破这个僵局,需要看清真正的问题出在医患共同执行的那个"常理"。即处理这样的问题,更多需要患者的主动性、行动力;原有的医生主动、患者被动模式,效果是不好的。是不良心理动力回荡激扬,最后停留的死水湾。而且不满情绪难免最终冲破医患关系的堤坝,甚至成了恶性事件的温床。

医生一方,需要放下"架子",承认自己的"无能",摆平身段,和患者一起探讨。这本来就是医学领域里的难题,没有现成的良方。只能从可以改变的影响因素做起,力争有所好转。而弄清这些因素,需要和患者一起讨论他的生活、应对……

当然,这样的探讨,对于非精神科医生来说,可以停留在事情层面;而对于临床心理专业人员和精神科医生,则力图与患者更深入地合作,深入到心理感受和心理加工层面。

躯体症状、患病行为,这些都是展现在医疗系统面前的表象。背后的推动力,必然来自患者的精神生活。而有能力改变其精神生活的,只能是患者本人及其家庭。外在帮助,只能是在恰当的时候,起启发和促进作用。看清了这个总体上的格局,就容易摆正自己的位置。在与此类疾患"斗争"的过程中,患者才是真正的"司令官",帮助者至多是个"参谋长"。

在具体治疗手段上,如果能够和患者建立治疗关系,可以采用认知行为治疗,帮助患者处理起患病过程中的"灾难化""以偏概全"等导致不良应对的认知模式,并指导患者用积极的行动,改善应对及精神生活品质,从而争取改变症状。这方面已经有专门的总结。

至于精神科药物,往往是辅助的。特别注意适应证要明确。如有些症状,如失眠,疼痛敏感,某些抗抑郁药物有效;伴有紧张焦虑的时段,抗焦虑治疗有帮助;易激惹、反复思虑,有时可以试用小剂量强镇静剂。这些都是对症的,不是针对整个障碍的。

(六)疾病预后

对于大部分躯体症状障碍的患者,经过上述临床评估与处理,给予患者及时反馈,能够打断或至少限制继续围绕躯体症状的过分挣扎。其中有心理治疗意愿的患者,转给心理治疗专业人员会使他们得到更多的帮助。

对于难处理的慢性病例,一方面需要坚持医学上"不伤害"的原则,不迁就进行没有必要的检查和适应证不明的治疗;另一方面,本着照顾、不抛弃的原则,给予患者规定的临床时间,特别强调如果出现新的情况,要进行复诊。

如果将处理难治的躯体症状障碍比作一场战役,由于"司令官"是一个遇到难处,深陷苦闷的患者,是打不开自己精神生活局面的弱者,或者是破坏了各种支持关系的自我搅局者;医生这个"参谋长"显然是不好当的。打败仗不奇怪,长期停留在某个阶段也在所难免。

影响预后的不利因素包括,患者有神经质(与外界负面情绪共振多)、受教育水平和经济社会地位低、生活中有难以避免的应激处境……。焦虑和抑郁情绪,也往往使身体不适感更明显,或更加难以忍受。

文化上,传统中医心身一体的观点虽然打开了一条有利于患者接受心理问题的通路,但传统"心"的层面,更多着力于人际关系,而非行动改变。一些中医认可的患病模式,也容易被患者利用作为深入探讨问题、实际解决问题的挡箭牌,如气虚、血虚、虚不受补等概念,对"是药三分毒"的恐惧。

二、躯体感染所致精神障碍

躯体感染所致精神障碍是指由病毒、细菌、螺旋体、真菌或其他病原微生物所致躯体感染引起的精神障碍,如败血症、梅毒、伤寒、斑疹伤寒、恶性疟疾、血吸虫病、人类免疫缺陷性病毒(HIV)感染等所致的精神障碍。颅内不能发现直接感染的证据。

多数慢性躯体感染患者较轻微,表现为焦虑、抑郁等负性情绪、轻度的意识障碍、类精神分裂症或类躁狂发作状态等。少数急性躯体感染患者可出现严重的精神障碍,如谵妄、生动的幻视等。

下面简要介绍几种常见的躯体感染所致的精神障碍:

(一)流行性感冒所致精神障碍

流行性感冒为流感病毒引起的急性传染性呼吸道疾病,常可出现精神障碍。如头痛、衰弱无力、疲劳、睡眠-醒觉节律紊乱等前驱症状以及继之出现的嗜睡、感知觉障碍等。病情严重者可出现意识障碍,如意识朦胧甚或谵妄。随着病情恢复期可出现抑郁状态和疲倦、虚弱、思维迟钝等脑衰弱综合征。病期较短,一般预后良好。

(二)肺炎所致精神障碍

在急性肺部感染的高峰期可以出现意识障碍,多见意识模糊,有时发生谵妄。慢性肺部感染如肺结核则主要表现抑郁状态伴记忆减退、注意力集中困难及思维迟钝等。

(三)狂犬病所致精神障碍

该类患者精神症状主要表现为恐水、恐风、恐光。可有紧张不安、恐惧、烦躁等情绪障碍,也可有幻觉与关系、被害妄想等重性精神病性症状。

(四)艾滋病所致精神障碍

疾病初期患者多受社会心理因素影响而表现为焦虑、紧张,随着病情的恶化,患者可出现健忘、迟缓、注意不集中,解决问题的能力下降和阅读困难、主动性差、社会退缩等症状。

三、内分泌障碍所致精神障碍

众所周知,内分泌系统的功能与精神活动有着密切的关系,表现为某些精神疾病可导致内分泌功能改变,而内分泌功能亢进或低下也可导致精神活动的异常。常见的内分泌疾患所致的精神障碍有:

(一)甲状腺功能异常所致精神障碍

1.甲状腺功能亢进

甲状腺功能亢进系指由多种原因导致甲状腺功能增强,分泌甲状腺激素(TH)

过多,造成机体的神经精神、循环及消化等系统兴奋性增高和代谢亢进为主要表现的临床综合征。多数甲亢患者起病缓慢,亦有急性发病,女性多见,以 20~40 岁发病者为多。典型的临床表现包括甲状腺素过多引起的代谢增高和精神运动性兴奋两大症状群。代谢率增高表现为食欲亢进、体重减轻、心率加快、怕热、皮肤潮湿多汗,还可以出现胸闷气短、腹泻等症状。精神运动性兴奋表现为兴奋、言语活动增多、急躁、易激动、失眠多梦等,表现与躁狂发作极为相似,易误诊。严重者可有幻觉、妄想等重性精神病性症状。

甲状腺危象,是甲状腺功能亢进患者病情恶化,甲状腺激素水平骤增时出现的一系列表现。出现前可有精神运动性兴奋或精神运动性抑制,而后迅速进入昏迷状态。

2.甲状腺功能减退症

甲状腺功能减退症,是指组织的甲状腺激素作用不足或缺如的一种病理状态。女性甲减较男性多见,且随年龄增加,其患病率逐渐上升。甲状腺功能减退始于胎儿期或出生不久的新生儿者,称呆小病(又称克汀病);甲状腺功能减退始于发育前儿童期者,称幼年甲状腺功能减退症,严重时称幼年黏液性水肿;甲状腺功能减退始于成人期者,称甲状腺功能减退症,严重者称黏液性水肿。

不同年龄段的甲减患者均可有不同程度的认知减退、精神运动抑制与情感障碍等。认知功能的损害可表现在思维贫乏、注意力、记忆力的减退等多个方面,严重者可有痴呆的表现。在呆小病患者,智能低下为其突出的精神障碍。精神运动性抑制表现为少语少动,行动迟缓等。情感障碍表现为情绪低落,对周围事物兴趣下降等。在成年急性发病的患者,可有幻觉或妄想等重性精神病性症状,病情严重者可有不同程度的意识障碍。

(二)肾上腺功能异常所致精神障碍

1.皮质醇增多症

皮质醇增多症又称库欣综合征,是肾上腺皮质长期分泌过量皮质醇引起的一组综合征。根据导致皮质醇增多症的原因的不同,可分为促肾上腺皮质激素(ACTH)依赖性和非 ACTH 依赖性两大类。ACTH 依赖性皮质醇增多症由于 ACTH 分泌过多,刺激双侧肾上腺皮质增生,分泌大量皮质醇。非 ACTH 依赖性皮质醇增多症因血中皮质醇水平高,反馈抑制的垂体分泌 ACTH,使无病变的肾上腺皮质萎缩。皮质醇增多症所致精神障碍以抑郁最为常见,可有认知功能的损害、情绪不稳、易怒、幻觉、妄想及意识状态的改变;躁狂状态可见于因类固醇治疗或肾上腺癌患者。

2.肾上腺皮质功能减退症

肾上腺皮质功能减退症指两侧肾上腺绝大部分被破坏,出现类固醇激素(糖皮质激素、盐皮质激素和雄性激素)激素分泌不足,出现肾上腺皮质功能减退的表现。可分原发性及继发性。原发性慢性肾上腺皮质功能减退症又称 Addison 病,比较少见;继发性可见下丘脑-垂体功能低下患者,由于促肾上腺皮质激素释放因子(CRF)或 ACTH 的分泌不足,以致肾上腺皮质萎缩。

肾上腺皮质功能减退症所致精神障碍可表现为躁狂或抑郁状态。典型的患者表现为疲乏无力、体重减轻、性欲、食欲下降、情绪低落或欢快、乐观、易激惹等。可有周期性的幻觉、妄想等重性精神病性症状。

四、结缔组织疾病所致精神障碍

结缔组织疾病(CTD)是一组与免疫反应有关的人体多器官多系统结缔组织的炎症性疾病,其主要病变为黏液性水肿、纤维蛋白样变性及坏死性血管炎。传统的结缔组织病包括红斑狼疮、皮肌炎、硬皮病、结节性多动脉炎及类风湿关节炎、风湿热等。CTD 常导致神经精神障碍,部分患者可以神经精神症状为首发症状。

(一)系统性红斑狼疮

系统性红斑狼疮(SLE)是一种病因未明,病情反复迁延的结缔组织疾病,常有皮肤、关节、血管、内脏器官及神经系统的损害。表现为多行性水肿(如两颊部蝶形红斑)、发热、出血、淋巴结肿大等。当病变累及中枢神经系统时,可产生幻觉、妄想、躁狂或抑郁综合征等精神症状,严重者可出现意识障碍;神经系统可有癫痫发作、偏瘫、颅内压增高等。

由于 SLE 所致精神障碍常出现于疾病晚期,偶可出现在早期,症状多样,缺乏特异性,且 SLE 伴有中枢神经系统病变者,常接受类固醇或免疫抑制剂治疗,而该类药物本身亦可引起精神障碍。因此 SLE 所致精神障碍的诊断有赖于 SLE 的明确诊断以及精神障碍的发生、发展、病程与原发的 SLE 密切相关。

(二)类风湿关节炎

类风湿关节炎是一种以关节滑膜炎为特征的慢性、进行性、炎症性、全身性自身免疫性疾病。滑膜炎持久反复发作,可导致关节内软骨和骨的破坏,关节功能障碍,甚至残废。

与 SLE 所致精神障碍类似,精神症状缺乏特异性,所用治疗药物如非甾体类抗炎药(NSAIDs)及糖皮质激素等均可引起精神障碍。因此应注意精神障碍与类风湿关节炎及治疗药物的关系,以明确诊断。对出现精神病性症状的患者选用抗精神药物治疗时,因患者已有不同程度的运动障碍,必须注意避免使用不良反应重尤其是锥体外系症状重的药物。

五、内脏器官疾病所致精神障碍

内脏器官疾病所致精神障碍系指由心、肺、肝、肾等内脏器官疾病导致脑供血、供氧不足或代谢产物积累，水、电解质平衡紊乱等，继发脑功能紊乱所引起的精神障碍。

(一)肝脏疾病

1.肝豆状核变性

肝豆状核变性又称 Wilson's 病，是一种与遗传因素有关的，由铜代谢障碍，导致铜沉积在豆状核、肝脏、角膜和肾脏上，引起相应脏器损害的临床症状。铜蓄积可导致肝细胞坏死、肝纤维化；坏死的肝细胞释放的大量铜可导致溶血，并逐渐沉积在脑、肾、角膜、骨关节部位，引起肝脏、基底节、角膜和肾脏等全身多系统、多器官受累。锥体外系症状、肝硬化与角膜色素环(K-F 环)构成本病的三大特征。

本病约 80% 出现精神症状，临床上以精神症状为首发的肝豆状核变性约占 20%，其精神症状复杂多样，精神症状无特异性，可于疾病的早期表现为情绪不稳定、人格改变、幻觉、妄想等，随着病情的发展，症状渐趋明显。于儿童期起病者，首发症状可表现为紧张、焦虑等情绪障碍，随后出现假性延髓病(假性球麻痹)和锥体外系症状如肌痉挛、言语欠清晰、流口水等症状。于青少年期和成人期起病者，病程迁延，可出现震颤、强直、运动减少、共济失调和构音困难等锥体外系症状。

本病的实验室检查可发现血清铜蓝蛋白和血清铜含量降低，尿铜含量增高，肝功能异常。影像学检查可有脑萎缩的表现。

治疗主要是选用 D-青霉胺等进行驱铜治疗，防止铜盐再沉积，并注意低铜饮食。对脏器的功能损害，如肝功能损害，与出现的精神症状应对症处理。

2.肝性脑病

肝性脑病(HE)又称肝性昏迷，是严重肝病引起的、以代谢紊乱为基础的中枢神经系统功能失调的综合病征，其主要临床表现是意识障碍、行为失常和昏迷。可见于爆发性肝炎、肝硬化和肝癌晚期。

临床上可分为四期：一期即前驱期，表现为轻度性格和行为的异常，可有扑翼样震颤，脑电图正常。二期即昏迷前期，临床上以意识错乱、生动的幻觉、睡眠障碍、行为失常为主，有扑翼样震颤及明显神经体征，脑电图有特征性异常。三期即昏睡期，主要表现为昏睡、精神错乱、幻觉，各种神经体征持续或加重，可引出扑翼样震颤，脑电图异常。四期即昏迷期，患者神志完全丧失，不能唤醒，无扑翼样震颤。

对本病的治疗主要是对症支持治疗。如去除诱发因素、营养支持治疗、改善肝细胞功能、减少或拮抗氨及其他有害物质、改善脑细胞功能等。原则上不使用抗精神病药物,确需使用需权衡利弊,慎重选用。

(二)肾脏疾病

1.尿毒症

尿毒症系人体肾脏组织纤维化,导致肾脏功能损害,机体不能通过肾脏产生尿液,将体内代谢产生的废物和过多的水分排出体外,引起多种代谢紊乱为特征的一种肾衰竭综合征或简称肾衰。

尿毒症患者除有水、电解质、酸碱平衡紊乱、贫血、出血倾向、高血压等情况外,还可出现各器官系统功能障碍以及物质代谢障碍所引起的症状与体征。在尿毒症患者,神经精神障碍很常见。早期患者往往有头昏、头痛、乏力、理解力及记忆力减退等症状。随着病情的加重可出现烦躁不安、抑郁、肌肉颤动、抽搐;最后可发展到表情淡漠、嗜睡和昏迷。

2.血液透析所致精神障碍

各种需进行血液透析的疾病,在透析的过程中或透析间歇期均有可能出现精神障碍。常见的原因一是透析过快,血液与脑脊液酸碱平衡与尿素比例失调,脑脊液渗透压增高,导致颅内压增高;二是透析不充分,毒素在体内潴留与蓄积;三是长期慢性透析引起血管内膜损伤,以及因透析过程中使用肝素等抗凝剂导致脑出血、脑梗死和脑萎缩等并发症;四是尿毒症久治不愈,患者产生的一些心理应激反应。患者可有头晕、头痛、恐惧、抑郁、躁动不安、谵妄等症状与体征。

对肾脏疾病所致精神障碍,治疗上应积极治疗原发病,对出现的精神障碍,可慎重选择对肾脏毒性小的抗精神病药物对症处理。

(三)心、脑血管疾病

1.高血压病

高血压病是一种以动脉血压持续升高为主要表现的慢性疾病。高血压病患者在早期可出现易疲倦、反应迟钝、注意力下降或不能持久、健忘等神经衰弱样症状;在中期可出现焦虑、抑郁等负性情绪。严重高血压或高血压危象患者可表现为不同程度的意识障碍,同时出现头痛、呕吐、视盘水肿及心、肾等重要器官功能不全的症状、体征。

2.脑动脉硬化

脑动脉硬化是全身动脉硬化的一部分,同时也是急性颅脑血液循环尤其是脑缺血发作的主要发病基础,是各种因素导致的脑动脉管壁变性和硬化的总称,包括脑动脉粥样硬化(大、中动脉)、小动脉硬化、微小动脉的玻璃样变等。

由于动脉硬化的形成过程相当缓慢,且多数患者不一定有临床症状,因此也往往容易被人们忽视。但随着脑动脉硬化的逐渐进展,脑组织会因缺血而软化、坏死,脑细胞变性死亡,最后产生脑萎缩和脑动脉硬化性痴呆。严重的患者可出现严重的脑卒中(脑出血和脑梗死)而危及生命,即使能活下来,也会遗留严重的后遗症。

脑血管硬化常可导致不同程度的精神障碍,早期或病情较轻时可有情感脆弱及反应迟钝、注意力下降、记忆力减退等神经衰弱样症状;病情较重者,可有烦躁易怒、焦虑、抑郁、人格改变与智能的改变及各种幻觉、妄想等精神病性症状。严重脑血管硬化者由于脑变性坏死、脑萎缩的日趋加重,出现精神的衰退与不同程度的痴呆。

(彭星星)

第三章 精神分裂症及其他精神病性障碍

第一节 精神分裂症

一、概述

(一)概念

精神分裂症是所有重大精神疾病综合征中最难以定义和描述的。一百多年来,在不同的国家,不同的精神病学家赋予它各种各样的概念。目前大多数专家认为精神分裂症是一组病因未明的重性精神障碍,具有认知、思维、情感、行为等多方面精神活动的显著异常,并导致明显的职业和社会功能损害。

在2013年美国发布的DSM-5精神障碍诊断分类与标准中,首次将精神分裂症等疾病以谱系障碍进行分类,称为精神分裂症谱系及其他精神病性障碍,包括分裂型障碍、妄想障碍、短暂精神病性障碍、精神分裂症样障碍、精神分裂症、分裂情感性障碍、物质/药物所致的精神病性障碍、由于其他躯体疾病所致的精神病性障碍、紧张症、其他特定的精神分裂症谱系及其他精神病性障碍、未特定的精神分裂症谱系及其他精神病性障碍。

(二)历史沿革

在国外,认识这个疾病的历史相当漫长。最早文字记载,是被称之为"医学之父"的希波克拉底完成的。他曾把精神疾病粗分为7类,其中对精神兴奋类的疾病统称为"躁狂症",以后,又有不少学者逐步认识到其他精神疾病的存在。至公元30年,人们已认识到它可能与脑部病变有关。为此,还开展过诸如水疗、按摩、音乐治疗等方法,根据当时的记载,其中一部分疾病可能就属于精神分裂症的范畴。到了中世纪(公元476年至17世纪),欧洲进入封建社会时代,精神患者就处于黑暗之中。宗教神权成为最高权力,神学、迷信、巫术、占星术等占统治地位,许多精神患者遭受到残酷的非人道处置。精神病被认为是罪恶和魔鬼附身,所以应将那些患了精神病的人进行严刑拷打、火烧、水烫才能驱赶掉魔鬼。当时也有人(包括医生、巫医等)将鬼神、迷信、巫术、占星术与经验医学结合在一起,用祈祷和符咒、甚至穿颅术治疗精神病,既光怪陆离,又残忍无比。法国的比奈尔是近代精神病学的先驱者和革新者。他受法国大革命的影响,在巴黎的比雪特医院实施"解放"精神患者,即给他们解除锁链,让他们身体自由地活动。他高呼"精神患者绝不是有罪的人,绝不容许惩罚他们,必须给予人道的待遇"。估计其中很多就是精神分裂症患者,但那时还没有此名称。

18 世纪后期,Morel 首次应用"早发性痴呆"这个名词,将精神分裂症看成是一种早发的痴呆,对其较早起病和进展性临床衰退加以强调。Griesinger 完成了精神疾病与其他内科疾病的整合,并明确指出精神疾病患者存在大脑病变可能是一系列精神障碍的共同基础。德国 Kahlbaum 将一种全身肌肉紧张的精神障碍称之为紧张症。Hecker 将发生于青春期而具有荒谬、愚蠢行为的病例,称之为青春期痴呆。1896 年,德国克雷丕林,在长期临床观察研究的基础上,认为上述不同描述并非独立的疾病,而是同一疾病的不同类型,这一疾病多发生在青年,最后发展成衰退,故合并上述类型命名为早发性痴呆。20 世纪瑞士精神病学家布鲁勒对本病进行了细致的临床观察,指出本病的临床特点是精神分裂,并非全部以衰退告终,首次提出"精神分裂症"的概念。布鲁勒的精神分裂症概念的含义比克雷丕林的早发性痴呆更广。精神分裂症概念提出后,迅速被大家所接受,然后却出现了诊断扩大化的倾向。1959 年,Schneider 列举了一系列症状,作为诊断精神分裂症的"一级症状",一方面纠正了精神分裂症诊断扩大化的现象,同时也增加了疾病诊断的可靠性。DSM-Ⅳ和 ICD-10 精神分裂症的诊断标准中也包括了其中的大部分症状。由于本病的病程经过和转归不同,有的学者认为精神分裂症是一个疾病过程,在这个临床相中可能存在不止一个疾病单元。随着目前诊断分类系统的完善,精神分裂症作为一个诊断可靠的临床综合征,为合理临床工作打下了基础。但是由于精神分裂症的病因尚存在大量的未知数,所以该综合征的有效性尚不确定,关于疾病的概念、诊断界定等问题的争论也会持续下去。

(三)流行病学

精神分裂症可见于各种社会文化和各种地理区域中,不同地区患病率的差异可以很大,导致差异的原因除了地域、种族、文化等因素之外,诊断标准的采用与掌握上的不一致也是相当重要的原因。总体来看,精神分裂症患病率男女大致相等,性别差异主要体现在初发年龄和病程特征上。90%的精神分裂症起病于 15～55岁,发病的高峰年龄段男性为 10～25 岁,女性为 25～35 岁。与男性不同,中年是女性的第二个发病高峰年龄段,3%～10%的女性患者起病于 40 岁以后,多项随访研究支持女性患者整体预后好于男性。精神分裂症患者发展成为物质依赖,尤其是尼古丁依赖的危险性明显增加,此外,精神分裂症患者遭受躯体疾病(尤其是糖尿病、高血压及心脏疾病)和意外伤害的概率也高于常人,平均寿命缩短 8～16 年。

我国 1993 年的全国流行病学调查资料显示精神分裂症的终生患病率为

6.55‰,与1982年的流行病学调查结果5.69‰相比差别不大。国内的大多数流行病学调查资料都提示女性患病率略高于男性,城市患病率高于农村。同时发现,无论城乡,精神分裂症的患病率均与家庭经济水平呈负相关。

世界卫生组织(WHO)联合世界银行和哈佛大学公共卫生学院采用伤残调整生命年(DALYs)来估算,在15~44岁年龄组人群常见的135种疾病或健康状况中,精神分裂症位列总疾病负担的第八位,占总疾病负担的2.6%。如果以因残疾而丧失的生命年计算,精神分裂症位列第三,占总疾病负担的4.9%。在发达国家,因精神分裂症导致的直接花费占全部卫生资源花费的1.4%~2.8%,约占所有精神疾病花费的1/5。据估算,我国有近700万人罹患精神分裂症,由此每年会产生巨额的医疗费用支出,以及造成患者及其家属的劳动生产力的大量损失,目前该病仍然是导致精神残疾的最主要疾病。

(四)病程及预后

多数患者表现为间断发作或持续性病程两类。大约1/5的患者发作一次,缓解后终生不再发作。反复发作或不断恶化者可出现人格改变、社会功能下降,临床上呈现为不同程度的残疾状态。病情的不断加重最终可导致患者丧失社会功能,需要长期住院或反复入院治疗。

首次发作的精神分裂症患者中,75%可以达到临床治愈,但以后反复发作或不断恶化的比率较高,而系统抗精神病药物治疗是预防复发的关键因素。近年来关于复发和服药依从性的研究发现,精神分裂症患者出院1年内的复发比例高达33.5%,1年内再住院率18.9%,其中最主要的复发原因是中断治疗或自行减药。研究表明,首次发作的精神分裂症患者,5年内的复发率超过80%,中断药物治疗者的复发风险是持续药物治疗者的5倍,所以坚持服药是维持病情稳定的主要措施。总体来讲,由于现代治疗学的不断进步,大约60%的患者是可以达到社会性缓解,即具备一定的社会功能。

影响预后的因素:大多数研究认为女性,文化程度高,已婚,发病年龄晚,急性或亚急性起病,病前性格开朗、人际关系好,病前社会功能良好,以阳性症状为主要临床相,家庭社会支持良好,治疗及时、系统,依从性高等常是提示结局良好的因素,反之,是为结局不良的指征。

(五)其他相关问题

1.自杀

5%~6%的精神分裂症患者死于自杀,约20%有过一次以上的自杀未遂,有自杀观念的患者比例更高。引起自杀最可能的原因是抑郁症状,而虚无妄想、命令性幻听、逃避精神痛苦等则是常见的促发因素。无论男性患者还是女性患者,自杀风险在整个生命周期都较高,尽管对于合并物质使用障碍的年轻男性来说,自杀风险尤其高。自杀行为多在疾病的早期，或在患者刚入院或出院不久时发生。良好的社会和家庭支持能够显著降低自杀风险。

2.暴力

行为媒体和大众习惯于把精神分裂症和暴力犯罪联系在一起。然而研究发现，除了在患病前即有犯罪记录，或者共病物质依赖、酗酒者，精神分裂症患者并不具有特别高的暴力倾向，绝大多数患者是非暴力的，暴力本身不是精神分裂症的一个症状。由于大多数患者趋于退缩、离群索居，患者伤害自身要远多过针对公众；另一方面，暴力犯罪者绝大多数不是精神分裂症患者。如果精神分裂症患者发生暴力行为，多半会针对患者的家属或朋友，且多发生在家中。预测暴力行为的最佳因子是既往的攻击、暴力行为史。

3.共病

共病是指两种疾病同时存在，并且均符合各自相应的诊断标准。精神分裂症患者合并物质滥用的终生患病率为30%～50%，为普通人群的3倍。患者的物质滥用行为可能在精神症状出现之前即表现出来，并且也可能加重精神病症状、干扰疾病的诊断和影响治疗效果。精神分裂症患者的吸烟率(30%～60%)大约是普通人群吸烟率的2～4倍。研究发现吸烟患者的糖、脂代谢紊乱明显高于非吸烟患者，严重影响患者的生活质量。精神分裂症患者合并躯体疾病发生率高，常见的包括心律失常、高脂血症和糖尿病等。合并躯体疾病患者的抗精神病药物治疗，要注意躯体疾病对相关器官和系统的损害和功能影响，可能加重抗精神病药物引发不良反应，同时需要注意药物间的相互作用。

二、病因学

(一)生物学因素

1.遗传研究

(1)遗传流行病学研究：家系调查发现，精神分裂症具有家族聚集性。精神分裂症患者一级亲属精神分裂症的患病率是一般人群的10倍，为4%～14%；二级亲属患病风险约高于一般人群3倍；当双亲均罹患精神分裂症时，子女遗传本病的风险接近50%。

双生子研究的假设认为，同卵双生子之间的差异是由环境所决定，而异卵双生子之间的差异是由基因间的差异所决定的。不同的研究均显示同卵双生子的发病率显著高于异卵双生子，提示遗传因素在精神分裂症的发生过程中起重要作用。

寄养子研究可以帮助了解遗传因素和生活环境对精神分裂症的影响。发现寄养家庭长大成年后发生精神分裂症患者的血缘亲属中该病的发生率比对照组高，而寄养家庭亲属中的发病情况则与对照组相接近。研究结果支持遗传因素在精神分裂症发病中起主要作用。

（2）分子遗传学研究：在人类基因组中有 100 多个遗传区域与精神分裂症有关，研究证明遗传学因素是精神分裂症发病的危险因素。目前认为该病是一种复杂的多基因遗传疾病，其遗传度为 70%～85%。

①连锁分析：全基因组扫描结果揭示精神分裂症阳性连锁的染色体区域，重复性相对较高的区域包括 1q21-q22、5q22-q33、6p24-p21、8p22-p21、13q14-q33 和 22q11-q12 等。提示这些区域可能包含精神分裂症的易感基因。

②候选基因的关联研究：候选基因主要包括两大类：功能候选基因和位置候选基因。功能候选基因是指与疾病的神经生物学或药物作用机制相关的基因，也称为基于假说的候选基因。精神分裂症的功能候选基因包括：疾病发病机制中涉及的多种神经递质、神经营养因子的信号转导及代谢通路中关键蛋白质的编码基因，还包括抗精神病药物的靶点编码基因等。如主要有多巴胺、5-羟色胺、γ-氨基丁酸、谷氨酸、神经生长因子、神经营养因子等通路上的代谢过程及信号转导过程中涉及的基因。位置候选基因主要是指与该病存在连锁关系的某个染色体区域或某个染色体区段内的基因，如精神分裂症中的 DISC1、DTNBP1 和 DAOA 等。至 2012 年前，已报道的精神分裂症关联研究已有 1727 项，发现的可能的易感基因有 1008 个，疾病相关多态性位点 8788 个，遍布于基因组除 Y 染色体之外的各条染色体，但是研究结果并不一致。

③全基因组关联研究（GWAS）：GWAS 是在大样本中快速地筛查高密度的全基因组 DNA 标记，以确定与某一疾病或可遗传数量性状相关的基因变异。一旦找到遗传学上的相关性，就可以根据这些信息发展新的检查、治疗和预防疾病的方法。自 2007 年有精神分裂症的 GWAS 报道以来，目前为止相关报道已经有 20 余篇，但结果重复性都不高，部分重复的结果是 ZNF804A 和 6 号染色体短臂 MHC 基因区域。目前来自我国的 2 项 GWAS 研究，进一步将中国汉族精神分裂症的易患基因集中于 6p21-p22.1、8p12、11p11.2 和 1q24.2 区域。

（3）表观遗传学研究：除传统意义上的遗传信息外，近年来，科学家们发现了大量隐藏在 DNA 序列之中或之外更高层次的遗传信息，使多年来分子生物学领域公认的中心法则受到前所未有的挑战。目前认为，这些高层次的基因组信息主要包括非编码 RNA（miRNA 和 lncRNA）、DNA 甲基化和组蛋白共价修饰等表观遗传学信息。越来越多的证据表明表观机制参与了精神分裂症的发病机制。

2.神经生化研究

（1）多巴胺：该假说在 20 世纪 60 年代提出，即认为纹状体 D_2 系统的高多巴胺能状态引发阳性症状，而前额叶 D_1 系统的多巴胺能状态与较高级别的认知功能缺陷相关。

（2）谷氨酸

①谷氨酸假说：脑内谷氨酸功能不足，尤其是 NMDA 受体功能减退。认为：a.由于大脑谷氨酸 NMDA 受体的功能障碍而导致的大脑整体功能紊乱；b.当前额叶皮质 NMDA 受体功能低下时，皮质-边缘通路的皮质 γ-氨基丁酸（GABA）能神经对边缘系统抑制功能不足，导致边缘系统多巴胺（主要为 D_2 受体）脱抑制性兴奋，引起阳性症状。

②谷氨酸系统功能异常增强假说认为：a.脑内 NMDA 受体功能原发性低下（或者应用 NMDA 受体拮抗剂时能够作用于 GABA 神经上的 NMDA 受体）抑制了 GABA 神经的活性；b.GABA 释放减少导致 GABA 能神经元对谷氨酸神经抑制减弱；c.由 GABA 系统抑制减弱导致谷氨酸能神经系统脱抑制性大量释放，最终导致精神症状的发生。

（3）5-羟色胺：认为前额叶皮质 5-HT 功能不足，提示大脑皮质无法对皮质下进行适度抑制，从而出现皮质下多巴胺能神经元活动的亢进；阴性症状是由于边缘系统多巴胺能神经元的激发受到抑制。

（4）γ-氨基丁酸：认为由于脑发育障碍，GABA 中间神经元受损，但青春期以前这种缺损还可以通过上一级的谷氨酸能神经纤维数量和功效增加所代偿。随着神经系统发育成熟，该机制不足以代偿时就表现为对皮质的兴奋性神经元和边缘系统抑制的降低，导致脱抑制性兴奋引发精神症状。γ-氨基丁酸是一类抑制性神经递质。1972 年，Robert 提出精神分裂症患者可能存在 γ-氨基丁酸功能缺陷，导致对多巴胺能神经元的抑制作用减弱，使多巴胺功能亢进，导致精神分裂症的发生。

（5）其他（血小板单胺氧化酶、神经肽等）：神经肽是生物体内具有信息传递作用的生物活性多肽，分布在神经组织和其他组织，既能发挥神经递质或调质作用，又能发挥激素的作用。与经典神经递质的生成不同，神经肽并不是由神经末梢合成的，而是在胞体核糖体合成前体大分子，再经酶切等翻译后加工形成具有活性的神经肽，如各脑下垂体激素的释放激素或抑制激素、内啡肽、脑啡肽、血管紧张素、神经细胞紧张肽、胆囊收缩素等。

研究显示，精神分裂症患者脑脊液中的内啡肽含量增高，且随着病情好转逐渐下降。胆囊收缩素（CCK）是中枢神经系统中高表达的神经肽之一，有报道显示CCK 对精神分裂症有治疗效果。

3.神经发育研究

早在 20 世纪 80 年代，Feinberg 和 Weinberg 等就提出了精神分裂症的神经发育学说，认为神经发育异常在精神分裂症的发病机制中起到了重要作用。该假说涉及神经元发育异常和神经元的退行性变两个过程。一方面，精神分裂症患者在出现明显症状之前便已存在病理及临床方面的轻度异常，而这些异常可能源于胚胎时期的神经发育障碍。另一方面,神经元退行性变的提出则源于对精神分裂症的症状分析:例如起病于青壮年、病程迁延、进展缓慢、治疗复杂及预后差等,这些临床特征与许多变性疾病类似。近20多年来,随着研究技术的进步,目前越来越多的研究结果显示精神分裂症是一种神经发育异常和神经退行性疾病。Edinburgh将157例高危患者(15~30岁,伴偏执型或分裂型人格障碍的前驱症状患者)与34例健康对照者作比较,发现智商较低,尤其是言语智商、操作功能和记忆得分低。智商每增加10分,精神病危险性就降低12%。同时神经发育研究显示高危患者的站立迟、说话迟、走路迟和大小便自控迟。

(1)病理学及解剖学研究:部分精神分裂症患者的大脑灰质变薄,侧脑室扩大,尤其是侧脑室的前角和颞叶部分显著扩大,并伴随有杏仁核、海马和海马旁回的体积减小。进一步的组织病理研究发现,精神分裂症患者大脑皮质的改变及胶质细胞的非典型增生,背侧丘脑神经元数目减少,突触、树突标记物减少,白质神经细胞分布异常,海马神经元丧失及分层异常,内嗅脑皮质有细胞结构的紊乱。此外,脑组织还存在着多种和神经发育相关的蛋白或基因的表达异常。

(2)结构脑影像研究:计算机断层扫描(CT)结果显示患者有明显的侧脑室扩大,且与治疗无关;磁共振成像(MRI)的研究除肯定精神分裂症患者有脑室扩大外,尚有脑皮质、额部和小脑结构较小,胼胝体的面积、长度和厚度与对照也有差别。作为非侵入性的检查手段,断层扫描和磁共振可以观察活体的脑结构,其结果较尸检更具说服力。Wright等对58项共1588例精神分裂症患者脑结构磁共振数据进行荟萃分析,结果显示患者的脑室体积和内侧颞叶结构存在异常,而且这种异常并不随着病情的进展而改变。Schultz等使用MRI对58名精神分裂症患者和58名对照进行脑皮质厚度检测,发现精神分裂症患者脑皮质明显变薄,影响的区域包括皮质背外侧、前额内侧皮质、颞叶外侧皮质、左侧嗅皮质、后扣带回皮质等区域,在精神分裂症患者脑部存在广泛的额叶-颞叶-顶叶的皮质变薄等现象。30%~40%的首发性精神分裂症患者脑CT有非特异性脑室和皮质脑沟扩大,且扩大程度与预后较差有关。

(3)功能脑影像研究:用于研究精神分裂症的功能影像学技术包括PET、单光子发射计算机断层扫描(SPECT)、MRI和磁共振波谱成像(MRS)等。目前的研究普遍发现精神分裂症患者前额叶皮质代谢率降低,但是后续研究结果并不完全一致,结果不一的原因与精神分裂症临床异质性、抗精神病药物治疗及病程等因素有关。磁共振:Pantelis等扫描了75例危险个体,1年内有23例患有精神疾病,发现患病者比不患病者在基线时某些脑区灰质已有减少,近1年内又进行性减少。但减少程度有限,全脑体积缩小不到3%。

(4)神经电生理研究:精神分裂症患者的脑电图显示θ波增多,但是具体的机制并不明确。近年来,有大量的报道指出精神分裂症患者存在脑事件相关电位(ERP)的异常,如 P300、P50 波的延迟抑制。另一个可能的生物学指标是事件相关电位 P300,事件相关电位 P300 为内源性诱发电位,与注意、记忆功能、信息处理等有关,部分精神分裂症患者会出现波幅降低和潜伏期延长。Torrey 对 65 项研究再分析发现,从不服药的精神分裂症患者脑电图异常率为 23%～44%,而健康对照者仅为 7%～20%,提示脑电图异常可低度增加精神分裂症的危险性。

4.神经内分泌与免疫学研究

多数学者认为不同病原体的感染可能都是通过类似的免疫反应机制引发精神分裂症的,如感染导致母体内细胞因子浓度增加,而细胞因子又通过胎盘进入胎儿体内,通过血脑屏障进入胎儿大脑,刺激小胶质细胞和星形胶质细胞产生大量细胞因子、氧自由基和兴奋性谷氨酸,构成神经细胞毒性损伤,通过影响神经发育或变性损伤,从而引起精神分裂症有关神经通路发育障碍等。有证据表明中枢神经系统和免疫系统之间存在着复杂的网络调控机制,细胞因子可能在这种网络中发挥重要的作用。精神分裂症患者体液免疫和细胞免疫中均有细胞因子处于激活状态,这种过度激活可能引起免疫功能紊乱,还可能引起自身免疫性疾病。

(二)环境因素

虽然精神分裂症有较高的遗传度,但疾病的发生通常与多种社会心理因素相关。主要包括以下方面:

1.人格

重性精神疾病和常见精神疾病的常见危险因素之一就是具有负性情感的个性,或者是面对日常生活中小的压力后容易发展成负性情绪的这种稳定的倾向性。对于环境的负性反应在横断面的问卷调查中一般是很难获得的,但是可以运用对背景环境敏感的即时评估工具,真实生命测量的生理参数,如血压、心率、脑波和肌张力等在日常的生活流程中来进行测定。分裂型人格:快感缺失、社交能力差和人际困难是精神分裂症的危险因素,这些因素可用分裂型人格囊括。

2.生长环境

如起病于青少年后期或成年早期,在城市环境中成长、经受过童年期创伤,虐待,忽视,母婴分离,特别是在胚胎发育期损伤或产伤的个体,具有更高的患病风险等。同时社会经济状况差,出身于单亲家庭,父母存在不良教养方式等也会增加患精神疾病风险。

另外,城市化程度越高,患精神分裂症的风险越大,而且这种影响是有累积效应的,随着年龄的增长,城市化的因素仍然显著,甚至有剂量效应的关系出现;周围环境的影响,生活环境的不稳定会增加疾病风险,而生活在同一种族环境下,相互支持度较好,有利于减轻精神分裂症的患病危险。

3.感染

在出生前,主要是怀孕的中早期,此期间的母源感染和营养缺乏,以及严重的负性生活事件是主要的危险因素。产前病毒及细菌感染主要包括风疹、流感、弓形体、单纯疱疹病毒等,铅中毒,Rh 血型及其他血型不合,产前母亲精神紧张,母亲怀孕期间的压力应激会增加后代患精神分裂症的风险。围生期中影响因素主要是产科并发症,包括产伤、缺氧、先兆子痫等。

婴幼儿期主要是颅脑创伤、感染、高热等。四川大学华西医学中心心理卫生研究所进行的精神分裂症神经发育危险因素研究显示,在母孕期和新生儿期的诸多不利因素中,高热惊厥和婴幼儿期严重躯体疾病可能对神经发育造成不利影响,并可进一步导致分裂样和分裂型特质和社会适应不良,从而使其罹患精神分裂症的易患性升高。

4.营养缺乏

一项重要的研究来自于我国上海团队,该研究比较了安徽芜湖地区出生于"1959—1961 三年困难时期"之前、期间及之后的个体,发现在"三年困难时期",安徽的出生率(‰)明显降低,由 1958 年的 28.28‰,降低到 1959 年的 20.97‰、1960 年的 8.61‰和 1961 年的 11.06‰;出生于"三年困难时期"的个体成年后罹患精神分裂症的风险显著升高,从 1959 年的 0.84%增加到 1960 年的 2.15%和 1961 年的 1.81%;出生于 1960 年和 1961 年的个体,其死亡调整相对风险分别为 2.30(95% CI:1.99～2.65)和 1.93(95% CI:1.68～2.23);该研究证实母孕期营养不良可能会增加子代成年后罹患精神分裂症的风险。除了饥荒外,一些微量营养素的缺乏是较常见的,包括叶酸/高半胱氨酸缺乏,铁缺乏,维生素 D 缺乏,还有增加的体重指数等。这个貌似是和饥荒相矛盾的,作者对此的解释是,较高的体重指数增加了将来肥胖的风险。比如他们将忽略对均衡营养素的摄取,容易得糖尿病,或者是在出生时更易发生产科并发症。这些都与易患精神分裂症相关。另外必需脂肪酸不足,特别是二十碳五烯酸(EPA)、二十二碳六烯酸(DHA)和二十碳四烯酸(AA)不足,导致脑发育突触功能不足。当中脑-皮质通路的发育或突触功能不足时,引起阴性、认知和心境症状;当皮质-边缘通路的发育或突触功能不足时,引起中脑-边缘通路脱抑制性兴奋,表现出阳性症状、唤醒和激越。

(三)其他

1.大麻滥用

青年人使用大麻是精神分裂症患病的一个危险因素。而 COMT 一直是精神分裂症病因学研究的热点基因。尤其是第 158 位的蛋氨酸突变为缬氨酸。既往三位学者都发现,携带有 Val 等位基因并且使用过大麻的人更易患精神分裂症。Val/Val 纯合子基因型有较高的风险,比 Met 携带者表现出更早年龄的发病。这一发现为基因和环境相互作用提供了依据,并且提示一些基因影响了特定致病环境的易感性。

2.父亲因素

研究报道较为一致,受孕时父亲年龄过大(>45岁)。较高的父亲年龄与后代较差的神经认知相关。

3.出生季节

有报道说在冬末春初出生有5%~10%较大可能性发展为精神分裂症。

4.染色体22q11缺失综合征

该综合征表现为:①童年学习困难:如发育延迟或分节发音障碍;②颅面异常:脸部又长又窄,面颅扁,高鼻梁,小耳异常,可能还有睑裂窄或倾斜,缩颌;③腭部特征:如很高的弓形腭,说话时鼻音过高,或有腭裂史;④耳部特征:反复发作的耳内感染或听力减退;⑤心脏特征:有先天性心脏异常史;⑥其他先天性躯体异常:如手指细长或逐渐变细,高度弓形或畸形足,脊柱侧凸。据报道该综合征可能增加中脑-皮质和(或)皮质-边缘通路发育不良率,从而增加精神分裂症的患病率25倍,按普通人群精神分裂症的患病率为1%推算,染色体22q11缺失综合征的精神分裂症患病率应为25%。

5.氧化应激

精神分裂症患者倾向有一些不良生活习惯,如大量抽烟、高能量摄入、经常饮酒、滥用药物和久坐,这些均引起氧化应激,增加自由基。自由基又称反应性氧化核素,主要有过氧化物和一氧化氮,其存在时间仅数毫秒,它可破坏脱氧核糖核酸和核糖核酸,改变基因表达,失活蛋白,过氧化膜脂质,失活或破坏激素和神经递质,影响细胞生长和分化,甚至影响细胞存活。当膜脂质过氧化时,突触体内的多巴胺和γ-氨基丁酸运输减少。当中脑-皮质通路多巴胺运输不足时,引起阴性、认知和心境症状;当皮质-边缘通路γ-氨基丁酸运输不足时,中脑-边缘通路脱抑制性兴奋,引起阳性症状、唤醒和激越。当精神分裂症患者的自由基增加影响到全身时,倾向发生肥胖、糖尿病、心血管疾病和痴呆,甚至缩短寿命。

三、临床表现

大多数精神分裂症患者初次发病的年龄在青春期至30岁,起病多隐袭,急性起病者较少。精神分裂症的临床表现错综复杂,除意识障碍、智能障碍不常见外,可出现各种精神症状。布鲁勒提出本病重要的临床特点是人格的改变,其症状分为原发症状和继发症状,原发症状具有重要的诊断价值,而继发性症状虽然可见但不是本病的主要特征。布鲁勒所指的原发症状即"4A"症状,包括联想障碍、情感淡漠、意志缺乏及内向性。施耐德将精神分裂症的特征性症状称为一级症状。

1.评论性幻听

即幻听描述或评论患者正在进行的思考和行为。

2.争论或议论性幻听

即患者听到两个或多个说话声是用第三人称在争辩患者的心理行为。

3.思维化声(也称思维鸣响)

即幻听是患者正在思考的内容,幻听与思维同步,也有的幻听稍微滞后于思维。

4.思维被广播

患者感到他的思维以某种令人可以直接感知的形式向四面八方扩散。

5.思维被夺

患者感到思考过程中自己的思维突然被某种无形的力量夺走。

6.思维插入

患者在思维过程中感到他的某些思考不是自己的,而是某种外力强行插入的。

7.被动体验

患者认为自己的精神行为受到某种外力、仪器设备,或者一种意念的影响和控制,身不由己,机械地执行别人的指令。

8.妄想知觉

即患者存在一个真实的知觉体验,几乎同时便产生了一个妄想,此时的妄想和知觉体验没有内容上的联系,但妄想是在该知觉发生时出现的,知觉似乎给了患者某种特殊的启示。

施耐德提出的一级症状并不是精神分裂症独有的症状,许多情感性精神障碍或器质性精神障碍也可表现出来一级症状。众多精神病学专家都认为精神分裂症的症状难以定义和描述,同时不同国家和不同的精神病学家赋予了这些症状不同的概念。在精神分裂症研究中应用最为广泛的阳性和阴性症状评定量表(PANSS)内,阳性症状分为7项:妄想、联想散漫、幻觉行为、兴奋、夸大、猜疑/被害、敌对性;阴性症状分为7项:情感迟钝、情感退缩、情感交流障碍、被动/淡漠社会退缩、抽象思维障碍、交流缺乏自主性和流畅性、刻板思维。DSM-5描述精神分裂症主要存在妄想、幻觉、言语紊乱、行为运动紊乱、阴性症状等精神病性症状。近年来,有些学者根据症状的聚类分析结果,将精神分裂症患者的临床表现分为以下5个症状群(5维症状):阳性症状、阴性症状、认知症状、攻击敌意、焦虑抑郁,该描述对深化精神分裂症的认识以及探索药物治疗的靶症状方面具有一定的价值。

(一)前驱期症状

在出现典型的精神分裂症症状前,患者常常出现不寻常的言行。有学者认为这是从异常行为症状向精神病性症状的过渡时期,处于前驱期这种"高危"状态的个体是否发展成明显的精神分裂症常常受多种因素的影响,如个体遗传素质、家庭及社会支持以及社会应激事件等。如果前驱期确实是精神分裂症的最早期形式,此时不给予干预,将最终不可避免地演变成为精神分裂症;但是,如果前驱期为精神分裂症的高危状态,那么可能只有一部分最终发展成为精神分裂症。目前前驱期主要是一个回顾性的概念,且特异性较低,DSM-5 中将其列为需要进一步研究的状况(轻微精神病综合征),需要进行大量的工作才能更好地具有前瞻性或者预期性的特点。

精神分裂症最常见的前驱期症状表现为以下几个方面:①情绪改变:焦虑、抑郁、情绪不稳定、易激惹等。②认知功能改变:古怪或异常的观念,生活、学习、工作能力下降等。③感知改变:对自我和外界的感知改变。④行为改变:敏感多疑、社会活动退缩、兴趣下降或丧失。⑤躯体症状:多种躯体不适感,如头痛、睡眠和食欲改变、乏力等。由于这种变化较缓慢,可能持续几个月甚至数年,或者由于这些变化不明显,未给予特别的关注和干预,多是在回溯病史时才发现的。

(二)精神症状

1.感知觉障碍

精神分裂症最突出的感知觉障碍是幻觉,以言语性幻听最为常见。幻听通常被体验为不同于他或她自己想法的声音,不管这个声音是否熟悉。幻觉必须出现在清醒的知觉状态下,那些在临睡前或觉醒前出现的幻觉,有可能是正常体验。精神分裂症的幻听内容可能是争论性幻听,如两个或几个声音在争论,争论的内容往往与患者有关;也可能是评论性幻听,声音对患者评头论足,如一位退休老教师,听到有个声音说"你培养了许多人才,是国家的功臣,政府会为你提供良好的退休待遇的",患者听后面带笑容,沾沾自喜,如果声音说"你是个老废物,没什么用处了",患者听后常常大发雷霆;也可能是命令性幻听,声音命令患者把衣服脱掉,尽管是寒冬腊月,患者也把衣服脱掉;声音说"你去死吧,你去死吧",有些患者可能会去自杀。幻听有时以思维鸣响的方式表现出来。患者行为常受幻听支配,如与声音长时间对话,或因声音而发怒、大骂、大笑、恐惧,或喃喃自语,或作侧耳倾听,或沉湎于幻听中自语自笑。也可见到其他类型的幻觉:如某患者拒绝进食,因为她凭空看见盘子里装有碎玻璃(幻视);某患者凭空感觉某人拿手术刀切割自己的身体,并有电流烧灼伤口的感觉(幻触)等。嗅幻觉和味幻觉常常同时存在,患者闻到或尝到腐尸的味道,幻嗅、幻味常与被害妄想交织在一起。

精神分裂症患者的幻觉体验可以是真性幻觉,幻觉形象非常具体、生动、鲜明,来自客观空间,通过感官获得;也可以是假性幻觉,幻觉形象模糊,不鲜明,不生动,来自主观空间,往往不通过感官感知,如声音不是用耳朵听到的,而是"感到"脑海里有声音说话。

功能性幻觉是一种伴随现实刺激而出现的幻觉,是当某种感觉器官处于功能活动状态同时出现涉及该感官的幻觉。正常知觉与幻觉并存,如精神分裂症患者听到钟表嘀嗒声同时听到议论自己的幻听。如果当某一感官处于功能活动状态时,出现涉及另一感官的情况则称为反射性幻觉,如精神分裂症患者听到播音员广播的内容同时出现此人形象的幻视。

2.思维障碍

精神分裂症的众多症状中,思维障碍是最主要、最本质的症状,临床表现往往多种多样,因此导致患者认知、情感、意志和行为等精神活动的不协调与脱离现实,即所谓"精神分裂"。

(1)思维形式障碍:又称联想障碍。主要表现为思维联想过程缺乏连贯性和逻辑性,这是精神分裂症最具有特征性的症状之一,与精神分裂症患者的交谈多有难以理解和无法深入的感觉,阅读患者书写的文字资料,也常不知所云。在交谈时,患者说话毫无意义的绕圈子,经常游移于主题之外,尤其是在回答医生的问题时,句句说不到点子上,但句句似乎又都沾点儿边,令听者抓不到要点(思维散漫)。病情严重者,言语支离破碎,根本无法交谈(思维破裂)。

有的患者表现为逻辑倒错性思维,推理过程十分荒谬离奇,既无前提,又缺乏逻辑依据,有的甚至因果倒置,不可理解。有时患者会对事物作一些不必要的、过度具体化的描述,或是不恰当地运用词句。有的患者使用普通的词句、符号甚至动作来表达某些特殊的、只有患者本人才能理解的意义(病理性象征性思维)。有时患者创造新词或符号,赋予特殊的意义(词语新作)。有时患者逻辑推理荒谬离奇(逻辑倒错性思维);或者中心思想无法捉摸,缺乏实效的空洞议论(诡辩症);或者终日沉湎于毫无现实意义的幻想、宏伟计划或理论探讨,不与外界接触,沉浸在自我的世界中(内向性思维)。有时患者脑中出现两种相反的、矛盾对立的观念,无法判断对错,影响行为取舍(矛盾思维)。

有的患者可在无外界因素影响下思维突然出现停顿、空白(思维中断),或同时感到思维被抽走(思维被夺)。有的患者可涌现大量思维并伴有明显的不自主感、强制感(思维云集或强制性思维),有时患者会感到某种不属于自己的、别人或外界强行塞入的思想(思维插入)。慢性患者可表现为概念和词汇贫乏,自觉得脑子里空空的,没什么可想的,也没什么可说的.主动言语少,或虽然语量不少,但内容空洞,对问话多以"不知道""没什么"等简单的词语回答,对问题只能在表面上产生反应,缺乏进一步的联想(思维贫乏)。

(2)思维内容障碍:主要是指妄想。妄想是固定不变的信念,即便存在与信念相冲突的证据。妄想的内容可能包括各种主题(例如被害的、关系的、躯体的、宗教的、夸大的)。

精神分裂症的妄想往往荒谬离奇(明显是不真实的或不能被相同文化中的个体理解,也并非来源于日常生活经验)、易于泛化。在疾病的初期,患者对自己的某些明显不合理的想法可能将信将疑的态度,但随着疾病的进展,患者逐渐与病态的信念融为一体。妄想的发生可以突然出现,与患者的既往经历、现实处境以及当时的心理活动无关(原发性妄想)。也可以逐渐形成,或是继发于幻觉、内感性不适和被动体验。

最多见的妄想是被害妄想(例如坚信自己正在或将要被他人、某个组织或其他群体伤害、羞辱等)与关系妄想(例如认为别人的姿势、评论或其他环境因素都是直接针对他的)。妄想有时表现为被动体验,这往往是精神分裂症的典型症状。患者丧失了支配感,感到自己的躯体运动、思维活动、情感活动、冲动都是受他人或外界控制。如受到电脑、无线电波、超声波、激光或特殊的先进仪器的控制而不能自主,自己几乎成了傀儡或木偶。有的患者感到自己刚一想什么事就会被别人知道,至于别人是通过什么方式知道的,患者不一定说得清楚(被洞悉感)。被动体验常常会与被害妄想联系起来。其他多见的妄想还有嫉妒或钟情妄想、非血统妄想、特殊意义妄想等。

3.情感障碍

在精神分裂症中的发生率极高,主要表现为情感淡漠及不协调;抑郁、焦虑、恐惧等负性情感在精神分裂症患者中也不少见,有时因这些症状导致诊断困难。

情感平淡并不仅仅以表情呆板、缺乏变化为表现,患者同时还有自发动作减少、缺乏肢体语言。在谈话中很少或几乎根本不使用任何辅助表达思想的手势和肢体姿势,讲话时语调单一、缺乏抑扬顿挫,与人交谈时很少有眼神接触,多茫然、低头或东张西望。患者丧失了幽默感及对幽默的反应,检查者的诙谐很难引起患者会心的微笑。

情感淡漠也是常见的情感障碍。最早涉及较细腻的情感,如对亲人的体贴,对同事的关心、同情等。加重时患者对周围事物的情感反应变得迟钝,对生活、学习或工作的兴趣减少。随着疾病进一步发展,患者的情感日益淡漠,对一切无动于衷,丧失了与周围环境的情感联系。

患者的情感反应可表现为与内在思维或外界环境的不协调。有的患者在谈及自己不幸遭遇或妄想内容时,缺乏应有的情感体验,或表现出不适切的情感。少数患者出现情感倒错,如某住院患者得知母亲去世消息后,不但没有痛苦的表现,反而面带笑容,笑着告诉周围的病友。

有的患者对同一件事物同时产生两种相反的、互相矛盾的情感体验,患者对此既不自觉又不能加以分析和判断,泰然自若地接受两种情感(矛盾情感)。有部分患者表现为易激惹,即使轻微的刺激或不愉快也可能引起患者产生剧烈而短暂的情感反应,患者对自身的情绪控制能力下降,有时不明原因地大发脾气。

4.意志与行为障碍

精神分裂症常见意志减退和缺乏。患者的活动减少,缺乏主动性,行为变得孤僻、懒散、被动、退缩,有些患者甚至连续几小时不语不动。有的患者的活动减少,缺乏主动性,行为变得孤僻、被动、退缩(意志活动减退)。患者在坚持工作、完成学业、料理家务方面有很大困难,往往对自己的前途毫不关心、没有任何打算,或者虽有计划,却从不实施。患者可以连坐几个小时而没有任何自发活动,或表现为忽视自己的仪表,不知料理个人卫生。有的患者吃一些不能吃的东西,如吃粪便、昆虫、草木(意向倒错),或伤害自己的身体。有时可出现愚蠢、幼稚的作态行为,或突然的、无目的冲动行为,甚至感到行为不受自己意愿支配。

有的患者表现为紧张综合征:因全身肌张力增高而命名,包括紧张性木僵和紧张性兴奋两种状态,两者可交替出现,是精神分裂症紧张型的典型表现。木僵时以缄默、随意运动减少或缺失以及精神运动无反应为特征。木僵患者有时可以突然出现冲动行为,即紧张性兴奋。

5.其他精神症状

(1)自知力障碍:精神分裂症患者往往自知力不完整或缺失。他们不认为自己有精神病,对精神症状坚信不疑,认为幻觉、妄想等都是真实的,因而拒绝治疗。自知力缺乏是影响治疗依从性的重要原因。

(2)人格缺陷:约1/4患者在发病前就具有特殊的性格基础,表现为孤僻、懒散、不善与人交往、好幻想、喜欢钻牛角尖等。病前适应不良与发病早、阴性症状、认知缺陷、社会功能不良、预后差等有关。但很多患者的病前性格与一般人并无明显差别,而在发病后出现人格改变。

(3)强迫症状:有相当一部分精神分裂症患者有强迫症状,或在治疗过程中出现强迫症状,有些可能与氯氮平等抗精神病药的使用有关。伴有强迫症状的精神分裂症患者往往预后较差。精神分裂症患者往往对强迫症状自知力较差,缺少反强迫意识。

(4)生物学症状:部分精神分裂症患者可出现睡眠障碍、性功能障碍或其他身体功能障碍。睡眠障碍较常见,表现形式多样。

(三)认知功能受损症状

精神分裂症的认知功能受损涉及多个认知领域。注意障碍,如听觉注意及视觉注意障碍、注意分散、注意专注与转移障碍、选择性注意障碍及觉醒度降低等;记忆障碍,包括即时记忆、短时记忆及长时记忆损害等;工作记忆损害,如言语性工作记忆及视空间工作记忆损害;抽象思维障碍,如概念分类和概括障碍、联想(判断、推理)障碍、解决问题的决策能力障碍,特别是执行功能障碍;信息整合功能障碍,不能充分利用已有的知识去缩短信息加工过程,如视觉-听觉综合障碍、视觉-运动综合障碍等;其他,如运动协调性障碍等。认知功能障碍是精神分裂症独立的核心症状和持久症状,独立于阳性症状及阴性症状,同时又与之存在密切关系。良好的神经心理成套测验工具能够对认知症状进行定量测量,以显示认知症状独立于其他症状,并可以用于评估不同治疗方式对认知的改善程度。

(四)临床分型

1.传统临床分型

精神分裂症是特征各不相同的表现的异质性集合,这对精神分裂症病因学研究是一个很大的挑战,为了改善这一情况,精神病学专家们提出了精神分裂症亚型的分类方案。各亚型依据主要的临床症状而划分开来,但应该承认特殊亚型可能同时存在或者在疾病过程中相互转化,另外,各型的划分并非绝对的,缺乏精确的分类标准。众所周知,近年来经典的类型如单纯型、紧张型、青春型比较少见,但并不是没有这种类型了,可能主要原因是精神症状得到不同程度的早期干预,使得部分患者的精神症状不能按照自身的规律发生发展。下面对临床经典分型介绍如下。

(1)偏执型:临床上最为常见。以相对稳定的妄想为主,往往表现为多疑,内容荒谬离奇,多伴有幻觉。由于受到他们的妄想内容支配,患者可能使得问诊不能深入或者在问诊过程中出现敌意或者愤怒、不合作。本型发病年龄较其他类型相对晚些,多在青壮年、中年或更晚些。起病较缓慢,病初表现为敏感多疑,逐渐发展为明确的妄想内容。妄想范围可逐渐扩大.有泛化趋势。妄想内容以关系妄想、被害妄想最多见,绝大多数患者有数种妄想同时存在。幻觉以言语性幻听最常见,内容多使人不愉快。命令性幻听常常使得患者可以出现伤害他人或者自己的行为,这种症状应该视为精神科的急诊症状,需给予积极的控制和治疗。评论性幻听往往使患者不停地发出自语自笑、对空谩骂或用手紧捂双耳。内向性思维症状除表现为不暴露自己的病态体验外,大多数患者沉湎于幻觉或妄想体验之中,不与外界接触。部分患者发病数年后,部分工作能力尚能保存,往往不易早期发现。病情发展较其他类型缓慢,如治疗彻底,预后较好。

(2)青春型:历史上也被称之为瓦解型,特征性症状包括分裂性行为和(或)言语,伴有不协调的情感反应。主要是青春期发病,起病多较急。临床主要表现为:言语增多,内容荒诞离奇,思维松弛甚至破裂;情感喜怒无常,表情做作,好扮弄鬼脸;行为幼稚、愚蠢、常有兴奋性冲动。患者的本能活动(性欲、食欲)亢进,也可有意向倒错,如吃脏东西、痰、大小便等。病情较易恶化,预后欠佳。

(3)紧张型:紧张型大多数起病于青年或者中年,有独特的临床特征,在急性期,患者可能表现为违拗或者缄默,严重的精神运动性迟滞或者精神运动性兴奋,有些患者表现为蜡样屈曲,即在检查时被固定在一个体位后,患者就一直保持那个体位不动,像是被用蜡塑造的一样。紧张性木僵的患者表现为迟滞的状态,可与紧张性兴奋交替出现,或者单独发生。因为木僵或极度的兴奋,患者可能不会诉说任何的不舒服。这些患者可能需要细心护理以免他们受伤,监测营养状态、电解质方面的变化。紧张型目前在临床上有减少趋势,预后较好。

(4)单纯型:临床症状主要是起病缓慢,逐渐发展的精神衰退,幻觉和妄想不明显,早期多表现类似"神经衰弱"的症状,如主观的疲劳感、失眠、工作效率下降等,逐渐出现日益加重的孤僻退缩、情感淡漠、思维贫乏、懒散、丧失兴趣、生活毫无目的。此型患者发病早期常不被注意,往往经数年病情发展较为严重时才被发现,此时患者的阴性症状已经非常明显了,治疗效果较差。

(5)未分化型:本型应符合精神分裂症的诊断标准,但不符合上述任何一种亚型的标准,或表现出一种以上亚型的特点但没有一组明显占优势的诊断特征。有明显的精神病性症状,如妄想、幻觉、言行紊乱,但又不宜归入偏执型、青春型或紧张型,此时往往存在不止一个类型的精神症状,但又难以判断何种为主要临床相。

(6)分裂症后抑郁型:克雷丕林早就提出抑郁症状是精神分裂症的常见症状,近代的研究不断证实这一事实,精神分裂症患者抑郁症状的发生率为20%～70%。精神病性症状、长期应用抗精神病药物,以及恢复自知力后由病耻感造成的心理压力都会导致抑郁情绪的产生。

(7)残留型:为精神分裂症病程迁延的结果。患者主要表现出个性的改变和社会功能的明显受损。在此基础上,患者先前所具有的典型的精神分裂症阳性症状和(或)阴性症状大部分消失,只是残留个别的阳性症状或阴性症状,如片段的幻觉、妄想或思维贫乏、情感淡漠、意志活动减退。

2014年5月正式公布的DSM-5将精神分裂症临床分型取消,使用精神病症状严重程度评级量表对不同维度的症状进行评级。但了解精神分裂症传统的临床分型,对于全面理解其异质性至关重要。

2.阳性、阴性症状分型

20世纪80年代初,Crow根据前人与自己的研究,提出精神分裂症异质性观点,将精神分裂症按阳性、阴性症状群进行分型。阳性症状主要包括:幻觉、妄想、明显的思维形式障碍、行为紊乱等。阴性症状主要包括:情感平淡、言语贫乏、意志活动减退。Ⅰ型精神分裂症(以阳性症状为主的精神分裂症)和Ⅱ型精神分裂症(以阴性症状为主的精神分裂症)。

(五)影响临床表现的因素

患者的社会和文化背景会影响他们的症状表现。例如,现在与宗教有关的妄想较一个世纪前减少了,取而代之是一些克隆、网络、高科技以及当代名人有关的妄想。年龄也似乎是一个影响因素,青年和成年早期阶段,临床表现常为思维障碍、情绪紊乱、被动体验等,随着年龄增长偏执症状愈来愈常见,并且更多的是系统的妄想。智能状况也影响患者的临床表现以及医生对病情的把握。学习能力低下患者的临床表现通常不太复杂,而智商较高的患者就会出现复杂的妄想症状,也能更好地隐藏自己的感受。

(六)儿童青少年精神分裂症临床特征

儿童青少年精神分裂症临床表现与成人不完全相同,因为儿童青少年的大脑正处于发育期,认知功能不完善,思维尚未成熟,以具体形象思维为主,言语功能和思维过程发展不完善,情感体验不深刻,言语表达能力不充分,造成其临床表现没有成人症状典型,具有其自身的一些特点。

1.感觉、知觉障碍

主要为幻觉,以视、听幻觉为主。年龄小的患儿以视幻觉多见,年长患儿以听幻觉多见。幻觉特点以幻想性内容为主,比较具体和形象化。视幻觉表现色彩鲜明,内容多带有恐怖性,如看见可怕的鬼怪、动物和昆虫。听幻觉内容多是命令性、评论性,多为家庭成员、恐怖电影或动画片人物的声音。少数有触、嗅或味幻觉。也可以出现感知综合障碍,如看到自己头变大、鼻子变长等。

2.思维和语言障碍

患儿常重复简单言语,含糊不清或自言自语,言语难以理解,或出现模仿言语。也可出现思维松弛、思维破裂和逻辑倒错等。妄想内容常与幻觉有关,主要反映患儿的日常生活和儿童所关心的事情,如外星人、动物、鬼怪等。年长患者较年幼患者的妄想内容复杂、系统、持续、抽象,复杂的妄想一般在 12 岁以后出现。有的儿童会出现变兽妄想,即坚信自己不是人,而是某种动物,动作行为均模仿动物。也可以出现类妄想性幻想,与患儿思维发育不完善、喜欢幻想的心理特点有关。

3.情感障碍

情感淡漠和自发性情绪波动是儿童青少年精神分裂症的特征性症状之一。患儿会表现出对事物无兴趣,对亲人不亲,孤僻冷漠,或无故紧张恐惧、激动、发怒。年龄大的患儿情感反应不协调更为明显。

4.意志行为障碍

怪异行为,如刻板运动、模仿行为、违拗以及运动性兴奋或抑制。也常有冲动、伤人毁物行为。重者可表现为卧床、不语不动,夜间却能低声细语,呈亚木僵状态,但蜡样屈曲少见。

(七)老年期精神分裂症临床特征

1.晚发型精神分裂症的临床特征

晚发精神分裂症的临床表现尤其是阳性症状明显者,与早发精神分裂症十分接近。两者间关系妄想、荒谬妄想或自知力缺乏等方面的患病率并无不同,但是伴或不伴幻觉的被害妄想、系统化妄想以及评论性幻听则晚发患者更多见。晚发患者中最常见的症状是妄想,幻听也较为常见。与早发患者相比,晚发精神分裂症的联想松弛、情感不适切和其他阴性症状要少见的多,更符合精神分裂症偏执型或未分化型的诊断标准。

2.慢性早发型精神分裂症的临床特征

45岁以前起病,慢性病程者,可以在晚年症状加重,大部分患者最常见的症状是非特异性的残留症状,如无欲、退缩、违拗、缄默、作态等,而妄想和幻觉则很少见。持续的或反复出现的偏执症状则与感知缺陷的出现相联系。精神分裂症发展到某个阶段,然后出现停留或出现缓解,从特征性症状转变为不太具有特征性的症状。但是需要注意的是即使是很慢性的患者,亦可出现病情波动,有时症状突然进展。

四、诊断与鉴别诊断

(一)诊断依据

1.跨文化特殊人群与精神分裂症诊断

任何一种疾病的诊断分类法,必须要适用于不同文化的人群。客观上讲,临床医生要认同精神分裂症的诊断就必须首先认同组成综合征的症状的存在以及诊断前症状存在的时间。由此不难得出结论:用于诊断精神分裂的症状范围愈窄,诊断结论便愈可靠。体现精神分裂症定义狭窄的例子就是诊断要求具备Schneider一级症状,这一标准的运用提高了诊断的信度,但却不能对疾病结局给予有效的预测。此外,精神分裂症发病与遗传因素有一定关系,但Schneider一级症状描述的综合征并没有明显的遗传倾向。并且,一级症状在某些符合躁狂发作诊断标准的病例中也可能见到。

20世纪60年代之前,在英国和欧洲大陆,精神科医生主要采用Schneider的方法,根据一级症状来识别严格界定的患者;在美国,由于疾病诊断更多的是建立在心理机制的基础之上,因此纳入病例的范围更加广泛,导致这一差异的原因是美国对精神动力过程的关注。

美国精神分裂症的首诊率远远高于英国,这一分歧促发了两个重要跨国诊断问题的研究。Cooper等1972年进行的研究"美英诊断研究计划"揭示,纽约精神分裂症诊断概念远较英国宽松。其中一部分病例按英国诊断标准诊断为抑郁症、躁狂症或人格障碍等。另一个研究"国际精神分裂症试点协作研究(IPSS)"在几个国家和地区就精神分裂症的诊断进行了探讨,主要成果是哥伦比亚、前捷克斯洛伐克、丹麦、印度、尼日利亚、英国和中国台湾地区采用了相似的标准,美国和苏联时期使用了较宽的标准。尽管存在这些不同,研究发现,当采用标准化诊断技术时,在所有参加国家和地区中均能识别出具有近似特征的核心病例。

法语国家所用的精神病学分类系统是以世界卫生组织出版的疾病分类学作为指南,重要的不同是在短暂性妄想状态和持续性妄想状态之间区别。后者被进一步分为持续性解释性精神病、持续性幻觉性精神病和持续性想象性精神病,这就导致了法国和美国的分类之间有显著的不同。同时,在法国精神分裂症被认为是30岁以前起病的一种慢性疾患,诊断主要依靠症状,特别是 Bleuler 提出的一些基本症状,而没有按 Kraepelin 的条件来界定。可以想象在法国诊断精神分裂症的频率要远低于美国,那些短时间出现的精神病性症状,多被视为精神分裂样精神病。

ICD-10 是由世界卫生组织开发的,用于诊断世界范围内与健康问题相关的各类疾病以及收集它们的发病率与病死率的数据。

中国精神病分类学和治疗学可以追溯到三千年以前,与西方差异难以想象,但由于精神异常的概念都是建立在哲学和宗教之上的,彼此之间又是相通的。近20年来中国专家与西方进行了大量协作研究与交流,精神障碍的诊断标准和分类方案雷同于 ICD-10,并吸收 DSM-Ⅳ非常有积极意义之处。

需要注意的是,不能将西方精神病学的观点强加于非西方社会,各种精神症状一定要考虑到在不同社会和文化背景上的差异问题。缩阳症就是一个例子,它是一种坚信自己的生殖器缩进了自己腹部的疾病,起源于古代中国人对死亡恐怖的一个神话故事。尽管这种病很少见,还是引起了全球范围内对这种病的重视,以两方的标准,考虑为精神病性障碍或妄想性障碍,甚至可能被诊断为精神分裂症。在亚洲某些国家,这种病属于神经症范畴。再如新西兰国家的毛利人相信他们与上帝的关系是独一无二的,上帝给了他们特殊的能力和信息来保护毛利人,这对毛利人来讲完全是一种文化常识,不能被诊断精神分裂症。

在一个多文化的世界中,要想确定边缘性文化观念从哪里消失,妄想或不恰当行为从哪里开始,仅仅使用一种标准是不可能的,关键是对多文化给予研究、关注和重视,根据世界范围内的特殊人群准确制定精神分裂症的诊断标准。因此,在多样化文化背景上进行跨文化精神病学领域的研究实属必要。

2.标准化精神分裂症诊断标准

标准化诊断系统的一个重要范例是 CATEGO,它是一种计算机程序,被用于处理来源于"现状检查"的标准化晤谈的资料。该程序结合了能得出一系列标准诊断的诊断规则。最严格的综合征诊断主要依靠如下症状:思维插入、思维播散、思维被夺、被控制妄想、以第三人称讨论的幻听和评论性幻听等。

Feighner 在圣路易斯制定了标准来识别预后不良的患者,他们采用了不及CATEGO 准确的症状标准,以及疾病持续 6 个月的病程标准,并需要排除符合心理障碍、药物滥用或酒依赖诊断标准的病例。该标准是可靠地，但具有局限性，因此使许多病例得不到诊断。该标准对预后差的患者能很好地识别（可能与标准要求病情持续 6 个月以上有关）。这些标准在研究中得到广泛的应用。

Spitzer 等在 Feighner 的基础上制定了研究用诊断标准（RDC），二者间的主要区别在于诊断所需的疾病存在的时间，RDC 的标准是 2 周，而 Feighner 的标准是 6 个月。并且，Spitzer 制定了"情感障碍和精神分裂症目录（SADS）"这样一个定式检查与 RDC 配套使用。

目前精神分裂症的诊断标准有美国《精神障碍诊断统计手册》第 4 版（DSM-Ⅳ）和第 5 版（DSM-5）、世界卫生组织制定的《国际疾病与分类》第九次（ICD-9）和第十次（ICD-10）修订版和《中国精神障碍分类与诊断标准第 3 版》（CCMD-3）。三个诊断系统关于精神分裂症的分类及描述大体上近似，而 ICD-10 更加注重描述性症状，DSM 系统和 CCMD-3 系统更具有临床的实用性和易操作性；符合诊断标准的症状存在的时间要求：ICD-10、CCMD-3 规定 1 个月，DSM-Ⅳ 则是 6 个月。

国际疾病分类（ICD）：精神与行为障碍分类 ICD-9、ICD-10 有关精神分裂症的诊断标准与布鲁勒的传统概念相等同，在症状学诊断标准方面，重视 Schneider 的一级症状，有症状标准，症状标准中包括了基本人格改变、特征性思维联想障碍、被控制感、评议性幻听、思维剥夺或插入、阴性症状和社会退缩。两条排除症状：意识清楚且智力保存。其特点是要求在上述各类症状中有两项，无病程上的要求。ICD-9、ICD-10 病程标准要求特征性症状至少在一个月以上的大多数时间肯定存在；疾病严重程度的标准为社会功能的受损、无法与患者进行有效交谈；排除标准是诊断精神分裂症时要严格排除其他精神障碍。

附：ICD-10 诊断标准

（1）症状标准具备下述①～④中的任何一组（如不甚明确常需要两个或多个症状）或⑤～⑨至少两组症状群中的十分明确的症状。

①思维鸣响、思维插入、思维被撤走及思维广播。

②明确涉及躯体或四肢运动，或特殊思维、行动或感觉的被影响、被控制或被动妄想、妄想性知觉。

③对患者的行为进行跟踪性评论，或彼此对患者加以讨论的幻听，或来源于身体某一部分的其他类型的幻听。

④与文化不相称且根本不可能的其他类型的持续性妄想，如具有某种宗教或政治身份，或超人的力量和能力（如能控制天气，或与另一世界的外来者进行交流）。

⑤伴转瞬即逝或未充分形成的无明显情感内容的妄想，或伴有持久的超价观念，或连续数周或数月每日均出现的任何感官的幻觉。

⑥思潮断裂或无关的插入语,导致言语不连贯,或不中肯或语词新作。

⑦紧张性行为,如兴奋、摆姿势,或蜡样屈曲、违拗、缄默及木僵。

⑧阴性症状,如显著情感淡漠、言语贫乏、情感迟钝或不协调,常导致社会退缩及社会功能下降,但须澄清这些症状并非由抑郁症或神经阻滞剂治疗所致。

⑨个人行为的某些方面发生显著而持久的总体性质的改变,表现为丧失兴趣、缺乏目的、懒散、自我专注及社会退缩。

(2)严重程度标准无。

(3)病程标准特征性症状在至少1个月以上的大部分时间内肯定存在。

(4)排除标准

①存在广泛情感症状时,就不应做出精神分裂症的诊断,除非分裂症的症状早于情感症状出现。

②分裂症的症状和情感症状两者一起出现,程度均衡,应诊断分裂情感性障碍。

③严重脑病、癫痫、药物中毒或药物戒断状态应排除。

中国精神障碍分类与诊断标准(CCMD):我国精神分裂症的诊断标准,在症状学标准中,接受了布鲁勒的基本症状的概念以及附加症状中的某些病态体验内容:如精神自动症、原发性妄想,包括了 Schneider 的一级症状内容。克雷丕林的疾病分类学概念,在我国传统的诊断标准中也有一定反映,即病程有不断发展的趋势,导致以人格特殊变化为特点的转归。第1版精神分裂症操作性诊断标准发表于1983年,症状学标准的内容与 DSM-Ⅲ 十分接近。1984年对症状标准进行了调整,要求至少有两个典型的特征性症状,若症状不典型或症状难以确定则至少需要三个不典型的特征性症状,症状内容与 ICD-9 相接近。

1989年发布的 CCMD-Ⅱ,在严重程度标准方面略有改动,其他与1984年标准相同。

1994年5月在泉州会议上通过的 CCMD-2R,除严重程度标准有改动、症状学标准规定的八项内容中有两项外,其他与 CCMD-Ⅱ 一致。

2001年4月正式使用的 CCMD-Ⅲ 参照 ICD-10 病程标准,确定精神分裂症的病程标准为"符合症状标准和严重程度标准至少1个月,单纯型另有规定"。

CCMD-Ⅲ 诊断标准

(1)症状学标准至少有以下2项,并非继发于意识障碍、智能障碍、情感高涨或低落,单纯型分裂症另规定。

①反复出现的言语性幻听。

②明显的思维松弛、思维破裂、言语不连贯,或思维贫乏或思维内容贫乏。

③思想被插入、被撤走、被播散、思维中断或强制性思维。

④被动、被控制或被洞悉体验。

⑤原发性妄想(包括妄想知觉,妄想心境)或其他荒谬的妄想。

⑥思维逻辑倒错、病理性象征性思维或语词新作。

⑦情感倒错或明显的情感淡漠。

⑧紧张症综合征、怪异行为或愚蠢行为。

⑨明显的意志减退或缺乏。

(2)严重程度标准自知力障碍,并有社会功能严重受损或无法进行有效交谈。

(3)病程标准

①符合症状学标准和严重程度标准至少已持续1个月,单纯型另有规定。

②若同时符合分裂症和情感性精神障碍的症状标准,当情感症状减轻到不能满足情感性精神障碍标准时,分裂症状需继续满足分裂症的症状标准至少2周以上,方可诊断为分裂症。

(4)排除标准:排除器质性精神障碍,精神活性物质和非成瘾物质所致精神障碍。尚未缓解的分裂症患者,若又罹患本项中前述两类疾病,应并列诊断。

美国精神障碍诊断与统计手册(DSM):美国 DSM-Ⅲ 的诊断标准系统是以 Feighner 诊断标准和 Spitzer 研究用诊断标准(RDC)为基础发展起来的,有较明确的纳入标准和除外标准。DSM-Ⅲ 的修订版(DSM-Ⅲ-R)出版于 1987 年,症状要求至少持续六个月,其中核心症状至少1周,除非这些症状在这段时间内经过治疗消失。取消了发病年龄在 45 岁以内的限制,实际上这一标准涵盖了儿童精神分裂症。DSM-Ⅳ 出版于 1994 年,同样取消了起病年龄标准的限制,症状学标准简化合并为5条,即妄想、幻觉、言语紊乱、明显行为紊乱或紧张性行为以及阴性症状。在疾病发作期,需要上述症状中的两个或两个以上。但如果患者存在古怪的妄想内容和评论性或言语性幻听时,只要有显著的其中之一的症状就可以诊断精神分裂症。排除了症状少于6个月的患者,并规定症状学标准 A 中的症状至少持续1个月。允许孤独症和精神发育不全的患者,只要存在典型突出的妄想或幻觉并至少持续1个月,可以同时诊断精神分裂症。

症状诊断标准主要有两处改变:第一,去除了怪异妄想和 Schneider(施耐德)一级症状幻听(如两个或两个以上的声音交谈)在诊断中的特殊贡献;主要是考虑到 Schneider 症状的非特异性,以及怪异和非怪异妄想在鉴别的信度(可靠性)较差。第二在诊断标准 A·症状中增加了一项需求,即必须满足下列三项症状之一:妄想,幻觉和言语紊乱,即强调诊断精神分裂症至少具备一个核心的"阳性症状"。

DSM-5 诊断标准

(1)存在2项(或更多)下列症状,每一项症状均在1个月中相当显著的一段时间里存在(如成功治疗,则时间可以更短),至少其中1项必须是①②或③:

①妄想。

②幻觉。

③言语紊乱（例如频繁离题或不连贯）。

④明显紊乱的或紧张症的行为。

⑤阴性症状（即情绪表达减少或动力缺乏）。

（2）自障碍发生以来的明显时间段内，1个或更多的重要方面的功能水平，如工作、人际关系或自我照顾，明显低于障碍发生前具有的水平（当障碍发生于儿童或青少年时，则人际关系、学业或职业功能未能达到预期的发展水平）。

（3）这种障碍的体征至少保持6个月。此6个月应包括至少1个月（如成功治疗，则时间可以更短）符合诊断标准A的症状（即活动期症状），可包括前驱期或残留期症状。在前驱期或残留期中，该障碍的体征可表现为仅有阴性症状或有轻微的诊断标准A所列的2项或更多的症状（例如奇特的信念、不寻常的知觉体验）。

（4）分裂情感性障碍或双相障碍伴精神病性特征已经被排除，因为：①没有与活动期同时出现的重性抑郁或躁狂发作；②如果心境发作出现在症状活动期，则他们只是存在此疾病的活动期或残留期整个病程的小部分时间内。

（5）这种障碍不能归因于某种物质（如滥用的毒品、药物）的生理效应或其他躯体疾病。

（6）如果有孤独症（自闭症）谱系障碍或儿童期发生的交流障碍病史，除了精神分裂症的其他症状外，还需有显著的妄想或幻觉，且存在至少1个月（如成功治疗，则时间可以更短），才能做出精神分裂症的额外诊断。

（二）鉴别诊断

典型的精神分裂症患者按诊断标准诊断并不困难。症状表现不典型、不明确时，或者处于疾病的早期精神症状尚未充分发展阶段，就难以做出明确诊断。多种精神障碍的症状均可以在精神分裂症的不同阶段、不同类型表现。所以，在诊断精神分裂症时必须考虑与下列疾病鉴别。

1.强迫症

某些精神分裂症的早期阶段以强迫症状作为主要症状出现，缺乏显著的精神病性症状，此时需要与强迫症鉴别。强迫症状可能是典型的，也可能伴有某些难以用强迫症解释的可疑精神病性症状，也不完全具备神经症特点，治疗强迫症的药物往往难以奏效。强迫性思维往往被患者描述为"怀疑"和"被牵连"的现象出现，往往被某些医生做出"妄想症状"的错误判断。此时，要认真分析症状，紧密观察病情的动态变化。随着病程的进展和症状的演变，强迫症的症状愈加不典型，情感反应日趋平淡，并在强迫性症状的背景上，逐渐出现精神分裂症特征性症状。此时，强迫症状内容具有离奇、荒谬和不可理解的特点，自知力一般不完整，患者摆脱强迫状态的愿望不强烈,为强迫症状纠缠的痛苦体验也不深刻,不能清楚讲出这种强迫思维是属于"自我"的和"非我"的,这些都与强迫症根本不同。

值得注意的是不少强迫症患者存在分裂性症状,DSM-Ⅳ常常将这些症状诊断为分裂型人格障碍(SPD),据调查高达5%~32%的强迫症合并有SPD。但是对这些分裂性症状的诊断归类国内外存在分歧。精神分裂症与强迫症状两种症状合并出现率远远高于其中任何一种疾病的发病率,故推测两种疾病可能存在某些共同的发病基础或者联系,提出可能存在一种强迫亚型精神分裂症和一种分裂亚型强迫症。

另外,精神分裂症处于恢复期的漫长阶段往往出现强迫症状,此时的症状并不是从整个病程发展而来的,多数是幻觉妄想症状消失后产生的。尽管发生的机制不甚清楚,但根据临床研究和经验分析,多与病前性格、社会心理因素、认知功能受损以及某些抗精神病药物影响有关。某些患者精神病性症状几乎全部消失,自知力也有良好的恢复,但残留有失眠、情绪不稳、焦虑、抑郁、注意力不集中等神经症综合征,包括强迫症在内。

2.抑郁发作

50%的精神分裂症患者在急性发作后6个月内出现抑郁情绪,此时的抑郁情绪可能是精神分裂症的症状组成,但不是主要临床表现,随着精神分裂症特征性症状的出现,抑郁就显得不那么显著或者消失。恢复期患者在整个病程中抑郁始终是一个值得重视并难以解决的问题,影响因素有:面对疾病恢复后的生活、学习、工作以及家庭问题等众多因素的失落感、自卑感、前途没有希望、被贴上疾病的"标签"、病耻感等。由于上述因素使得患者自信心降低、失去控制能力、经常的不愉快体验以及住院的"创伤"等。按Hafner的资料,在这部分患者中,抑郁情绪的累计患病率可达80%,需要引起临床的重视,以期早期发现、避免对症状的误认和漏诊。

精神分裂症的认知功能方面受损、阴性症状与抑郁是有本质区别的,前者思维活动贫乏;情感活动处于迟钝、淡漠或不协调状态;意志行为活动显著缺乏,能力减弱、缺乏社会性意向等。而抑郁障碍患者是思维活动的缓慢,处于欲说不能的状态;情感低落或低沉,负性情感活动增强;意向活动减少、缓慢、迟滞,不想活动和精力缺乏。

紧张型木僵须与抑郁症木僵鉴别。抑郁症患者活动减少,反应迟滞,严重时可以达到亚木僵或木僵状态。此时患者思维活动困难,动作极度缓慢,情感低沉忧愁,与精神分裂症紧张型十分相似。精神分裂症木僵表情呆板,情感淡漠,与周围环境协调性较差,两者的情感障碍和与环境的接触困难有本质的区别。

3.躁狂发作

急性起病表现为言语运动性兴奋的精神分裂症,由于起病急、进展快,尚未形成典型的综合征,临床表现既有片段的幻觉妄想、离奇思维、突出表现为言语运动性兴奋,情感不稳定、多变。表现可能与躁狂发作比较相似,此时对两者的鉴别要谨慎,要点是:①两者思维联想、思维内容的表现形式均有所不同。躁狂发作患者的音联意联、语量增多有可理解性和现实性、带有夸大色彩。②两者内心体验与对周围事物的情感反应、对周围客体接触情境的表情变化明显不同。躁狂发作患者的情感高涨、活跃、生动、有感染性,情感表现无论喜怒哀乐,均与思维内容相一致,与周围环境协调配合,情感变化过程使得周围人产生共鸣反应。③精神分裂症患者虽然行为活动增多,但不伴有情感高涨,情感变化与周围环境也不配合、不协调,动作单调刻板,言语交谈、接触比较困难,行为愚蠢、幼稚、杂乱无章和冲动性。

4.创伤后应激障碍

创伤后应激障碍(PTSD)的特征为继创伤或灾难性事件之后长期存在的焦虑反应,通常为经历或目睹了创伤事件。PTSD通常在创伤事件后3～6个月内发生,创伤后应激障碍患者的情感反应鲜明强烈。精神症状随着精神创伤的解除而逐渐减轻、消失。

在精神创伤直接影响下发病的精神分裂症临床并不少见,他们在疾病早期思维和情感障碍均可带有浓厚的创伤色彩,需要与创伤后应激障碍相鉴别。但精神分裂症随着病情的发展,妄想的内容离精神因素愈来愈远,日益脱离现实,在结构和逻辑推理上愈来愈荒谬。患者不能主动暴露内心体验,也缺乏相应的情感反应。

5.妄想障碍

妄想障碍是一组疾病的总称,其共同特点是以系统的妄想为主要临床症状,如关系妄想、迫害妄想、嫉妒妄想、影响妄想等,但缺乏精神分裂症的特征性症状。患者的行为和情感反应与妄想症状相一致,妄想形成有一定现实为基础,是在对事实片面评价的基础上发展起来,思维始终保持有条理和有逻辑,缺乏幻觉。这类患者多具有特殊的性格缺陷,表现为主观、固执、敏感、多疑、自尊心强、自我中心和自命不凡的特点。存在不健全人格和心理因素相互作用,在鉴别上有重要意义。

精神分裂症偏执型临床特征以显著的幻觉和特征性妄想为主要临床相,妄想内容荒谬、离奇、无现实基础且不可理解。病程进展迁延,逐渐出现精神功能衰退以及显著的认知功能受损。

6.精神活性物质所致精神障碍

使用乙醇或精神活性物质可引起精神症状,有的表现类似精神分裂症,需要进行鉴别,鉴别最为关键的要点是获取准确的病史。

需要指出的是,精神分裂症患者可以同时共病精神活性物质依赖。一旦特征性精神症状在停用精神活性物质后持续存在,病程迁延并反复发作。此时的精神症状似乎与精神活性物质的问题没有任何内在联系了,对此,可以同时做出两个诊断。

7.躯体疾病所致的精神障碍

在躯体因素诱发下起病的精神分裂症患者,通常起病急,早期可出现轻度意识障碍、定向错误、幻视等症状,需要与症状性精神病相鉴别。症状性精神病虽可以出现类似精神分裂症的症状,但这些症状是在意识障碍的背景上出现的,幻觉以恐怖性幻视为主,且有昼轻夜重的波动性特点,患者描述幻觉妄想症状时情感鲜明生动。临床常见有肾性脑病、肺性脑病、胶原性结缔组织病变等,躯体疾病的严重程度和实验室指标可作为重要参考。当意识障碍减轻或消失时,患者与环境接触良好,情感反应保存,没有精神分裂症特征性症状。

8.脑器质性精神障碍

脑器质性病变如癫痫、颅内感染、脑肿瘤等均可引起精神病性症状,有时与精神分裂症的表现难以区别,如生动鲜明的幻觉和妄想。这类患者往往同时伴有意识障碍,症状波动性较大,有昼轻夜重的变化规律,幻觉多为恐怖性幻视。原发疾病往往有确切的临床及实验室证据,如脑电图异常、脑脊液及脑影像学改变等。精神症状与原发疾病有密切联系,随着原发疾病的恶化而加重,随着原发疾病的改善而好转。

9.人格障碍

某些精神分裂症患者以假性病态人格的表现为其早期症状,特别以青少年起病、病程进展缓慢者,容易误诊为人格障碍。此时鉴别诊断必须详细了解患者的生活经历,在家庭、学校、单位、社会各方面的表现,以及个性发展经过。人格障碍是个性发展的偏离,不是一个疾病的过程,在不顺利的环境下个性缺陷可以更为明显,属量的变化。鉴别要点是人格障碍是自小而来的连续过程,并非发作性。

精神分裂症缓解不全可遗留人格缺陷,如缺乏既往精神病史(或表现轻症未被注意)则区别往往比较困难,可结合既往个性特征及家族史等加以诊断。精神分裂症缓解不全的病例,除表现人格改变外,情感、思维、意志等方面也有障碍,他们往往缺乏自发性和自然性,这是人格障碍所具备的。

轻型或处于静止状态的偏执型精神分裂症,可误诊为偏执型人格障碍,但后者主要表现在过分敏感的基础上对日常事务和人际关系的误解,从而产生一定的牵连观念,但一般不发生幻觉、妄想,可与精神分裂症进行区别。

五、治疗

(一)精神分裂症的治疗概述

精神分裂症是一种慢性致残性精神疾病,对于其治疗应当是一种全病程多方面参与的治疗和管理。首发精神分裂症的干预绝不仅限于急性期治疗阶段,也不仅限于医务人员与患者及家属在门诊或病房的短暂接触。除了以下讲述的住院期间的躯体治疗外,还需要回归社区继续进行社会心理干预及精神康复训练;除了医院医生的参与,还需要社区、公安等社会多部门及人员的参与。例如,对于有兴奋躁动、自杀自伤风险的患者,除了一般处理,建议及早转入封闭病房治疗和观察;对于肇事肇祸的患者,需要交予公安司法部门处理;对于没有责任能力危害社会的重性精神疾病患者,需要政府实施强制性的精神医学治疗等。

需要注意的是:抗精神病药物不能"根治"精神分裂症,其治疗性质类似于降糖药物治疗糖尿病;具体维持服药时间无统一规定,但对于有严重攻击、自杀行为和残留症状者,可能需要终生服药;预防复发需要长期的药物治疗,维持治疗剂量个体化;心理社会干预及康复训练有利于全面的良好预后;不同药物适用于不同个体,与患者讨论其感受到的不良反应,及时处理抗精神病药引起的不良反应;抗精神病药物不能突然停药;慢性患者常残留阳性症状及情感症状,包括抑郁及自杀,可采用换药、加量、合并治疗方法,加强随访,及时调整治疗。

(二)精神分裂症的早期识别和干预

在出现典型的精神分裂症症状前,患者常常出现与既往不同的行为方式等表现,即前驱期表现或称为"前哨综合征"。常见的前驱期症状有情绪的改变(如抑郁症状、开始疏远他人等)、认知功能改变(可通过神经认知工具发现异常)、感知觉异常、行为改变(敏感、多疑、怪异行为等)。由于这种变化较为缓慢,持续数月至数年,且症状往往隐匿而不典型,常常被家属忽视。这是一个特殊的阶段,可能持续1~5年,甚至更长时间而不被注意。但如果能对这个阶段进行早期识别和干预,就能够有效地缩短精神分裂症的未治疗持续时间(DUP)。DUP的缩短对改善精神分裂症的疗效和预后是至关重要的。精神分裂症患者如以阴性症状慢性起病,初期易误认为人格问题,直到症状较重,生活不能自理时才就诊,故DUP较长,边缘系统多巴胺持续升高的时间长,预后差;相反,阳性症状易被发现为不正常,就诊时间较早,故DUP较短。这是阴性症状预后较差,阳性症状预后较好的原因之一。研究显示,起病年龄越小,说明精神病失代偿越早。精神分裂症越早干预,其预后越好。因此,了解前驱期症状,有利于早期识别和早期治疗,对于改善预后非常重要。

(三)精神分裂症的治疗技术和治疗策略

1.治疗技术

(1)药物治疗:包括抗精神病药物、改善脑功能药物及其他辅助药物等以下几个方面。

①抗精神病药物:目前主要运用的抗精神病药包括两大类。a.第一代抗精神

病药:其主要药理作用为阻断中枢多巴胺 D_2 受体,治疗中可产生锥体外系不良反应和催乳素水平升高。代表药物为氯丙嗪、氟哌啶醇等。b.第二代抗精神病药称非传统抗精神病药、非典型抗精神病药、新型抗精神病药物等。第二代药物在治疗量时,较少产生锥体外系症状,但少数药物催乳素水平升高仍明显。按药理作用分为四类:a.5-羟色胺和多巴胺受体拮抗剂(SDAs),如利培酮、奥氮平、喹硫平、齐拉西酮等;b.多受体作用药(MARTAs),如氯氮平;c.选择性多巴胺 D_2、D_3 受体拮抗剂,如氨磺必利;d.多巴胺受体部分激动剂,如阿立哌唑。

根据《中国精神分裂症防治指南》(第二版)、《WFSBP 2012 年指南》抗精神病药物选择推荐如下:

一线药物:非典型抗精神病药物(利培酮、齐拉西酮、喹硫平、奥氮平、氨磺必利、阿立哌唑、哌罗匹隆、帕利哌酮等);

二线药物:典型抗精神病药物(氯丙嗪、奋乃静、氟哌啶醇等);非典型抗精神病药物(舒必利、氯氮平等)。

首发精神分裂症患者(WFSBP):

1A 级推荐:奥氮平,喹硫平,利培酮

2A 级推荐:氯氮平,氟哌啶醇

2B 级推荐:氨磺必利,齐拉西酮,阿立哌唑

慢性精神分裂症患者急性恶化或复发(WFSBP):

1A 级推荐:氨磺必利,阿立哌唑,奥氮平,喹硫平,利培酮,齐拉西酮

1/2A 级推荐:阿塞那平,氯氮平,伊潘立酮,帕利哌酮,舍吲哚

2A 级推荐:氟哌啶醇

3B 级推荐:鲁拉西酮,佐替平

抗精神病药物剂量调整:

常规药物剂量调整:选择药物推荐的平均起始剂量为首次给药剂量,1 周之内增至推荐的平均有效治疗剂量;可视患者的耐受情况及疗效增至最大治疗剂量;

特殊人群及敏感体质药物剂量调整原则:选择药物推荐的最低起始剂量作为首次给药剂量,根据患者年龄及躯体耐受情况,决定加药时间及剂量。

②改善脑功能药物

a.使用原则:根据患者认知功能损害、体征、实验室及影像学检查结果等选择相应的改善脑功能药物治疗;可根据患者配合情况选择静脉滴注或口服治疗。

b.常用药物:改善脑循环为主的药物;保护、营养及修复脑神经药物;改善自主神经功能、免疫调节药物。

③其他辅助药物

a.苯二氮䓬类药物或其他镇静催眠药物:可以治疗紧张症状,睡眠问题,焦虑

和激越;抗抑郁药物可以治疗共存的抑郁和强迫障碍;心境稳定剂和β受体阻滞剂可以降低敌意和攻击的严重性;5-HTIA受体激动剂可用于伴焦虑症状的患者。

注:此类药物应在患者睡眠和焦虑等症状缓解后逐渐停用。

b.中药:根据患者伴发症状可酌情配合使用镇静安神等中药。

c.其他药物:伴有肝损伤患者可合并使用保肝药物治疗等。

(2)物理治疗

①改良电抽搐治疗(MECT)适用于:a.严重抑郁,有强烈自伤、自杀行为或明显自责自罪者;b.极度兴奋躁动、冲动伤人者(精神分裂症、双相障碍);c.拒食、违拗和紧张性木僵者(精神分裂症);d.抗精神病药物治疗无效或对治疗药物不能耐受者。

在最新版本的WFSBPA和APA指南中,MECT仅推荐用于难治性的精神分裂症。也可以与抗精神病药物联合使用。最新发表的meta分析提示MECT对精神分裂症的总体症状是有效的,不管是否合并抗精神病药物。尤其是对于紧张性精神分裂症效果较好,单独治疗的研究较少且证据不足。

②重复经颅磁刺激治疗(rTMS):主要适用于顽固性幻听和阴性症状。目前在中国尚没有治疗精神分裂症的适应证。国外的最新研究提示,rTMS对难治性精神分裂症(持续幻听和持续的阴性症状)有一定疗效。基于10个双盲研究的meta分析显示,左颞叶低频(1Hz)rTMS治疗对药物无效的幻听有明显的优势。高频率(10Hz)rTMS作用在脊背部前额叶可以改善精神分裂症的阴性症状,但证据有限。尤其是rTMS的治疗强度和频率还需进一步研究。

(3)心理与社会干预:仅仅让患者消除精神症状是不够的,心理社会干预措施有助于患者达到并保持良好的健康状态,恢复原有的工作或学习能力,重建恰当稳定的人际关系,这样才算达到全面的社会康复。对于急性期精神分裂症患者心理治疗的主要目的不是去改变幻觉妄想和其他精神症状,而是提高患者对疾病的认识水平,提高自我保健的能力,在有效预防复发的基础上,力争社会功能的全面康复。主要的形式是支持性心理治疗。在巩固维持期,心理治疗可以增强患者对治疗的依从性,保证药物的维持治疗,减低复发率,而且有助于解决患者的心理需要和心理问题,全面提高社会功能,获得临床痊愈。主要形式可以采用集体心理治疗、心理咨询与技能训练、认知疗法、家庭治疗和行为治疗。对于慢性期患者还可以采用工娱治疗和音乐治疗等形式。

①心理治疗的目的

a.临床治疗团队、患者和家属应建立治疗联盟,重视患者及家属关注的问题并进行相关指导,提高患者家属对相关治疗的依从性及满意度。

b.矫正患者不良的认知或行为模式,处理患者出现的社会心理应激、人际关系困难、家庭婚姻问题、人格问题。

c.改善阴性症状、社会功能和生活质量,提高患者的社会心理功能,促进患者的临床痊愈,降低疾病的复发率。

②心理治疗的原则

a.根据精神分裂症的不同病程阶段及患者和家属的需求而调整心理治疗的目的和内容。

b.以实时的心理评估及心理诊断为依据动态调整心理社会干预手段。

c.制定个体化的心理治疗计划和方案,如日常生活技巧训练,达到就业和学习目标,财务管理,发展和维护社交关系和应对症状对生活的影响。

③心理治疗的选择

a.按不同病程阶段选择

急性期:由于此阶段的患者症状不稳定,心理治疗的主要目的不是去改变幻觉妄想和其他精神症状,而是提高患者对疾病的认识水平,提高自我保健的能力,与患者及家属建立治疗联盟,在有效预防复发的基础上,力争社会功能的全面康复。主要的形式是支持性的心理治疗及家庭治疗。

巩固期:此阶段患者症状基本稳定,自知力逐步恢复,接触较好,此时给予患者个体化的心理治疗,有助于患者全面了解自身疾病状况,认识自己的精神症状,减少伴随的情绪问题,改善阴性症状,巩固疗效,减少疾病复发等。在巩固维持期,心理治疗可以增强患者对治疗的依从性,保证药物的维持治疗,减低复发率,而且有助于解决患者的心理需要和心理问题,全面提高社会功能,获得临床痊愈。主要形式可以采用集体心理治疗、心理咨询与技能训练、认知疗法、家庭治疗和行为治疗。

稳定期:此阶段患者病情基本控制,关注的问题更多的是功能恢复和预防复发。此时给予患者针对物质滥用和减少残留症状与伴发症状的心理治疗,以及与就业、教育、社会活动(如就业支持、社交和日常生活技能培训和认知缺陷的补偿性干预)等相关的教育和认知行为心理治疗是十分必要的。对于慢性期患者还可以采用工娱治疗和音乐治疗等形式。

b.按不同治疗方法选择

支持性心理治疗:是临床上应用较广的心理治疗方法,适用于精神分裂症的各个病期。支持性心理治疗以医患关系为中心,治疗的内容主要取决于患者具体的问题。该治疗方法是非指导性的,强调移情、倾听和非占有性热诚。每次40~80分钟,一般每周3~5次。

认知行为治疗:是根据患者当前或既往的症状和(或)功能,在他们的思维方式、感觉和行为之间建立联系,同时重新评估他们对目标症状的感知、信念或推理。该治疗的目标是帮助患病个体正常化,减轻精神症状,改善社会功能和自知力,从而减少相关痛苦及其对功能的影响。每次 40～80 分钟,一般每周 3～5 次。

人际关系心理治疗:适用于患者当前生活的变动引起的人际交往功能下降,包括丧失,社会角色冲突和角色转换,社会隔离,社交技能缺乏等。每次 40～80 分钟,一般每周 1～2 次。

认知矫正治疗:是一种特别关注基础认知进程(如注意力、工作记忆或执行功能等)的心理治疗手段,治疗目的是改善特定的认知功能或其他功能(如日常生活、社会或者职业技能等)。每次 40～80 分钟,一般每周 1～2 次。

婚姻或家庭治疗:本治疗可改善患者的夫妻关系和家庭关系,增强患者的社会支持、减少不良家庭环境对疾病康复的影响。家庭治疗的开始时间可以在急性期或者之后,包括住院期间和恢复期。有研究发现家庭内部的情感表达是精神分裂症发病和复发的有效预测因子,家庭治疗可以降低疾病复发率,改善患者社交功能和对疾病的认知。每次 40～80 分钟,一般每周 1～2 次。

动力心理治疗:适用于存在特定的心理冲突,如罪感、耻感、人际关系、焦虑的管理、压抑或不能接受的冲动,以及儿童和养育者之间情感交流的不足而造成儿童心理发育缺陷,进而产生自尊、情绪自我调节方面的问题。每次 40～80 分钟,一般每周 1～2 次。

团体/小组心理治疗:适用于存在人际关系问题、社交问题等心理问题并具有一定期望、心理成熟度和共同目标的患者,主要处理患者的人际问题、提高他们的人际沟通能力,缓解焦虑状态。每次 40～80 分钟,一般每周 3～5 次。

心理危机干预:对突发的社会心理应激导致患者情绪突发变化,可能带来潜在的安全风险,要进行紧急心理危机干预。

社交技能训练:是一种结构化的心理治疗。治疗目的是帮助精神分裂症患者重新获得社交技能和自信,提高应对社会情境的能力,减轻社交痛苦,改善其生活质量,并有助于减少阴性症状和预防复发。

心理健康教育:是指为精神分裂症患者提供信息和教育,具体涉及疾病诊断、治疗、相应资源、预后、常见应对策略和权利。研究提示心理健康教育对传递疾病知识是有效的,且只有在配合动机强化疗法和特定的行为疗法如提醒、激励和自我监测下,才能够提高依从性。

艺术治疗:艺术治疗是将心理治疗技术与文艺活动(如绘画、音乐、戏剧、舞蹈)相结合,以促进患者的创造性表达。最常见的艺术治疗主要包括音乐治疗和绘画治疗。临床研究证据一致表明,无论采用何种形式(绘画、音乐)的艺术治疗均能有效减少阴性症状。

(4)康复治疗:大部分精神分裂症患者在接受药物治疗、症状基本消失以后,仍然存在认知、行为及个性等方面的问题,但仍有约 2/3 的患者由于反复发作或不断恶化出现人格改变、社会功能下降,最终可导致患者丧失社会功能,临床上呈现为不同程度的残疾状态,所以需要继续接受精神康复方面的治疗和训练。精神康复服务的主要对象是重性精神疾病患者,并主要是慢性精神病患者,主要通过生活技能训练和社会心理功能康复,药物自我管理能力训练和学习求助医生等,使患者在生理上、心理上、社会活动上和职业上实现全面的、整体的康复,最终能够回归社会。

根据国内外已经发展相对成熟的经验和理论,目前精神医学界对于精神分裂症治疗的共识是强调精神分裂症的早期、综合与全程治疗和康复模式。是指为精神分裂症患者提供一个连续的、全面的医疗服务;服务场所不仅仅是在医院,还包括社区;对象不仅仅是患者,还包括患者家属;方法不仅仅包括药物治疗,还包括指导社会功能和认知功能的康复。其最终目的是让患者更好地回归社会。精神分裂症患者可以通过家庭干预、社会技能训练、职业康复训练、认知康复治疗、积极性社区治疗、多元化干预等多种手段和方式进行康复治疗。其最终目的是使患者恢复到可能达到的最佳功能水平:尽可能参与社交、工作、家庭、娱乐、交友和精神生活等领域的活动;尽可能让患者与临床医师合作,参与制定治疗计划和目标;从心理社会与药物两个方面进行有效治疗;尽可能不要完全依赖专业的服务和可用的系统。

2.治疗策略

(1)基于不同临床相的治疗

①以幻觉、妄想等精神病性症状为主要临床相:

a.不合作患者:选择典型抗精神病药物氟哌啶醇注射液肌内注射或氯丙嗪短效针剂或与等量异丙嗪混合注射,疗程 3~7 天,对于伴有严重兴奋躁动的患者应在必要的心肺安全监护条件下采用氯丙嗪、异丙嗪等量溶于生理盐水中,缓慢静脉注射或静脉滴注。另外,新型非典型抗精神病药如齐拉西酮短效针剂肌内注射(20~40mg/d),可连续肌内注射 3 天,然后转为口服齐拉西酮或其他新型抗精神病药,必要时可同时肌内注射苯二氮䓬类如劳拉西泮和氯硝西泮,有助于兴奋激越更快得到控制。也可以给予口服非典型抗精神病药如利培酮、帕利哌酮、奥氮平、喹硫平、齐拉西酮、阿立哌唑或氨磺必利,特别是口服液或口崩片等用药方式比较适合不合作的患者。同时合并注射苯二氮䓬类如劳拉西泮、氯硝西泮或地西泮等。

b.合作患者:优先采用口服一种非典型抗精神病药如利培酮、帕利哌酮、奥氮平、喹硫平、齐拉西酮、阿立哌唑和氨磺必利,其次可考虑使用一种典型抗精神病药如氯丙嗪、氟哌啶醇、奋乃静或舒必利治疗。

②以兴奋、激越和暴力行为为主要临床相:首选典型抗精神病药物如氟哌啶醇或氯丙嗪肌内注射,或选择非典型抗精神病药齐拉西酮肌内注射,可根据患者兴奋

激越严重程度考虑同时合用苯二氮䓬类肌内注射如劳拉西泮或氯硝西泮。或者以口服新型非典型抗精神病药物为主合并注射苯二氮䓬类药物。

③以紧张症状群或精神运动性抑制为主要临床相:首选电抽搐治疗或舒必利静脉滴注治疗,起始剂量 50～100mg/d,3～5 天内滴定至目标治疗剂量 200～600mg/d,可持续治疗 1～2 周,应重视躯体营养状况及水、电解质平衡,应及时合并躯体支持治疗。治疗有效后可继续口服舒必利或转换非典型抗精神病药治疗。

④以阴性症状为主要临床相:首选非典型抗精神病药治疗,如氨磺必利、阿立哌唑、利培酮、帕利哌酮、奥氮平、喹硫平和齐拉西酮等,阴性症状为主患者的目标治疗剂量相对较低,或者谨慎使用小剂量氯氮平 50～100mg/d。如果无效,可考虑换用另一种新型非典型抗精神病药或以氯氮平治疗。

⑤以阳性症状为主同时伴抑郁等心境症状为主要临床相:首选一种非典型抗精神病药物如阿立哌唑、氨磺必利、喹硫平、齐拉西酮、利培酮、帕利哌酮或奥氮平,或典型抗精神病药物如舒必利;或谨慎使用氯氮平;如果优化治疗后抑郁、焦虑仍未有效缓解,可换用另一种新型非典型药物治疗。部分患者特别是伴严重消极行为如自杀或自伤、拒食时,可首选联合电抽搐治疗。

⑥以突出的自杀或自伤行为为主要临床相:首选以高效价、剂量滴定迅速、起效相对较快、对心境症状疗效相对更好的非典型抗精神病药物,如奥氮平、阿立哌唑、氨磺必利、齐拉西酮和帕利哌酮等,自杀或自伤行为突出的患者可联合 MECT 治疗,有利于自杀或自伤行为的迅速控制。如果有效,在完成 MECT 治疗疗程后,继续使用已选择的非典型抗精神病药物治疗。

(2)基于目前用药疗效的治疗(已用药及疗效剂量疗程)

①有效:用药 2～4 周达临床缓解(与基线相比症状评估减分率≥30%),原药治疗。

②无效:用药 2～4 周未达临床缓解(与基线相比症状评估减分率≥30%)。

a.未达最大治疗剂量:加量到最大有效治疗剂量。

b.已达最大治疗剂量:换用另一种作用机制相同或作用机制不同的抗精神病药物,同时按照基于症状的药物治疗方案选择换药种类。

(3)基于有无家族史的治疗

①精神分裂症家族史:可首选先证者肯定治疗效果的抗精神病药物治疗。

②双相障碍家族史:可联合情感稳定剂治疗。

③抑郁障碍家族史:可联合抗抑郁药治疗。

④自杀家族史:可联合有预防自杀的情感稳定剂锂盐治疗。

(4)基于特殊人群的治疗:老年、儿童、孕期及哺乳期妇女、特殊人格者。

①老年:以第二代抗精神病药为主,起始剂量和增加剂量要小,缓慢加量,治疗

剂量一般为青壮年的 1/3～1/2,尽量避免合并用药,避免随意减药、停药和加量。用药安全第一,根据药物不良反应来选用药物。

②儿童和青少年:美国 FDA 批准如下。

B 级推荐:阿立哌唑、奥氮平、喹硫平、帕利哌酮、利培酮。

C 级推荐:氯氮平。

③孕期、围生期及哺乳期妇女:无 A 级药物,氯氮平为 B 级,其余多为 C 级和 D 级。

④存在特殊偏执人格、情感不稳定性人格特征,可联合情感稳定剂或小剂量抗精神病药治疗。

(5)共病其他精神障碍的治疗

①精神分裂症认知缺陷的治疗:首选非典型抗精神病药物,如奥氮平、喹硫平和利培酮。A 级推荐:利培酮 1～2mg/d。

②精神分裂症抑郁症状的治疗

A 级推荐:SSRIs 类中舍曲林 50mg/d 作为首选药物合并抗精神病药治疗精神分裂症的抑郁症状是有效的。

B 级推荐:NaSSA 类米氮平 30mg/d 对精神分裂症抑郁症状有改善作用。

其他:有证据显示第二代抗精神病药在治疗伴发抑郁症状方面较第一代更有效。在精神分裂症急性期,抑郁症状随着阳性症状的缓解而减轻。

③物质滥用与依赖:研究显示,与经典抗精神病药相比,氯氮平等其他非典型抗精神病药更能够减少精神分裂症患者的酒精、大麻和可卡因使用率。

④吸烟行为:FDA 批准安非他酮用于戒烟及精神分裂症患者的戒烟。2014 年 NICE 指南中提及可将伐伦克林用于诊断为精神疾病或精神分裂症患者的戒烟治疗,但警告二者有可能增加神经精神症状。目前对于非典型抗精神病药对于精神分裂症患者戒烟行为的研究报道居多的是氯氮平。

(6)合并躯体疾病的治疗

①心脏病患者:选择对心脏不良反应小的药物,如奋乃静、利培酮、奥氮平、喹硫平等。

②肝病患者:选择低毒性高效价药物,如奋乃静、氟哌啶醇、利培酮等。

③肾病患者:治疗时应减少抗精神病药物剂量。

④糖尿病患者:选择引发糖尿病风险小的药物,目前已知的非典型抗精神病药中引发糖尿病的风险依次为氯氮平、奥氮平(高度),利培酮、喹硫平(中度),齐拉西酮(最低)。

(7)慢性精神分裂症患者急性恶化或复发的治疗

A 级推荐:氨磺必利、阿立哌唑、阿塞那平、氯氮平、氟哌啶醇、伊潘立酮、奥氮平、帕利哌酮、喹硫平、利培酮、舍吲哚、齐拉西酮。

B级推荐:鲁拉西酮、佐替平。

(8)难治性精神分裂症的治疗:是指按通用方法进行治疗而不能获得理想疗效的一群患者。包括:过去5年对3种药物剂量和疗程适当的抗精神病药物(3种中至少有两种化学结构是不同的),足量、足疗程治疗反应不佳;或不能耐受抗精神病药物的不良反应;或即使有充分的维持治疗或预防治疗,病情仍然复发或恶化的患者。起因常有4个方面,即患者因素、疾病本身的因素(如合并躯体情况、共患其他疾病、拒医拒药)、社会环境因素和医生因素。

对于难治性精神分裂症患者的治疗包括:

①首先,重新审定诊断,进一步了解患者既往用药史及相关因素,评估患者既往的治疗依从性,着重考虑用药个体化,必要时监测药物血浆浓度。重新制订治疗方案。

②其次,更换合适的药物,足量、足疗程治疗,疗程一般不少于2~5年。包括换氯氮平治疗;氯氮平联合其他药物治疗策略(联合其他抗精神病药、心境稳定剂、抗抑郁药和促认知药物等);换为其他第二代抗精神病药治疗(可选用利培酮、奥氮平、喹硫平);换为电抽搐治疗;其他治疗策略等。

(四)精神分裂症的复发预防

精神分裂症患者最终结局多数表现为间断发作或持续病程两类。只有大约1/5的患者发作一次缓解后终生不发作,因此如何有效地预防复发对于精神分裂症的预后至关重要。目前的共识是,精神分裂症需要全病程的长期治疗,抗精神病药物的维持治疗对预防疾病复发非常重要,是决定疾病预后和社会功能损害程度的关键因素。药物治疗依从性差将会导致患者的症状多次复发。近年关于复发和服药依从性的研究发现,精神分裂症患者出院1年内的复发比例高达33.5%,1年内的再住院率18.9%,其中最主要的复发原因是中断治疗或自行减药。研究表明,首次发作的精神分裂症患者,5年内的复发率超过80%,中断药物治疗者的复发风险是持续药物治疗者的5倍,所以坚持服药和维持治疗是维持病情稳定的主要措施。维持治疗是指病情稳定状态下的持续治疗,一定要保持急性期治疗获得的临床治愈疗效,避免疾病复发与症状的波动。维持治疗的时间在首发患者至少需要2年,1次复发的患者需要3~5年,多次复发的需要维持治疗5年以上。维持期治疗的时间需要依据个体化原则。总体来讲,由于现代治疗学的不断进步,大约60%的患者是可以达到社会性缓解,即具备一定的社会功能。越来越多的证据表明,精神疾病的早期干预对于预后有着重要影响,因此,对于精神分裂症的预防显得尤为重要。目前对于精神障碍的预防遵循经典的"三级预防"制度。同时由于精神疾病的特点,预防也可分为三个层次:一般性预防干预,指对公众宣传普及精卫生知识,提高公众的精神卫生水平;选择性预防干预,是具有精神障碍危险因素的高危人群进行心理危机干预,以避免或减少应激相关精神障碍的发生;指征性预防干预是针对具有精神障碍的先兆或前驱症状或具有明显的精神障碍素质因素但尚不符合诊断的人群进行的干预。

第二节　妄想性障碍

妄想性障碍又称偏执性精神障碍是指一组病因未明,以系统妄想为主要症状的精神障碍,若存在幻觉则历时短暂且不突出,病程演进缓慢,患者可在不涉及妄想的情况下,具有一定的工作和社会适应能力。

一、病因

多数学者认为,其发病通常是在性格缺陷的基础上遭遇社会环境因素中的应激性事件后发展而来。患者多具有偏执性人格特征,包括固执偏见、敏感多疑、自我中心、人际关系差、易将别人的行为误解为有敌意或轻视的含义。

Kraepelin描述妄想症是第三种形式的精神病,区别于精神分裂症和心境障碍,妄想是慢性,涉及自我的和系统化的,同时不伴有早发痴呆症状。Kraepelin等认为偏执状态最易发生于病前是偏执性人格的人。妄想障碍患者的一级亲属中偏执型人格障碍发病的风险增高。

遗传因素与本病的关系尚需进一步研究。妄想障碍与精神分裂症的家系关系尚不清楚,然而,在家族调查中表明妄想障碍和精神分裂症是彼此独立的。持久妄想性障碍患者家族成员的精神分裂症患病率(0.6%)要明显低于精神分裂症患者家族成员(3.8%)。而持久妄想性障碍患者一级亲属的偏执型人格障碍发生率(4.8%)要明显高于内科疾病以及精神分裂症患者的一级亲属,但其精神分裂症、分裂样人格障碍、情感疾病的发病率并无增加。Miller调查了400例有明显偏执观念患者的家属,2%曾患偏执性精神病。有学者报道30例偏执状态患者中2例有偏执型精神分裂症家族史。精神分裂症患者一级亲属患妄想障碍的风险增加了,但妄想障碍的亲属患精神分裂症或分裂型人格的风险并未增加。基因连锁分析研究发现,HLA-A＊03基因与妄想性障碍和偏执型精神分裂症存在明显关联。

结构性MRI研究提示,妄想障碍的老年患者存在类似精神分裂症患者的脑室扩大。这两组患者在眼跟踪测试中也有类似的异常。生化研究提示,妄想障碍与多巴胺能活动亢进有关。关于妄想障碍与多巴胺基因多态性关联的研究尚无一致性的结果和结论。

认知和实验心理学认为,妄想障碍患者倾向于选择性地提取现实中可获得的信息,在信息不充分的前提下做出结论,并且不能够设身处地的理解别人的意图和动机。尽管做出可能性结论所需要的资料明显缺乏,但这丝毫不影响妄想障碍患者对自己所作结论的确信程度。

Freud 指出,偏执症状来源于防御机制的否认和投射。从精神动力学的观点看,偏执被认为是对可能威胁到患者自尊或自我的应激或挫折的一种保护性防御反应。此外,社会隔离也与其发生有关,犯人、难民或移民都容易产生偏执。

二、诊断与鉴别诊断

1.诊断

主要依靠完整的病史采集、可靠细致的临床评估,诊断时需排除伴有妄想的其他精神障碍。本组精神障碍最突出的或唯一的临床特征是出现一种或一整套相互关联的持久性妄想,妄想必须明确地为患者的个人观念,而非亚文化观念,妄想系统和较固定,疾病过程无幻觉或幻觉不突出,且与妄想的主题相关,随时间迁移社会功能相对良好,人格保持较完整,无精神衰退。可间断性地出现抑郁症状甚至完全的抑郁发作,但没有心境障碍时妄想仍持续存在。DSM-5、ICD-10、CCMD-3 三个诊断标准内容类似,只是在病期标准上,DSM-5 强调妄想时间持续一个月或更长,ICD-10、CCMD-3 则强调妄想必须存在至少 3 个月。

DSM-5 妄想障碍诊断标准

(1)存在一个(或多个)妄想,时间持续一个月或更长。

(2)从不符合精神分裂症的诊断标准(1)。

注:如果存在幻觉,则不突出,并且与妄想的主题相关(例如,与昆虫大批出没的妄想有关的被昆虫寄生的感觉)。

(3)除了受妄想或其结果的影响,功能没有明显损害,没有明显的离奇或古怪行为。

(4)如果出现躁狂或重性抑郁发作,则这些发作对于妄想的病程而言是短暂的。

(5)这种障碍不能归因于某种物质的生理效应或其他躯体疾病,且不能用其他精神障碍来更好地解释,如躯体变形障碍或强迫障碍。

分型

钟情型:妄想的核心主题是另一个人钟爱自己。

夸大型:妄想的核心主题是个体坚信自己有一些伟大的(但未被认可的)天赋、洞察力或取得了一些重大的发现。

嫉妒型:妄想的核心主题是他/她的配偶或爱人不忠。

被害型:妄想的核心主题涉及个体的信念,即他/她认为被阴谋算计、被欺骗、被监视、被跟踪、被投毒或被下药、被恶意诽谤、被骚扰,或被妨碍追求长期目标。

躯体型:妄想的核心主题涉及躯体的功能或感觉。

混合型:此亚型适用于没有一个妄想主题占主导地位的情况。

未特定型:占优势地位的妄想信念不能被清楚地确定或其特定类型不能被清楚地描述(例如,关系妄想中没有突出的被害或夸大的成分)。

2.鉴别诊断

(1)精神分裂症:精神分裂症偏执型也多表现各种妄想,鉴别要点在于精神分裂症以原发性妄想多见,内容既不系统而又荒诞,且往往有泛化现象,更谈不上妄想的结构和逻辑性。在妄想的同时,常伴有各种幻觉,情感表现和社会功能也都严重受损。随着病情迁延而导致精神衰退。

(2)偏执人格障碍:要了解其个性特点的发展史,往往表现猜疑,对人不信任、冷淡、难以接触,易激惹等特点。

此外,要除外器质性精神障碍(如内分泌疾病、脑退行性病变和药源性引起的精神症状)和心境障碍(如躁狂的夸大妄想)等,后者从病史和疾病过程中是较易鉴别的。

三、治疗与预后

持久的妄想性障碍的治疗是非常困难的。当患者在妄想的支配下出现激越行为、暴力行为或社会功能受到严重损害时必须采取积极的治疗,尽可能住院治疗。治疗时要建立良好的医患关系,开始时可以先从非主要症状入手,患者易于接受和配合,逐步过渡到核心症状的治疗。目前尚无特异性有效药物,但药物治疗有利于稳定情绪、控制行为。可选用非典型抗精神病药(氯氮平除外)。如果患者拒绝口服药物,可以肌内注射抗精神病药物;使用长效制剂时一定要注意从小剂量开始。

持久的妄想性障碍的病程为缓慢进行性的,患者的社会功能保持相对较好,在一定范围内,只要不涉及妄想内容,患者通常具有完好的社会功能,人格保持完好,无明显的精神衰退表现。

第三节 短暂精神病性障碍

急性短暂性精神病性障碍指一组起病急骤,以精神病性症状为主的短暂精神障碍,多数患者能缓解或基本缓解。临床表现为迅速变化的幻觉、妄想,伴短暂而强烈的情感改变,或存在典型的精神分裂症症状,可存在相应的急性应激。病程短,预后好。

一、病因学

研究表明分裂样精神障碍一级亲属罹患精神分裂症的危险性则小于精神分裂症。而大于情感障碍的一级亲属,原发性情感障碍一级亲属中罹患情感障碍的危险性高于分裂样精神障碍和精神分裂症的一级亲属,而分裂样精神障碍和精神分裂症患者一级亲属患情感障碍的危险性相差无几。分裂样精神障碍患者的亲属中精神分裂症的患病率,较精神分裂症的亲属要低,比情感障碍的亲属要高。对分裂样精神障碍的家庭研究表明,分裂样精神障碍属于"精神分裂症谱系疾病"。上述研究结果表明,分裂样精神障碍患者的亲属罹患精神分裂症和情感障碍的危险性,均介于精神分裂症和情感障碍患者的亲属之间,但与精神分裂症患者的亲属更为接近。

二、临床表现

(一)急性多形性精神病性障碍

这是一种急性精神病性障碍。临床表现多样,有明显的幻觉、妄想和各种知觉障碍,精神运动性兴奋,情绪扰乱,心情不稳,有短暂而强烈的欢快、焦虑、惶惑或易激惹。临床表现不稳定、易发生变化,常在一二周或几天之内发生明显改变。部分患者的幻觉、妄想的类型及其严重程度甚至每天或在同一天内不断变化,其情绪状态也有类似的变化,这种临床表现的多样性、不稳定性、变化性是其主要的特征。本病特别倾向于在两天内暴发性起病,且临床症状迅速多变,大部分患者没有促发的急性应激。病程在 3 个月以内,预后好。

(二)急性精神分裂症样精神病性障碍

这是一种急性精神病性障碍,临床表现相对稳定,其临床基本特征类似精神分裂症,但症状持续时间较短,不超过 1 个月;若持续超过 1 个月应更改为精神分裂症。具有以下特点:起病急,病程短,接触良好,临床表现阳性症状多,阴性症状少(情感淡漠少),联想障碍和原发性妄想及被动体验少,症状缓解快,社会功能好。

(三)急性妄想阵发

急性妄想阵发是一种发作性精神障碍。妄想多急骤出现,并快速充分发展,成为本病的主要临床相。妄想内容多样,可见被害、夸大、关系、中毒、嫉妒、被控制或神秘妄想等。患者完全被生动的妄想所吸引,妄想结构松散且不固定,但坚信不疑。

患者的心境多变亦是本病的症状特点,随着妄想内容的变化,患者的心境亦不稳定,有时从高涨到低落,或从紧张到茫然。心境的变化持续时间不长,较妄想占次要位置。

患者行为变化多与妄想或心境相关,可大声喊叫或沉默少语。意识方面未见明显障碍,外貌看来可接触,能交谈,定向力基本存在。一般在几天或几周内消失。个别患者经 2 个月演进后,突然迅速缓解,且缓解彻底,不遗留任何残留症状,预后良好。有个别病例在多次反复发作后,有可能发展为持久性妄想性精神障碍或精神分裂症。

(四)其他以妄想为主的急性精神病性障碍

这是一种以相对稳定的妄想或幻觉为主要临床特征,但不符合精神分裂症诊断标准的急性精神病性障碍。常见被害或关系妄想,幻觉通常为听幻觉。精神病性症状的起病必须为急性,在 2 周或更短的时间内从非精神病状态变成明显的精神病状态;在明显精神病状态出现后的大部分时间里必须存在妄想或幻觉;不符合精神分裂症和急性多形性精神病性障碍的症状标准。如果妄想持续 3 个月以上,诊断应更改为持久的妄想性障碍;如果仅幻觉持续 3 个月以上,则诊断应更改为其他非器质性精神病性障碍。

三、诊断与鉴别诊断

1.诊断

DSM-5 诊断标准

(1)存在 1 项(或更多)下列症状,至少其中 1 项必须是①、②或③:①妄想;幻觉;②言语紊乱(如频繁地离题或不连贯);③明显紊乱的或紧张症行为。

注:不包括文化认可的反应性的症状。

(2)这种障碍的发作持续至少 1 天,但少于 1 个月,最终能完全恢复到发病前的功能水平。

(3)这种障碍不能用抑郁症或双相障碍伴精神病性特征或其他精神病性障碍如精神分裂症或紧张症来更好地解释,也不能归因于某种物质(例如,滥用的毒品、药物)的生理效应或其他躯体疾病。

2.鉴别诊断

(1)做作性障碍:在成年人一种人格发展和行为方面的障碍,其表现为个体反复一致地伪装症状,给人以故意的感觉。若仔细询问病史,有助于鉴别。

(2)分裂情感性精神障碍:本病亦可急性发病,临床表现分裂样和心境障碍为主,两组症状同时出现,又同样明显。病程较急性妄想发作为长,且容易复发。

(3)精神活性物质所致精神障碍:使用乙醇或精神活性物质可引起急性精神症状,有的表现类似急性妄想发作。只要能仔细询问病史,鉴别即可迎刃而解。

以突发精神病性症状为主,且病程不足 1 个月的患者可能会被诊断为短暂精神病(ICD-10 称为急性短暂性精神病性障碍),随着治疗和病程进展,诊断有可能修改为其他精神分裂症谱系障碍,或者情感障碍伴有精神病性症状。诊断过程中也需要详细了解病史中是否存在其他的精神病性症状发作或情感发作,以及物质使用情况。

四、治疗与预后

对首发精神分裂症的药物和非药物治疗方案同样适用于对此类障碍的对症治疗,尤其需要注意冲动及自伤风险、躯体并发症的识别和处理。推荐首选抗精神病药治疗短暂性精神病,如果存在明显激越或情感症状也可以合并使用苯二氮䓬类药物和心境稳定药。急性应激性生活事件可能与该障碍的发作有关,和缓处理应激、对创伤进行稳定化处理、提供更多支持和资源的支持性心理治疗可能有益。在症状稳定后可以根据需要具体评估是否适合对创伤进行进一步的专业干预。

抗精神病药的用药剂量可以参考首发精神分裂症的治疗,应注意个体化的策略。急性治疗力图获得临床痊愈。痊愈患者在急性治疗后进行数月的巩固治疗,可以考虑缓慢停用药物;若存在残留症状则巩固治疗的时间更长。

经过巩固治疗痊愈的患者如果计划停药,需要在数周内逐渐将药物减量直至停用。在减量过程和停药后的数月内,均需要严密监护患者的精神状况,及时发现复发的迹象,如果一旦出现症状波动应及时处理,包括重新使用药物治疗。经过巩固治疗仍存在残留症状的患者则需要重新评估和诊断,优化治疗方案,进行更长时间的治疗。

该病病程短暂,大部分病例在 2~3 个月内完全缓解,预后较好。研究发现短暂精神病性障碍诊断的稳定性并不高,在 3~12 年随访期内,仅 1/3 的患者维持原有的诊断,而剩余的患者中大部分被更改诊断为双相情感障碍或精神分裂症。

第四节　分裂情感性障碍

分裂情感性障碍是一组精神分裂症状(幻觉、妄想等精神病性症状)和情感症状(躁狂、抑郁)同时存在或交替发生,症状又同样典型,常有反复发作的精神疾病。

一、病因机制

分裂情感性障碍的明确病因迄今仍未明确,其本身是否是一类独立的精神疾病目前尚存争议。分裂情感性障碍患者的一级亲属中,出现分裂情感性障碍的比例很小。但一级亲属发生精神障碍的比率大于精神分裂症和情感障碍一级亲属的比率,且一级亲属的情感障碍较高。Maj 等在一项盲法对照研究中发现,不管先证者为精神分裂症或分裂情感性障碍,家族中精神分裂症的患病危险率相同。Tsuang 的研究发现:家族成员患分裂情感性障碍的危险程度介于精神分裂症和情感性障碍之间;认为分裂情感性障碍有两型,其中抑郁型靠近精神分裂症,双相情感型靠近传统的情感障碍;并认为这两型是一个疾病的连续谱,精神分裂症和分裂情感性障碍有遗传学上的关系。

目前来自神经精神病学、神经影像学、分子神经病学、遗传流行病学以及包括激素、神经生化和神经心理学检测研究的资料并没有发现精神分裂症、分裂情感性障碍、情感障碍之间存在明确的分界。相反,趋同的证据支持精神病性障碍与情感障碍在遗传、病理生理上存在重叠。Meltzer 等回顾了关于分裂情感性障碍的这类研究结果,发现分裂情感性障碍和情感障碍有一些相似之处,如 5-HT 重吸收减少,REM 潜伏期缩短及生长激素对可乐定反应迟钝等。Krishnan 等回顾 DST(地塞米松抑制试验)研究,所有的结果均显示分裂情感性障碍的不发生抑制率介于精神分裂症和情感障碍之间。最近,Wahbv 等使用了抑郁症的两种标记物进行研究,通过 DST 和 TRH 催乳素抑制实验,发现分裂情感性障碍患者的反应更接近于精神分裂症,与情感障碍相差较大。

有学者认为分裂情感性障碍是精神分裂症与情感障碍的共病体,而有的学者则把分裂情感性障碍看作是精神分裂症与情感障碍连续谱系上的一个中点。另有学者认为,分裂情感性障碍实际上是伴有精神病性症状的情感障碍,而并非一类独立的疾病。因此可见,分裂情感性精神障碍在疾病分类中的地位仍存较大争议。

二、临床表现

(一)症状

多起病较急,发病可存在应激因素,病前个性一般无明显缺陷,能较好地适应社会。发病年龄以青壮年多见,女性多于男性。

临床特点表现为典型的抑郁或躁狂发作,同时具有精神分裂症症状,尤其是紧张性、偏执性及幻觉症状,但也可以有思维破裂和精神分裂症的其他基本症状。这两种症状同时存在或至多相差几天出现。症状的变异性较大,常反复发作。同样的患者在不同的发作期表现并不一致。多数患者能完全缓解,仅少数人发展成精神衰退。

(二)临床分型

(1)分裂情感性障碍,躁狂型。

(2)分裂情感性障碍,抑郁型。

(3)分裂情感性障碍,混合型。

三、诊断与鉴别诊断

（一）诊断

本精神障碍的诊断主要依靠完整的病史采集、深入细致的精神检查及严谨的临床诊断思维。典型的临床症状是诊断本精神障碍的最基本条件。

ICD-10关于分裂情感性障碍的诊断要点：只有在疾病的同一次发作中，明显而确实的分裂性症状和情感性症状同时出现或只差几天，因而该发作既不符合精神分裂症亦不符合抑郁或躁狂发作的标准，此时方可做出分裂情感性障碍的诊断。本术语不适用于仅在疾病的不同发作中分别显露出精神分裂症及情感性症状的患者，例如，精神分裂症患者在精神病性发作的余波中往往出现抑郁症状（精神分裂症后抑郁）。对于在典型的躁狂或抑郁发作之间偶然出现的分裂情感发作并不能推翻双相障碍或反复发作抑郁障碍的诊断。

1.分裂情感性障碍，躁狂型

在疾病的同一次发作中分裂性症状和躁狂症状同样突出。心境异常的形式通常为高涨，伴自我评价增高和夸大观念，但有时兴奋或易激惹更明显，且伴攻击行为和被害观念。上述两种情况均存在精力旺盛、活动过多、集中注意力受损，以及正常的社会约束力丧失。可存在关系、夸大或被害妄想，但需要其他更典型的精神分裂症症状方能够确立诊断，例如，患者可能坚持认为他们的思维正在被广播或正被干扰、异己的力量正试图控制自己，或诉说听到各种不同的说话声，或流露出不仅仅为夸大或被害内容的古怪妄想性观念。常常需要仔细询问患者是否真正体验到了这些病态现象，而非玩笑或隐喻之词。躁狂型分裂情感性障碍通常急性起病，症状鲜明，虽然常伴有广泛的行为紊乱，但一般在数周内即可完全缓解。

诊断要点：必须有显著的心境高涨，或不太明显的心境高涨伴有易激惹或兴奋。在同一次发作中，应明确地存在至少一个、最好两个典型的精神分裂症症状。

2.分裂情感性障碍，抑郁型

在疾病的同一次发作中分裂性症状和抑郁性症状都很突出。抑郁心境通常伴有若干特征性抑郁症状或行为异常，如迟滞、失眠、无精力、食欲或体重下降、正常兴趣减少、集中注意力受损、内疚、无望感及自杀观念。同时或在同一次发作中，存在其他更典型的精神分裂症症状。例如，患者坚持认为自己的思想正被广播或正被干扰，或异己的力量正试图控制自己。他们可能确信自己正被跟踪或陷入某种阴谋之中，但他们自己的行为不能说明这些确信是合理的。可听到不仅仅为贬低或责怪内容的声音，而且还听到要杀死患者或幻听在议论他们的行为。抑郁型分裂情感性发作表现往往不如躁狂型鲜明和令人吃惊，但一般持续时间较长，而且预后较差。虽然大部分患者完全缓解，个别患者却逐渐演变成精神分裂症性缺陷症状。

诊断要点：必须有明显的抑郁，至少伴有两种典型的抑郁发作或属于抑郁发作的有关行为异常。在同一次发作期间明确存在至少有一种、最好有两种典型的精神分裂症症状。

3.分裂情感性障碍，混合型

诊断要点：精神分裂症症状与混合型双相情感性精神障碍同时存在。

（二）鉴别诊断

分裂情感性障碍与精神分裂症和心境障碍的鉴别，须对症状和疾病发展作纵向评估。分裂情感性障碍在疾病的同一次发作中，明显而确实的分裂性症状和情感性症状同时出现或只差几天。本病的预后略好于精神分裂症，但不如心境障碍。如果在不同发作中分别以精神分裂症和心境障碍为主要临床相，仍按每次发作的主要临床相分别诊断。

四、治疗与预后

分裂情感性障碍需要综合治疗，包括药物、电抽搐治疗、心理治疗和心理社会综合康复治疗。药物治疗需根据临床特点实施。因同时具有两组症状群，联合用药的疗效往往优于单一用药。分裂症状群以抗精神病药物治疗为主，建议首选第二代抗精神病药物。有大量研究证实，第二代抗精神病药物除对精神病性症状有效外，对情感症状也有非常显著的疗效，因此第二代药物更适合分裂情感性障碍。躁狂症状群以抗精神病药或心境稳定剂如锂盐、丙戊酸盐治疗为主，心境稳定剂适用于当前有躁狂症状，或有躁狂病史的患者。抑郁症状群以抗抑郁剂治疗为主，但剂量宜小，时间不宜过长，避免因使用抗抑郁药而加重精神病性症状或诱发躁狂。在发作期如果症状发生了改变，治疗方向也应及时变化。电抽搐治疗对分裂情感性障碍效果较好，对于伴有严重自杀行为、极度兴奋冲动的患者可以首选电抽搐治疗。心理治疗有利于增强患者战胜疾病的信心，提高解决问题的能力，心理社会综合康复有利于恢复患者的社交能力和职业能力。

（一）分裂情感性障碍，躁狂型的治疗

首选单一使用第二代抗精神病药物治疗，剂量充分，疗程足够（4～6周）。若疗效欠佳，可合并心境稳定剂。也可选择第一代抗精神病药物合并心境稳定剂。但需特别注意药物之间的相互作用，如氟哌啶醇与碳酸锂合用时，会增加血锂浓度，导致明显的神经系统中毒症状；而与卡马西平合用时，氟哌啶醇因卡马西平的肝酶诱导作用影响，使血浆氟哌啶醇浓度降低，导致症状控制不满意。也可在上述治疗的基础上，合并苯二氮䓬类药物。如果患者兴奋难以控制可首选电抽搐治疗。

以第二代抗精神病药物和心境稳定剂为主。具体疗程根据患者的症状特点、发作次数等综合因素判断确定。

（二）分裂情感性障碍，抑郁型的治疗

一般认为可以抗精神病药物和抗抑郁药物联合使用，但要考虑抗抑郁药物有可能会加重精神症状。第二代抗精神病药物对情感症状有治疗作用，建议单一使用，在精神病性症状得到有效控制之后，若抑郁症状仍较突出，且排除了抑郁情绪是抗精神病药物所致，可采用抗抑郁药物治疗。联合 SSRIs 类抗抑郁药物时应注意该类药物的肝酶抑制作用，适当降低抗精神病药物的剂量，以避免出现由于药物浓度过高产生的不良反应。若出现严重的自杀行为和木僵，可首选电抽搐治疗。

总的来说，本病的预后一般好于精神分裂症，但一般较心境障碍差。

（彭星星）

第四章　排泄障碍

第一节　遗尿症

一、概述

1.定义

遗尿症俗称"尿床"，是指 5 岁以上或智龄相当于 5 岁的儿童反复出现发生于白天或黑夜的排尿失控现象，该现象与患儿生理年龄及智力不符，也非服用利尿药或躯体疾病所引起。遗尿可以作为单一症状存在，也可伴有更广泛的情绪和行为障碍。

2.分类

按照是否伴有日间尿路症状，遗尿症可分为单症状性夜遗尿及非单症状性夜遗尿。前者指患儿仅有夜间遗尿，不伴有日间下尿路症状（如尿急、排尿延迟等），也称夜间型。后者指患儿不仅伴有夜间遗尿，还伴有日间下尿路症状。

根据遗尿症发生前患儿小便失控情况，遗尿症可分为原发性遗尿症和继发性遗尿症。原发性遗尿症指患儿自小一直尿床，直至 5 岁后仍有遗尿现象。继发性遗尿症指儿童已经能够继续控制小便半年或半年以上，但又出现遗尿问题。原发性遗尿症更为常见。继发性遗尿症可发病于任何年龄，但 5～8 岁最为多见。

根据遗尿症状发生的时间，遗尿症又可分为夜间型、日间型和混合型。夜间型遗尿症，遗尿只发生于夜间；日间型遗尿症，遗尿只发生于白天。三种类型中夜间型遗尿症最为常见。无论何种类型，总体讲，严重的遗尿症昼夜均有遗尿现象。

3.流行病学

遗尿症在儿童中患病率较高。调查显示，不同国家和种族的患病率略有不同。IO Akil 等的一项对 416 名儿童（其中 216 名男孩，200 名女孩）的研究发现白天遗尿患病率为 6.7%，夜间遗尿患病率为 16.6%，两者共患率为 4.1%。Shoba Srinath 等对印度的 4～16 岁儿童进行调查，发现该障碍的总体患病率为 6.2%。A. Elbakry 等对埃及达卡拉 8 所城市和农村小学共 6003 名儿童进行了调查，发现夜间型遗尿症的患病率为 17.3%，患儿中 73.7% 来自农村。Butler RJ 等对英国

4.5～5 岁的 13973 例儿童的调查发现,4.5、7.9.5 岁儿童的遗尿症患病率分别为 8%,3% 和 1.5%。Alexopoulos EI 等对 525 名儿童的睡眠监测的回顾性研究提示伴有打鼾的儿童中 67.7% 患有遗尿症。Bharat Choudhary 等对来自 3 所小学的 1820 名学生的调查发现遗尿症患病率为 12.7%,而原发性夜间遗尿症的患病率为 8.2%。

在我国,文建国等对河南省 11799 名 5～18 岁儿童进行调查,发现遗尿症总患病率为 4.07%,5 岁的患病率为 11.83%,12 岁降为 1.72%,15 岁时降为 1.21%,男性和女性的患病率均随年龄增加而降低。此外,在台湾和香港调查发现 6～12 岁小学生中遗尿症患病率分别为 5.52% 和 5.2%。香港另一项研究结果显示,在 5、7.5、9.5 岁的儿童中每周遗尿超过 3 次的发生率分别为 7%、3% 和 2%。总体与国外报道结果类似。

遗尿症中男孩更为多见。在 DSM-Ⅳ 及 DSM-5 引用的患病率中,5 岁儿童患病率为 5～10%,男孩为 7%,女孩为 3%;10 岁儿童患病率为 3%～5%,男孩为 3%,女孩为 2%;15 岁以上患病率约 1%,18 岁时,男孩为 1%,女孩更少。随着年龄增长和发育成熟,部分患儿的症状会自发缓解,每年的自发缓解率为 5%～10%。

二、病因与发病机制

该病发病机制十分复杂,涉及中枢神经系统(若干神经递质和受体)、生理节律(睡眠和排尿)、膀胱功能紊乱、尿动力学、精氨酸加压素分泌成熟延迟以及遗传等多种因素。目前较公认的观点是,中枢睡眠觉醒功能与膀胱联系的障碍是单症状性夜遗尿的基础病因,而夜间抗利尿激素分泌不足导致的夜间尿量增多和膀胱功能性容量减小是促发遗尿的重要病因。也有研究表明低社会经济状态、糖尿病、睡眠呼吸暂停等可能与遗尿症有关。母亲大量吸烟、母孕期小于 20 岁也增加儿童发生遗尿症的风险。各种应激事件和创伤性经历也与患儿的遗尿症状有关。在日间遗尿的原因有时仅仅是因为儿童不愿如厕、存在社交焦虑或全神贯注于玩乐活动,也可能和破坏性行为障碍有关。

三、临床表现

遗尿症患儿主要表现为在达到能够自行控制排尿的年龄,也即 5 岁后(对于存在发育障碍的儿童,智龄 5 岁后),却不能够自行控制小便,而此现象并不是由于服用利尿剂所引起,也不是由于各种躯体疾病或其他精神障碍所致。具体表现可为夜间睡眠中尿湿床单,少数患儿表现为白天控制不住小便而尿湿裤子,或两种情况兼而有之。

长期夜间遗尿常常给患儿及其家庭带来较大的疾病负担和心理压力,对其生活质量及身心成长造成严重不利影响。研究发现遗尿症儿童倾向于内向、忧虑、抑郁及自卑感,有报道遗尿症儿童中难养型比例(30%)明显高于正常儿童(11%);他们也易于合并情绪行为障碍。有研究报道,32%的注意缺陷多动障碍儿童符合遗尿症诊断标准,29.6%的选择性缄默儿童存在遗尿症。

四、诊断与鉴别诊断

1.诊断步骤

需对患儿进行客观详细的病史采集、体格检查和必要的辅助检查,进一步明确诊断,以除外其他躯体疾病如泌尿、神经、内分泌系统疾病引起的遗尿。全面的病史采集可以帮助排除潜在疾病和寻找病因,同时也有助于遗尿症的诊断和治疗。临床上可采用病史采集表及书写排尿日记。最后综合上述结果并结合诊断标准进行诊断。

2.诊断标准

DSM-5 诊断标准如下。

(1)不管是否非自愿或故意识,反复在床上或衣服上排尿。

(2)此行为具有临床意义,表现为至少连续 3 个月每周 2 次的频率,或引起有临床意义的痛苦,或导致社交、学业(职业)或其他重要功能方面的损害。

(3)实际年龄至少 5 岁(或相当的发育水平)。

(4)此行为不能归因于某种物质(例如,利尿剂、抗精神病性药物)的生理效应或其他躯体疾病(例如,糖尿病、脊柱裂、抽搐障碍)。

标注是否是仅在夜间:仅在夜间睡眠时排尿;仅在日间:仅在觉醒时排尿;在夜间和日间:兼有上述两种亚型的组合。

DSM-5 中"其他排泄障碍",是指那些临床表现具备排泄障碍的典型症状,且引起有临床意义的痛苦,或导致社交职业或其他重要功能方面的损害,但未能符合排泄障碍类别中任一种疾病的诊断标准。如"低频率遗尿症"或者在急诊室环境下由于信息不足而无法做出特定诊断的情况。

ICD-10 精神与行为障碍分类的临床描述和诊断要点中,无具体的遗尿症诊断要点,但指出如果遗尿症伴有某种情绪或行为障碍,只在不随意排尿至少每周数次,而且其他症状随着遗尿而消长时,遗尿症才构成原发诊断。

3.鉴别诊断

躯体疾病所致遗尿症状隐形脊柱裂、泌尿系统感染(尤其女孩)、糖尿病等均有可能导致患儿出现遗尿或小便控制不良现象;其他精神障碍所致遗尿症状严重的精神疾病、严重的发育障碍(精神发育迟滞、广泛发育障碍)均有可能使儿童出现遗尿症状,在应激状况下,儿童也可能出现短暂的遗尿症状。需全面了解病史,进行必要的辅助检查(如放射线、尿常规等)以及全面的精神检查以除外。

五、治疗

1.一般治疗

养成良好的作息制度和卫生习惯,避免过劳,掌握尿床时间和规律,夜间用闹钟唤醒患儿起床排尿1~2次。白天睡1~2小时,白天避免过度兴奋或剧烈运动,以防夜间睡眠过深。在整个治疗过程中要树立信心。逐渐纠正害羞、焦虑、恐惧及畏缩等情绪或行为,照顾到患者的自尊心,多劝慰鼓励,少斥责、惩罚,减轻他们的心理负担,这是治疗成功的关键。要正确处理好引起遗尿的精神因素,通过病史了解导致遗尿的精神诱因及可能存在的心理矛盾,对于可以解决的精神刺激因素,应尽快予以解决。对原来已经发生或现实客观存在主观无法解决的矛盾和问题,要着重耐心地对患儿进行教育,解释,以消除精神紧张,以免引起情绪不安。晚饭后避免饮水,睡觉前排空膀胱内的尿液,可减少尿床的次数。

2.儿童尿床的行为疗法

(1)排尿中断训练鼓励孩子在每次排尿中间中断排尿,自己从1数到10,然后再把尿排尽,这样能训练并提高膀胱括约肌控制排尿的能力。

(2)忍尿训练白天让孩子多饮水,当有尿意时,让他忍住尿,每次忍尿不超过10分钟,每天训练1~2次,使膀胱扩张,增加容量,从而减少夜间排尿的次数。

(3)定时训练在以往晚间经常尿床的时间提前半小时用闹钟结合人为叫醒,让其在室内来回走动,或者用冷水洗脸,使在神志清醒状态下把尿排尽,目的也是有助于建立条件反射。

家长要及时发现孩子尿床,督促孩子自己排空残余尿、擦干局部、更换内裤及干床处理。

3.药物治疗

(1)丙咪嗪适用于觉醒障碍型。

(2)奥昔布宁别名尿多灵,适用于昼夜尿频型。

(3)麻黄素可用于混合型。

(4)去氨加压素是一种人工合成的抗利尿激素,别名弥凝,适用于夜间多尿型。

联合应用阿米替林、去氨加压素和奥昔布宁是目前认为治疗顽固性混合型遗尿症有效的三联药物。优点是有效率与下述的 SNM 疗法接近,缺点是有不同程度的不良反应,并且停药后易复发。以上药物属于处方用药,丙咪嗪和阿米替林为抗抑郁症药,所示剂量为成人用量,小儿应以每公斤体重进行计算。

4.物理疗法

可采用闹钟定时促醒、针灸、按摩等方法。

第二节 非器质性遗粪症

非器质性遗粪症通常是指 4 岁以上或智龄相当于 4 岁的儿童,经常出现原因不明的、不自主的、不适当的地点排出正常粪便。此种情况并不是应用缓泻剂等物质或躯体疾病所导致。患病率约为 1.5％,男孩多见,男女之比(3～4)∶1。

一、病因

1.排便训练不良

排便训练过早、过于严厉,对排便行为不予训练或管理都会导致儿童出现排便功能的紊乱,使儿童出现功能性遗粪症。

2.心理社会学因素和环境因素

心理社会应激,如母子分离、父母离异、同胞相争、学校开学、遭受自然灾害等可能与患儿的发病有关。

3.生理学因素

便秘、肛门外括约肌痉挛、肛门直肠感觉运动功能异常与功能性遗粪症关系密切。

二、临床表现

(一)分类

(1)根据症状出现大便自控情况,可分为原发性功能性遗粪症和继发性功能性遗粪症。

①原发性功能性遗粪症患儿在症状出现之前一直不能够控制排便,即正常婴儿排便失控的异常延伸。

②继发性功能性遗粪症患儿在症状出现之前,通常能够控制排便至少一年。

(2)根据是否存在便秘及有无粪便渗漏流出现象,可分为便秘溢出性失禁和无便秘溢出性失禁。

①便秘溢出性失禁主要表现为便秘和粪便渗漏流出。

②无便秘溢出性失禁仅仅表现为不能控制排便或在不适当的地点排便。

(二)临床表现

(1)4 岁或 4 岁以上儿童反复出现不自主的或者有意的在不适当时机和地点排便,此种情况可以发生在白天,也可以发生在夜间,并不是应用缓泻剂等物质或者躯体疾病所导致。

(2)排泄方式可以是随意的或者是不自主的、反复的。轻者 1 个月数次,重者 1

日数次,无器质性原因,亦无腹泻。

(3)患儿常伴有便秘。

(4)50%～60%的患儿会有腹痛现象,腹胀和食欲缺乏也常见。

(5)有22%～40%的患儿伴有遗尿症。

(6)体格检查:在左下腹扪及无痛性腊肠状肿块,直肠指检有肛门括约肌张力较低,肛门、直肠扩张,内有大量粪团。

三、检查

(1)完成全面体格检查包括神经系统检查,注意腹部、脊椎、肛门有无异常体征。

(2)有无幻觉、妄想等精神病性症状,有无焦虑、抑郁情绪。

(3)认知功能发育水平,智力发育水平,一般行为表现。

(4)自我生活管理能力。

(5)血、尿、粪常规,肝功能检查。

(6)腹部 B 超检查。

(7)进行智力评定、Achenbach 儿童行为量表和儿童社会适应能力判定,有助于诊断。

四、诊断和鉴别诊断

(一)诊断步骤

(1)采集客观而详细的病史。如:遗粪症状出现时间、出现频率、症状出现前大便控制情况、是否存在便秘、失禁粪便的性状等;需要特别注意收集与大便失禁发生有关的可能社会心理因素和环境因素,需要注意患儿的情绪行为症状,并注意患儿是否存在与大便失禁相关的躯体疾病等。

(2)对患儿进行全面的精神检查,在确定遗粪症状的同时,确定患儿可能存在的情绪行为方面的症状。

(3)躯体及神经系统检查,以除外其他精神障碍或躯体、神经系统疾病。

(4)必要的辅助检查,如:腹平片、腹部超声等,以进一步除外躯体和神经系统疾病。

(5)综合上述结果,结合诊断标准进行诊断。

(二)诊断标准

DSM-Ⅴ诊断标准

(1)不管是否非自愿或者故意识,反复在不适当的地方排粪(例如衣服上、地板上)。

（2）至少持续 3 个月，每月至少发生一次。

（3）实际年龄至少 4 岁（或者相当的发育水平）。

（4）此行为不能归因于某种物质（例如泻药）的生理效应或者其他躯体疾病。

标注是否是：伴便秘和溢出性失禁；不伴便秘和溢出性失禁。

ICD-10 精神与行为障碍分类的临床描述和诊断要点中，无具体的非器质性遗粪症诊断要点，但指出：关键性的诊断特征是在不适当的地方排大便。在非器质性遗粪症伴发情绪/行为紊乱和以遗粪症作为附加症状的其他精神科障碍之间没有明确的界限，如果遗粪症是主导现象，编码于此；反之（或遗粪少于每月一次）则诊为其他障碍。遗粪症和遗尿症伴发时，遗粪症的诊断优先。遗粪症有时也可在器质性病如肛裂或胃肠道感染后出现，如果器质性状况足以解释大便失禁，应将之作为唯一的诊断；如果只作为诱因而不是充分因素，则应在躯体病之外编码遗粪症。

CCMD-3 诊断标准与 DSM-Ⅳ-TR 相似，但病程要求更长，为半年。

（三）鉴别诊断

1.躯体疾病所致大便失禁

诊断非器质性遗粪症必须首先除外躯体疾病所导致的大便失禁，还需要同躯体疾病所引起的慢性周期性腹泻相鉴别，此外，还需注意除外肛周疾病或应用缓泻剂所导致的大便失禁等情况。

2.其他精神障碍所致的大便失禁

严重的精神疾病、严重的发育障碍（精神发育迟滞、孤独谱系障碍等）均有可能使儿童出现大便失禁的情况。此外，在严重应激状况下，儿童也可能出现短暂的大便失禁现象因此，需全面了解病史，并进行全面的精神检查，以与非器质性遗粪症相鉴别。

五、治疗

（一）心理行为治疗

遗粪症的治疗目标：消除遗粪症状，建立独立适当的排便行为，并且解决患儿共存的情绪和行为其他问题。

对于不同类型的非器质性遗粪症，可根据患儿的不同特点和具体情况采用不同的心理行为治疗方法。对于存在便秘和溢出性失禁的非器质性遗粪症，治疗主要包括：①对父母的教育。帮助父母正确认识疾病，改善养育方式和亲子关系；②保持肠道通畅。可以通过坚持服用缓泻药、饮食调整和增加儿童膳食中纤维素和水的摄入量、避免加重胃肠道负担等方法保持肠道通畅；③排便控制训练，建立良好的排便行为。行为治疗是非器质性遗粪症的一个非常重要的治疗方法，目的是帮助患儿消除不适当行为，建立在规定地点独立大便的良好行为。可以运用系统脱敏法消除患儿对于如厕的恐惧;定期进行如厕训练:每天定时让患儿如厕坐马桶3～5次,每次3～5分钟。在训练过程中,应运用正性强化法对患儿配合的态度和行为进行及时的表扬和奖励,逐渐帮助患儿建立躯体感觉和如厕坐马桶大便之间的联系;④必要的心理治疗。加强支持性心理治疗,消除不利的心理社会因素,对改善患儿症状有所必要。通过家庭指导和治疗减少患儿的家庭冲突,改善紊乱的家庭对患儿症状的影响,从而减少儿童的遗粪症状。

对于无便秘和溢出性失禁的非器质性遗粪症,治疗原则主要包括:①教育家长进行恰当的排便训练:特别强调家长非斥责的态度的重要性;同时建议家长对患儿每日排便情况记录,并结合适当的奖励,以建立良好的排便行为;②心理治疗和行为治疗,改善患儿的情绪问题行为;③促进患儿对于排便控制的自我管理。一方面让患儿建立良好的排便规律,同时,当患儿出现大便失禁时,让患儿自行清理大便失禁所造成的不良结果,例如:洗澡、清洗被污染的衣物,或取消患儿享有某项所喜爱活动的资格,以提高患儿的自我监控能力,减少遗粪症状:

(二)生物反馈治疗

生物反馈治疗适用于排便时存在动力学异常(如肛门括约肌痉挛)的儿童,可以帮助患儿学会在排便时放松肛门括约肌,缓解非器质性遗粪症症状。有大量的研究提示生物反馈治疗能够有效治疗非器质性遗粪症,生物反馈疗法至今作为一种主要的辅助的治疗方法,广泛地用于非器质性遗粪症的治疗。

(三)药物治疗

少数个案报道显示精神药物对于非滞留型遗粪症具有一定的治疗作用。例如:丙咪嗪能够有效改善非器质性遗粪症的症状,剂量相对较低,为25～75mg/d,服药后几天一两周内起效。还有个案报道,阿米替林有效治疗一例6岁非器质性遗粪症儿童。也报道显示一些ADHD儿童合并非器质性遗粪症患者,利用托莫西汀治疗后遗粪症也得到了较好的控制。与此同时,由于三环类抗抑郁药可能加重便秘症状,因此,在滞留型非器质性遗粪症的治疗中不建议选择上述药物进行治疗。也有个别的个案报道,针灸、按摩和中药治疗也是一种有效的治疗方法

综合治疗对于非器质性遗粪症的治疗十分重要,对于存在便秘和溢出性失禁的患儿更是如此。有研究显示在接受行为治疗、肠道排空及缓泻药或大便柔软剂维持治疗的患儿中,症状完全缓解率为63%;而在仅仅接受行为治疗的患儿中,症状完全缓解率为43%。

六、预后

非器质性遗粪症经过系统治疗后预后较好。一年后的治愈率为30%～50%,5年后的治愈率为48%～75%。仅有22%的儿童患者症状持续至成年。其中病程

短、继发性非器质性大便失禁、白天出现的大便失禁治疗效果较好,而病程长、治疗不系统、伴有情绪和品行问题、父母养育方式不良以及夜间出现的大便失禁治疗效果较差。

(彭星星)

第五章　心境障碍

第一节　双相情感障碍

双相情感障碍(BD)是一类既有躁狂发作或轻躁狂发作,又有抑郁发作(典型特征)的常见精神障碍。躁狂发作常见情感高涨、言语活动增多、精力充沛,抑郁发作则出现情绪低落、并愉快感丧失、言语活动减少、疲劳迟钝等症状。双相情感障碍临床表现复杂,在情绪低落或高涨反复、交替、不规则呈现的同时,常见焦虑强迫和物质滥用,也可出现幻觉、妄想或紧张症状等精神病性症状。病程多形演变,发作性、循环往复性、混合迁延性、潮起潮落式的病程不一而足。间歇期或长或短,间歇期社会功能相对恢复正常,但也可有社会功能损害;多次反复发作之后会出现发作频率加快、病情越发复杂等现象。

一、概述

(一)历史及发展

古希腊人认为躁狂是一种疯狂乱语,情绪亢奋的状态。早在公元前一世纪就有对于躁狂和抑郁的关系的记载,Soranus 曾发现在一次发作中同时存在躁狂和抑郁,表现为愤怒、情感不稳、失眠,有时感到悲伤和自卑,还指出这些不同的情绪状态有交替发作的倾向。法国医生 Falret 曾描述躁狂和抑郁可在同一患者身上交替出现,命名为"环性精神病",其症状表现为发作性,可自行缓解。

德国精神病学家 Kahlbaum 首先提出躁狂和抑郁不是两个独立疾病,而是同一疾病的两个阶段,并命名为环性精神障碍。1896 年,克雷丕林通过纵向研究,将躁狂和抑郁合二为一,命名为躁狂抑郁性精神病(MDI)。至 20 世纪中叶,德国医生 Leonhard 根据情感相位特征提出单、双相情感障碍的概念,既有躁狂又有抑郁发作者称为双相情感障碍。反复出现躁狂或只有抑郁发作而无相反相位者,称为单相障碍。其后,Angst 和 Perris 的研究进一步证实了 Leonhard 的分类观点,并逐渐被人们所接受。1970 年 Dunner 等将双相情感障碍分为 3 型:双相Ⅰ型,患者因躁狂入院;双相Ⅱ型,患者仅因抑郁入院,过去有无须治疗的轻度躁狂病史;双相Ⅲ型,患者因抑郁入院,且有无须治疗的轻度躁狂发作。因为大约 80% 的非双相

Ⅰ型患者从未有过针对"轻躁狂"的治疗经历,进而将最初Ⅱ型和Ⅲ型合并为双相Ⅱ型一个类别。1980年,双相情感障碍被美国精神障碍诊断和统计手册(DSM)采用,取代了躁狂抑郁症。

在ICD-10、DSM-Ⅳ及CCMD-3等诊断体系中,双相情感障碍与抑郁障碍归属于心境障碍大类。国际疾病分类第10版(ICD-10)中,双相情感障碍被认为是一组情感性疾病,患者有时经历以情绪低落及与之相关的症状(丧失乐趣和精力减退)等为特征的抑郁发作;或是另一种高涨或者易激惹情感及相关症状(精力充沛、睡眠减少,或者症状较轻的轻躁狂)的躁狂发作。ICD-10将双相情感障碍分为轻躁期,有/无精神病症状的躁狂期,轻度或中度抑郁期,伴/不伴精神病症状的重度抑郁期,混合期,缓解期,其他双相情感障碍,未明确的双相情感障碍等亚型。

鉴于双相情感障碍谱系与精神分裂症谱系在症状特点、家族史及遗传学的联系,以及双相情感障碍和抑郁障碍在治疗选择、预后上的差异,2013年发布的美国精神障碍诊断和统计手册第5版(DSM-5)将双相谱系障碍从心境障碍中独立出来。并将双相谱系障碍的内涵进一步扩大,规定曾有抑郁发作但未达到病程标准或症状标准的阈下轻躁狂发作患者,归为其他特定的双相情感障碍。DSM-5中有关双相及相关障碍分为7个亚型:双相情感障碍Ⅰ型、双相情感障碍Ⅱ型、环性心境障碍、物质或药物所致双相及相关障碍、躯体疾病导致双相及相关障碍、其他特定的双相及相关障碍、非特定的双相及相关障碍。

DSM-5为了提高诊断的准确性和便于在临床背景上早期识别,躁狂和轻躁狂发作的标准A(核心症状)中在心境变化的基础上强调了能量水平的变化(将"活动与精力增加"作为核心症状),并将"混合状态"调整为"混合特征"。此外,DSM-5明确了更多的维度以适用于精神病理学的研究,同时能够更好地确认双相情感障碍、抑郁障碍特征的连续性。

(二)流行病学

1.患病率

由于诊断概念及分类的分歧,流行病学调查所采用诊断标准和方法之不同,以及对双相情感障碍的认识有差异。不同时期和不同地区,有关双相情感障碍的流行病调查数据差异较大。但总体而言,双相情感障碍的患病率呈现逐渐上升的趋势。

20世纪70年代,京沪川宁鲁等地先后进行了精神疾病的流行病学调查,但由于各地使用的诊断标准和流调方法不一,故最终结果差异较大,双相情感障碍的年患病率为0.03‰～0.07‰。

1982年,在全国12个地区首次使用世界卫生组织(WHO)统一的流行病调查方法及工具,对15岁以上人口进行调查,发现双相情感障碍的年患病率为0.76‰,

时点患病率为 0.37‰，1993 年我国七省市地区（北京、大庆、湖南、吉林、辽宁、南京和上海）精神疾病的流行病学调查显示，双相情感障碍终生患病率为 0.31‰，时点患病率为 0.21‰；而同期国际一些调查显示双相情感障碍的时点患病率为 0.6‰～13.1‰，Weissman 报告的时点患病率为 1.0‰。我国的双相患病率与国外有较大差距，这可能与当时我国对于双相情感障碍的概念理解存在差异，所使用的诊断标准以及流行病学的调查方法和工具与国外不一致有关，其中更符合当时实际的情形是：相当多心境障碍，尤其是具有冲动、激越特征的双相情感障碍，被误诊为精神分裂症。

21 世纪以来，随着我国不断强调和培训临床医师对双相情感障碍的识别诊断技巧及规范治疗能力，促进了对该病的正确理解和认识，准确诊断率逐渐提高。2009 年，theLancet 发表了费立鹏主持的中国精神疾病流行病学调查结果，经应用《DSM-Ⅳ-TR 轴Ⅰ障碍定式临床检查（SCID），中文版》进行 4 省区调查，发现双相情感障碍的月患病率为 2.01‰。同期，河北省精神障碍现况调查显示，双相情感障碍时点患病率和终生患病率分别为 3.13‰ 和 5.15‰（双相情感障碍Ⅰ型、Ⅱ型和未定型的时点患病率分别为 1.25‰、0.48‰ 和 1.40‰，终生患病率依次为 1.97‰、1.30‰ 和 1.88‰。我国香港地区报道的双相谱系调查数据显示，双相情感障碍Ⅰ型、Ⅱ型和"软双相"的年患病率依次为 1.4%、0.5% 和 1.8%。

2011 年，WHO 发起的心理健康调查计划在包括我国深圳市在内的美洲、欧洲和亚洲 11 个国家和地区展开，显示全球双相情感障碍的终生患病率为 2.4%（双相情感障碍Ⅰ型、Ⅱ型和未定型终生患病率依次为 0.6%、0.4% 和 1.4%）。其中美国患病率最高（双相谱系障碍终生、12 个月患病率分别为 4.4% 和 2.8%），印度最低（双相谱系障碍终生和 12 个月患病率均为 0.1%），深圳为 1.5%（双相情感障碍Ⅰ型、Ⅱ型和未定型终生患病率依次为 0.3%、0.2% 和 1.0%，年患病率分别是 0.2%、0.2% 和 0.8%）。韩国一项对大学生流行病学调查采用心境障碍问卷为评估工具，结果显示双相谱系障碍患病率高达 8.6%。一项 meta 分析纳入了截至 2013 年 1 月发表的 15 项研究，显示在初级保健机构就诊患者中，以定式精神科访谈为调查工具的双相情感障碍患病率为 0.5%～4.3%，而以双相情感障碍筛查问卷为依据的患病率高达 7.6%～9.8%。

2.识别率、诊断率和治疗率

20 世纪 50 年代以来，精神药物临床应用和精神药理学兴起的"里程碑"大事件中，产生以锂盐/丙戊酸盐为代表的心境稳定药，为双相情感障碍治疗提供了有效的手段。然而，双相情感障碍（尤其是双相抑郁）常因其临床复杂性而导致识别困难、诊断不明确与治疗无策。双相情感障碍的识别率、诊断率和治疗率依然很低；临床治疗选择常"乱拳迭出，难言规范"。尤其是在疾病的早期和双相Ⅱ型特别难精确诊断。2013 年 Okasha 等使用 HCL-32-R2 量表对双相情感障碍进行筛查，有 62％被诊断为单相抑郁的患者有双相情感障碍的可能。来自欧美国家的统计资料显示，1/3 以上患者在首次出现肯定的双相情感障碍临床症状后 1 年内寻求专业帮助，只有 20％的双相情感障碍患者因为抑郁发作在第一年内被诊断为双相情感障碍，其余患者平均要推迟 5～10 年才能被正确诊断，1/3 以上患者甚至需要 10 年以上；69％的双相情感障碍患者被误诊单相抑郁（最常见）、焦虑障碍、精神分裂症、人格障碍和精神活性物质滥用等疾病，被误诊者在咨询平均 4 个医生后才被正确诊断；尽管误诊原因可能是患者未报告躁狂症状，但是半数以上患者认为其原因在于医生缺乏双相情感障碍的知识。

2010 年，中华医学会精神病学分会（CSP）发起双相情感障碍诊断评估现状调查（DASP），在全国 13 家精神卫生机构（6 家综合医院精神/心身科、7 家精神专科医院）纳入 1487 例诊断为抑郁症、并且现按抑郁症治疗方案治疗的住院或门诊成年患者，应用 MINI 重新诊断，结果显示双相情感障碍总体及双相情感障碍Ⅰ型、Ⅱ型被误诊为抑郁症的比例分别为 20.8％、7.9％和 12.8％。国内另一项对综合医院心身科、联络会诊患者的调查发现，双相情感障碍的确诊率仅 16％左右。

双相情感障碍患者接受治疗的情况更加不能令人满意。美国调查显示，双相情感障碍患者发病后平均 10 年才能得到首次治疗，50％以上的现症患者长达 5 年以上未接受过治疗，其中 36％甚至超过 10 年尚未接受治疗。通过分析 2005 年 1 月至 2007 年 12 月美国某商业保险数据显示，22360 名儿童与青少年患者因双相谱系障碍住院 1 次或门诊 2 次及以上，但是在诊断后接受 30 天以上精神药物治疗的患者比例非常低，2005 年、2006 年和 2007 年该比例依次为 0.24％、0.26％和 0.26％。

另一方面，尽管国内外发布的双相情感障碍治疗指南日益增多，但是临床医生采取的治疗方案常与指南不一致。国外调查显示，双相情感障碍治疗选择与指南符合率为 30％～80％，符合率高低与临床表型、病情严重度及指南依从性标准定义有关，尤其双相抑郁治疗方案的选择与指南的符合率明显低于双相躁狂，而疾病程度轻者指南符合率更低。DASP 调查显示，遵从指南治疗的双相情感障碍患者比例非常低，其中 73.5％的患者接受了抗抑郁药治疗。2013 年，中国双相情感障碍协作组在全国 15 家精神专科医院和 11 家综合医院精神科发起双相躁狂路径调查（BIPAS），纳入 3906 例双相情感障碍患者，其中轻躁狂、躁狂或混合发作 2828 例，抑郁发作 1078 例。结果显示，11.1％的轻躁狂/躁狂或混合发作患者药物治疗与加拿大心境与焦虑障碍治疗网络/国际双相情感障碍学会（CANMAT/ISBD）发布的双相情感障碍治疗指南不符合，而双相抑郁患者所用药物不符合率达 50.2％。

3.疾病负担

目前,国际上推行以伤残调整生命年(DALYs)的减少作为疾病负担的指标,它包括期望寿命的减少及有能力的期望寿命的减少。2010年,精神与物质使用障碍的疾病负担约1.84亿,占全球疾病总负担7.4%,较1990年增加37.6%;其中,抑郁障碍位居第一(占40.5%),双相情感障碍位居第六(占7.0%)。据估计,1991年美国双相情感障碍的直接和间接经济损失为450亿美元,2008年上升至710亿美元。据世界卫生组织报道,1990年我国神经精神疾病占疾病总负担的14.2%,加上自杀/自伤则高达19.3%,远高于全球平均水平;预计到2020年神经精神疾病占疾病总负担的比例将升至15.5%,加上自杀/自伤将增加至20.2%,其中双相情感障碍将由1990年第13位上升至第11位。

二、病因和发病机制

病因仍不清楚。大量研究资料提示遗传因素、生物学因素和心理社会因素等都对其发生有明显影响,并且彼此之间相互作用,导致疾病的发生和发展。

(一)危险因素

1.年龄

双相情感障碍主要发病于成人早期。一般而言,双相情感障碍的发病年龄早于抑郁障碍。调查资料显示,双相情感障碍Ⅰ型的平均发病年龄为18岁,而双相情感障碍Ⅱ型稍晚,平均约为22岁。也有研究提出,双相情感障碍发病的高峰年龄在15~19岁。中国双相情感障碍患者诊断评估服务调查(DASP)中发病年龄双相情感障碍Ⅰ型28岁,双相情感障碍Ⅱ型29岁,也明显早于抑郁症(35岁)。综观国内外调查数据,大多数患者初发年龄在20~30岁之间,25岁以前发病更多见,少数患者更早或更晚发病。

2.性别

双相情感障碍Ⅰ型男女患病机会均等,性别比约为1∶1;而快速循环、双相情感障碍Ⅱ型则以女性常见。男性患者多以躁狂发作的形式发病,而女性患者首次发作大多表现为抑郁发作,或者病程中更多出现抑郁发作和混合发作,更易在更年期和产后发作,这种差异可能与包括内分泌系统(如性腺和甲状腺)功能紊乱等多种因素有关。因此,经前期紧张综合征、产后抑郁、闭经或多囊卵巢综合征等是双相情感障碍发病的危险因素之一。

3.地域、种族和文化

与抑郁障碍不同,不同国家或地区、不同的种族与文化背景之间,双相情感障碍的发病率、患病率和表现形式等都非常相似。这些资料强烈地提示,双相情感障碍可能是独立于这些外部环境因素而发病的。近年来,不同国家或地区公布的双相情感障碍流行病学数据差异原因在于调查方法、疾病定义和诊断工具等不同,譬如传统双相情感障碍范畴与广义的双相谱系障碍、定式精神科检查与筛查量表等。

4.季节

部分双相情感障碍患者的发作形式可具有季节性变化特征,即初冬(10～11月)为抑郁发作,而夏季(5～7月)出现躁狂发作。有资料显示,女性患者具有夏季发作高峰的特点,而男性患者缺乏明显的高发季节。

5.社会经济状况

与抑郁障碍多见于社会经济地位较低人群不同,双相情感障碍发病似乎与社会经济状况缺乏明显的关系。但国外有少数调查结果发现,双相情感障碍较多发生在高社会阶层人群中。

6.婚姻及家庭因素

与普通人群相比,双相情感障碍在离婚或独居者中更常见,双相情感障碍患者离婚率比普通人群高3倍以上。一般认为,良好的婚姻关系有可能推迟双相情感障碍的发生,减轻发作时的症状,减少疾病的复发。

7.人格特征

虽然有较多的证据显示人格特质中的神经质对于抑郁的发病有预测作用,但目前仍缺乏证据显示有任何人格特质对于双相情感障碍的发病有影响,仍需要更多的研究。有学者提出,具有环型人格、情感旺盛性人格特征(明显外向性格、精力充沛、睡眠需要少)者易患双相情感障碍。临床上,遇有这类人格特征的患者出现抑郁发作时,应警惕是否属于双相情感障碍,或是否会发展成双相情感障碍,在使用抗抑郁药治疗时应特别注意诱发躁狂发作的可能,以按双相情感障碍处理为宜。

8.代谢综合征

双相情感障碍患者的代谢综合征(MS)共病率是普通人群的1.6～2.0倍,流行病学调查提示代谢异常导致双相情感障碍标准化死亡率提高1.9～2.1倍,代谢综合征也会增加疾病的严重程度和自杀风险。双相情感障碍患者发生代谢综合征的可能原因是不良的生活方式、药物引起体重增加以及共同的病理机制,后者包括遗传因素、胰岛素抵抗和异常激活的免疫炎症信号传导级联等。

9.物质滥用

据2007年美国共病再调查报道,双相情感障碍与物质滥用共病率约42.3%,双相情感障碍Ⅰ型、Ⅱ型及阈下双相与物质滥用的共病率依次是60.3%、40.4%和35.5%。另一项美国酒精与相关疾病的流行病学调查结果显示,共病酒精使用障碍的双相情感障碍患者自杀未遂风险明显增加(OR=2.25),并且更可能共病尼古丁依赖和药物使用障碍。双相情感障碍系统治疗强化方案(STEP-BD)研究证实共病物质使用障碍的双相情感障碍患者更容易从抑郁发作转相至躁狂、轻躁狂或混合发作。共病物质使用障碍也会导致双相情感障碍患者的治疗结局产生不良影响,譬如治疗不依从性增加、发作和住院更频繁、低缓解率和生活质量下降等。

(二)遗传因素

在双相情感障碍的病因中,遗传因素是双相情感障碍最为主要的危险因素,双相情感障碍具有明显的家族聚集性,其遗传倾向较精神分裂症更为突出。

1.群体遗传学研究

群体遗传学研究提示双相情感障碍虽有明显的家族聚集性,但其遗传方式不符合常染色体显性遗传,属于多因素遗传病。中、重度双相情感障碍在人群中的患病率为 $1\%\sim2\%$,而双相情感障碍先证者亲属患病的概率高出一般人群 $10\sim30$ 倍。双相情感障碍先证者和亲属关系的研究表明,血缘关系越近,发病危险性也随之增加,一级亲属患病率远高于其他亲属,并且有早发遗传现象(即发病年龄逐代提早、疾病严重性逐代增加)。由此可见群体遗传因素在双相情感障碍病因中占重要地位。

2.家系研究

遗传倾向调查发现,双相情感障碍的遗传度高达 80%,较之抑郁症的遗传度 40% 高许多。双相Ⅰ型障碍先证者的一级亲属患双相Ⅰ型的可能性较对照组高 $8\sim18$ 倍,患抑郁症的可能性高 $2\sim10$ 倍;而抑郁症先证者的一级亲属患抑郁症的可能性比对照组高 $2\sim3$ 倍,患双相Ⅰ型障碍的可能性高 $1.5\sim2.5$ 倍。随着亲属级别的降低,患病率增高更明显。

研究还发现,50% 的双相Ⅰ型障碍患者的父母至少有一人患有心境障碍。如果父母一方患有双相Ⅰ型障碍,其子女有 25% 的机会患心境障碍;若父母双方都患有双相情感障碍Ⅰ型,其子女患心境障碍的概率为 $50\%\sim75\%$。表明双相情感障碍Ⅰ型患者的家系传递与遗传因素的关系更密切。

3.双生子、寄养子研究

双生子研究显示,同卵双生子的同病一致率($33\%\sim90\%$)较异卵双生子($10\%\sim25\%$)高。寄养子研究显示,患双相情感障碍的寄养子的生身父母的患病率比正常寄养子的生身父母高,而生身父母患双相情感障碍的寄养子患病率比生身父母正常的寄养子要高。寄养于正常家庭的双相情感障碍患者的生身父母双相情感障碍的患病率明显高于寄养父母;寄养于双相情感障碍父母的正常寄养子患病率低于患病父母的亲生子女。Mendlewicz 和 Rainer 调查了 29 例双相情感障碍寄养子的双亲,发现其生身父母中 31% 存在情感障碍,而其养父母中只有 12% 存在情感障碍,提示患病父母的亲生子女即使寄养到环境基本正常的家庭环境中仍具有较高的双相情感障碍发生率,从而间接说明环境因素在双相情感障碍发病中所起的作用不如遗传因素明显。

4.分子遗传学

双相情感障碍连锁分析研究发现在多个染色体上都有可能的致病基因连锁位点,其中有另一项研究重复证实的有 18p11.2、21q22、22q11-13、18q22、12q24、4p16 等染色体区域。候选基因关联分析发现 5-HT 转运体、多巴胺转运体、多巴胺 β 羟化酶基因(DBH)、酪氨酸(TH)基因、单胺氧化酶基因、神经发育相关基因(NRG1)及其受体 ErbB4、成纤维细胞生长因子受体 2(FGFR2)、电压门控钙通道基因 CACNAIC 等存在关联。除此之外,其余定位与双相情感障碍连锁区域内的单胺能神经递质相关的基因在双相情感障碍病因机制中的作用仍不能完全排除,如 $5\text{-}HT_{2A}$(13q14-21)、$5\text{-}HT_{1A}$(5q11.2-q13)、5-HT2c(Xq24)、$5\text{-}HT_6$(1p35-p36)、5-HT7(10q21-24)、DRD4、DRD5、COMT、ZNF804A、BDNF、MIR206 等。

此外,全基因组扫描筛选候选基因,候选基因表观遗传学调控研究成为当前的研究重点与热点。迄今,已经发表上千项有关双相情感障碍候选基因的关联研究结果、涉及的基因众多,但往往受限于诊断不够准确、样本量不够大以及研究对象随意纳入等情况,结果无法重复,缺乏有效结论。

近年来,国内外学者认为双相情感障碍的起病与环境和遗传因素都有关系,是环境和遗传因素共同作用所致,即通过表观遗传学机制起作用。表观遗传学研究环境和遗传因素相互作用的一种机制,指 DNA 的核苷酸系列不发生改变,但基因却发生了可遗传性的改变,主要包括 DNA 甲基化和染色体重塑等。如研究发现双相情感障碍患者外周血单个核细胞的 DNA 甲基化水平表达增高,且升高程度与躁狂严重程度呈正比。

(三)神经递质

迄今,双相情感障碍发病机制可能与中枢神经递质功能异常有关的理论得到学界重视。由于中枢神经递质系统本身非常复杂,且各神经递质之间的相互作用也非常复杂,目前研究认为与双相情感障碍相关的神经递质包括 5-羟色胺、去甲肾上腺素、多巴胺、乙酰胆碱、谷氨酸、γ-氨基丁酸、神经肽。

1.5-羟色胺

脑内 5-羟色胺(5-HT)具有广泛的功能,参与情绪调节、饮食、觉醒-睡眠周期、痛觉、体温、性行为、梦和下丘脑-垂体的神经内分泌活动的调节。双相情感障碍的 5-HT 假说越来越得到认可。该假说认为 5-HT 直接或间接参与调节人的情绪。5-HT 功能活动降低与抑郁发作患者的食欲减退、失眠、昼夜节律紊乱、内分泌功能失调、性功能障碍、焦躁不安、不能应对应激、活动减少等密切相关;而 5-HT 功能增高则与躁狂发作有关。

大量资料提示中枢 5-HT 神经递质的变化和相应受体功能的改变与双相情感障碍的发生有关。比如,双相情感障碍患者尸检中发现脑脊液 5-HT 代谢产物

5-羟吲哚乙酸（5-HIAA）水平低于正常人。双相情感障碍患者血小板上 5-HT 跨膜转运体功能减弱，血小板摄取 5-HT 减少，摄取 5-HT 上调机能减弱。

5-HT 缺乏可能是双相情感障碍（躁狂症状和抑郁症状）的神经生化基础，是易患双相情感障碍的素质标记；但仅有 5-HT 缺乏并不一定导致疾患，需兼有 NE 异常才会表现临床症状。

2. 去甲肾上腺素

脑内的去甲肾上腺素（NE）参与体温、摄食调节，有助于觉醒的维持。研究发现双相抑郁患者尿中肾上腺素代谢产物 3-甲氧-4 羟苯乙二醇（MHPG）较对照组明显降低，转为躁狂症时 MHPG 含量升高；酪氨酸羟化酶（TH）是 NE 生物合成的限速酶，而 TH 抑制剂 α-甲基酪氨酸可以控制躁狂症，导致轻度的抑郁，可使经地昔帕明治疗好转的抑郁症患者出现病情恶化。因此，NE 异常可能是双相情感障碍的状态标记，NE 不足出现抑郁症状，亢进则出现躁狂症状。但也存在与上述矛盾的研究报道。

3. 多巴胺

双相情感障碍的发病可能与多巴胺（DA）系统功能紊乱有关。研究发现某些抑郁症患者脑内 DA 功能降低，躁狂发作时 DA 功能增高。其主要依据：多巴胺前体 L-DOPA 可以改善部分单相抑郁症患者的抑郁症状，可以使双相抑郁转为躁狂；多巴胺激动剂，如 Piribedil 和溴隐亭等有抗抑郁作用，可使部分双相患者转为躁狂；新型抗抑郁药，如安非他酮主要阻断多巴胺的再摄取。研究发现抑郁发作时，尿中多巴胺的降解产物 HVA 水平降低。另有报道，能阻断多巴胺受体的抗精神病药物，可治疗躁狂发作，亦说明心境障碍患者存在 DA 受体的变化。

4. 乙酰胆碱

正常情况下，乙酰胆碱（Ach）能与去甲肾上腺素（NE）能神经元之间存在平衡。当脑内 Ach 能神经元过度活动、NE 能降低，可能导致抑郁；而 NE 能神经元过度活动、Ach 能降低，则可能导致躁狂。主要证据有：毒扁豆碱（胆碱酯酶抑制剂）以及能提高脑内胆碱能活性的药物使正常对照组诱发抑郁、抑郁患者的抑郁症状加重、躁狂患者的躁狂症状减轻；而毒扁豆碱可使正常对照组血浆可的松水平提高、地塞米松抑制试验（DST）阳性、能提高正常人脑脊液中 MHPG 水平，故推测某些患者可能存在 Ach 能与 NE 能的不平衡。

5. 谷氨酸

中枢神经系统中谷氨酸（Glu）是中枢神经系统主要的兴奋性氨基酸。谷氨酸受体分为离子型和代谢型，依据受体拮抗剂不同又可分为 NMDA 受体、AMPA 受体和 KA 受体三类。研究显示双相情感障碍患者谷氨酸能系统的异常，可能与额叶皮质甘氨酸高亲和力，NMDA 受体的下调和局部脑区谷氨酸转化率的改变有关;儿童与青少年双相情感障碍未治疗患者的脑内谷氨酸盐水平明显低于已治疗患者和健康者;锂盐及丙戊酸都能促进脑内谷氨酸释放增加,兴奋 NMDA 受体,导致钙离子内流;抗抑郁药物或 NMDA 受体拮抗剂可以抑制前额叶皮质谷氨酸释放,从而缓解抑郁症状。谷氨酸、NMDA 受体、钙离子通道、钠离子通道实质上构成了神经元之间信号传导的一个功能系统,并与 G 蛋白及 P1 系统有相互间的信号传递。

6.γ-氨基丁酸

γ-氨基丁酸(GABA)是中枢神经系统主要的抑制性神经递质,与谷氨酸系统具有相互制约作用。临床研究发现能提高脑内 GABA 浓度的抗癫痫药如丙戊酸、卡马西平具有抗躁狂作用,可以作为心境稳定药使用,其药理作用可能对脑内 GABA 含量的调控有关。有研究发现,双相情感障碍患者在治疗前其血浆 GABA 水平低于对照组,在治疗后升高。治疗前血浆 GABA 水平低的双相情感障碍患者,在丙戊酸治疗后躁狂症状改善更加显著,但是锂盐治疗的患者则无此相关性。抗抑郁药物及电休克治疗(ECT)也可以提高 GABA-β 受体数目。GABA 受体拮抗剂具有抗抑郁样特性,可能是由于 GABA 受体拮抗剂与 GABA 能、5-HT 能与 NE 能神经系统相互作用的结果。

7.神经肽

神经肽 Y(NPY)是一种含有 36 个氨基酸残基的多肽,广泛分布于哺乳动物中枢神经系统和胃肠道,神经肽 Y 除可收缩血管、升高血压、参与食欲调节外,还与应激反应有关。研究发现实验性抑郁大鼠血浆和部分脑区神经肽 Y 含量同步下降,抗抑郁药物治疗后神经肽 Y 含量显著升高,动物的抑郁行为也随之改善。另外,神经肽 Y 在下丘脑还参与摄食及昼夜节律的调节,在边缘系统参与情绪的整合。神经肽系统在情感障碍的发病机制中并不是独立发挥作用,而是和 5-HT 系统、NE 系统以及 DA 系统相互影响、相互依存,共同参与对情绪的调节,它们之间的具体作用机制目前仍然不清楚,尚需进一步的研究。

(四)神经内分泌

近年来大量研究资料证实某些内分泌改变与双相情感障碍有关。主要涉及下丘脑-垂体-肾上腺轴(HPA)、下丘脑-垂体-甲状腺轴(HPT)及下丘脑-垂体生长素轴(HPGH)的改变。但具体机制尚不清楚,可能是多因素相互作用的结果。

1.下丘脑-垂体-肾上腺轴

下丘脑-垂体-肾上腺轴(HPA)是指从下丘脑发动至糖皮质激素合成的神经内分泌支配轴。众多研究提示 HPA 轴与抑郁发作之间有密切关系。抑郁症和双相情感障碍患者的 HPA 轴活性增高,包括中枢促肾上腺皮质激素释放激素、垂体促肾上腺素皮质激素和肾上腺糖皮质激素。抑郁发作患者 HPA 活动过度,具体表现在地塞米松抑制试验(DST)中出现脱抑制和血浆基础皮质醇水平增高这两个方面,DST阳性率非常高,但是在单相抑郁与双相抑郁患者中均为50%左右,两者间差异没有显著性,而且在其他精神障碍的患者中也有较高阳性率。

2.下丘脑-垂体-甲状腺轴

多数研究发现,双相情感障碍患者中TSH对TRH的反应增强,血浆基础TSH浓度升高。双相情感障碍患者还有其他的下丘脑-垂体-甲状腺轴(HPT)异常,包括TSH对TRH的反应钝化,血浆TSH浓度夜间峰值钝化或缺失,抗甲状腺微粒体抗体或抗甲状腺球蛋白抗体的出现率也较高。抗甲状腺素抗体并非锂盐治疗后产生,但锂盐能加速该抗体的形成。

甲状腺功能减退与临床上部分双相情感障碍患者抑郁和躁狂的快速转换有关,也有报道伴有快速循环发作的双相情感障碍患者较无快速循环发作的双相情感障碍患者而言,甲状腺功能减退的发生率更高,此部分患者用甲状腺激素治疗可能有效。部分双相情感障碍患者,尤其是女性及难治性患者存在甲状腺功能低下。据统计,18%~25%抑郁发作患者有不同程度的甲状腺功能减退,9%~20%抑郁发作患者抗甲状腺抗体水平增高。由于疾病长期反复发作可能导致神经内分泌调节功能改变,反过来又加重疾病本身,从而形成恶性循环。

3.下丘脑-垂体-生长素轴

研究发现,情感障碍与下丘脑-垂体-生长素轴(HPGH)的关系体现在双相抑郁发作和精神病性抑郁发作患者中生长素(GH)对地昔帕明的反应降低,部分患者GH对胰岛素的反应也降低,而在躁狂发作患者身上发现GABA激动剂巴氯芬可以激发的GH明显分泌的情况,而此种情况在抑郁症患者中不存在。尽管以上证据表明双相情感障碍患者GH调节不正常,但目前其中的具体机制仍不清楚。

(五)生物节律

生物节律紊乱是双相情感障碍的病因机制之一。社会授时因子理论指出,生活事件可以扰乱授时因子,影响生物节律,从而导致情绪症状的出现。内部激发理论指出,双相情感障碍患者的生物节律系统较健康个体敏感,容易受到外界影响而紊乱,而紊乱后的体内生物节律可增强授时因子理论中生物节律的紊乱,进而共同引起情绪症状。

Malkoff-Schwartz等人进行了大量的研究,发现与正常对照组相比,双相情感障碍患者在发病的前8周经历的社会生物节律紊乱(SRD)事件更多,并且至少经历一件SRD的比例远高于对照组(55%与10%)。组间比较还发现,在躁狂组SRD事件与疾病发作相关,研究提示SRD事件的8周的时间窗可能促发躁狂,而对抑郁没有该作用;作者还认为SRD事件与躁狂相关可能是因为躁狂更受社会生物节律的影响。但由于研究的样本量比较小,故该结论仍需谨慎看待。2000年,

Malkoff-Schwartz 进一步深化了研究,他们比较了正常对照和心境障碍患者 8 周和 12 周的 SRD。患者组分为 4 组,分别为双相躁狂(21 例)、双相抑郁(21 例)、双相快速循环(24 例)以及单相抑郁(44 例)。组间比较发现躁狂患者在发作前经历更多的 SRD 事件,这与先前的结果一致。而 20 周的结果与 8 周结果的差异没有统计学意义。

双相情感障碍患者存在各种生物节律的改变。躁狂或抑郁发作时,患者出现睡眠规律改变(躁狂发作时,睡眠需要量减少,睡眠总时长减少;抑郁发作时,睡眠总时间、入睡时间延长,而有效睡眠减少,呈现片段睡眠,睡眠质量差)。除了睡眠规律改变外,双相情感障碍患者还存在饮食规律改变(食欲减退)、兴趣活动改变(活动增大或减少),并有心率、血压、脉搏、血清皮质醇、甲状腺素、褪黑素水平等改变。且上述改变在双相情感障碍缓解期仍可能有不同程度的体现。

双相情感障碍的生物节律紊乱可能与某些生物钟基因的结构和功能有关。双相情感障碍的不同发作期,生物钟相关基因的表达水平可能不同。如 Novakova 等研究发现躁狂发作患者时,颊黏膜 Per1 和 NR1D1(REV-ERB-α)基因表达较抑郁发作患者高。

并且,生物钟基因的结构和功能与锂盐的疗效相关。如 NR1D1(REV-ERB-α)基因的结构和功能与锂盐疗效和作用机制有关。2014 年,Cell 杂志发表研究:当敲除小鼠 NR1D1(REV-ERB-α)基因或药物抑制 NR1D1(REV-ERB-α)功能,小鼠将出现类似躁狂发作的表现。而 2006 年,Science 杂志所发表研究发现锂盐可以抑制控制昼夜节律的酶 GSK3,而 GSK3 会抑制小鼠和人类细胞中受体 NR1D1(REV-ERB-α)受到破坏,从而让 BMAL 和 CLOCK 基因得以活化。同样,细胞培养研究发现锂盐能降低 NR1D1(REV-ERB-α)的表达。

(六)神经可塑性与神经营养

双相情感障碍与多种生物学改变有关,其中神经可塑性研究越来越受人关注。神经可塑性或脑可塑性就是指中枢神经系统(CNS)在形态结构和功能活动上的可修饰性。即指在一定条件下 CNS 的结构和机能,能形成一些有别于正常模式或特殊性的能力。

神经营养失衡假说与神经可塑性密切相关。脑源性神经营养因子(BDNF)属于神经营养素家族,BDNF 与酪氨酸激酶 B(TrkB)结合,激活参与神经营养因子作用的信号转导途径,对发育过程中神经元的存活、分化以及成年神经元的存活、功能起重要作用。不少抗抑郁药物、电休克治疗和丙戊酸、碳酸锂等心境稳定药等均可以增加神经元的可塑性,从而产生神经保护作用。动物模型或尸脑研究发现,前额叶皮质、海马等关键脑区 BDNF 水平下降与抑郁发作、双相情感障碍均有关,心境稳定药、抗抑郁药物或电休克治疗能选择性上调关键脑区 BDNF 基因表达水平,从而调控神经元的生长、发育、轴突生长及新神经元连接的形成,逆转或阻断神经元萎缩及细胞凋亡,增强中枢神经元可塑性。

心境稳定药增加神经元可塑性可能与调控神经元内信号转导通路的变化有关。

1.磷酸肌醇-蛋白激酶-C 环路

心境稳定药可抑制磷酸肌醇-蛋白激酶 C 通路。锂盐和丙戊酸盐可以减少肌醇向胞内转运;同时锂盐作为肌醇磷酸酶的非竞争抑制剂,可阻止三磷酸肌醇转化为肌醇,从而影响了蛋白激酶 C 信号传导通路。

2.Wnt 信号通路

心境稳定药通过作用于 Wnt 信号通路提高神经元可塑性。Wnt 可激活散乱蛋白(Dsh),后者能抑制糖原合成激酶(GSK-3β)和蛋白激酶 A,GSK-3β 可以磷酸化 β-链蛋白,使其降解。锂盐通过抑制 GSK-3β 提高 β-链蛋白水平,产生抗凋亡效应,并通过 T 细胞因子/淋巴增强因子 1Tcf/Lef-1 刺激轴突生长。丙戊酸盐和其他抗惊厥药,也通过抑制 GSK-3β 或诱导 β-链蛋白来抗凋亡。

3.神经营养因子下游信号传导通路

心境稳定药可影响神经营养因子信号传导通路。脑源性神经营养因子(BDNF)信号传导通路可能参与电休克治疗和心境稳定药治疗的作用机制。

(七)神经免疫

双相情感障碍共病率高是一个不争的事实,尤其是代谢和自身免疫性疾病。临床研究发现近 50% 双相情感障碍患者至少共病一种疾病,而这些疾病多为心血管疾病、糖尿病、血脂异常、肥胖、胰岛素抵抗等与免疫功能紊乱有关的疾病。因此,神经免疫功能紊乱被认为是双相情感障碍与上述疾病共病的主要机制。且一些自身免疫性疾病,如银屑病、克隆氏病、格林巴利综合征、自身免疫性肝炎、自身免疫性甲状腺炎、多发性硬化、类风湿性关节炎、系统性红斑狼疮等患者,共患双相情感障碍的患病率高于普通人群。

双相情感障碍患者存在免疫相关基因多态性、基因表达、促炎症因子上升、抗炎因子下降等改变。且炎症因子水平的改变在双相情感障碍的急性期和缓解期都存在不同程度异常,并可能与症状特征、病程、认知功能水平、治疗应答和预后相关。如研究发现双相情感障碍患者在躁狂急性期血浆 IL-23 和 TGF-β_1 水平显著高于正常对照组,治疗 8 周后,临床治愈患者的血浆 IL-23、TGF-β_1、TNF α 以及 IL-17 水平均较基线显著下降。

目前,有关双相情感障碍的免疫功能失调假说主要认为双相情感障碍患者存在自身免疫功能失调现象,且激活状态与其严重程度、复发、预后、共病以及药物疗效等相关。但自身免疫功能失调可能并非病因,而只是起病后神经损伤的发展机制。双相情感障碍急性发作后,启动炎症反应信号和小胶质细胞活化,从而诱导细胞因子和炎症物质活化,改变或损伤神经元和突触,影响神经突触传递。经历多次病情反复后,免疫系统的负反馈机制将被抑制,从而产生系统毒性作用,导致大脑功能的不稳定,对外界应激事件更加敏感,引起情绪不稳定和认知功能损伤。

(八)心理社会因素

研究发现,负性生活事件会增加双相抑郁发作,而某种类型的负性及正性生活事件则会增加双相躁狂发作。但绝大部分这些研究很难证实引起疾病发生的这些心理社会因素与该疾病发展有关。也就是说,在疾病发展过程中,生活应激事件与情绪之间的关系到底是持久的,还是多变的。发展精神病理学观点强调基因、神经生理、应激及心理因素之间这种相互作用关系在疾病进展过程中起着重要作用。

(九)神经影像

近年来,双相情感障碍的神经影像学的研究进展非常快,相关研究结果对探索双相情感障碍的发病原因及其致病机制提供了重要的生物学证据。双相情感障碍的神经影像学检查技术包括结构性影像学和功能性影像学技术,前者包括计算机体层摄影术(CT)和磁共振成像(MRI),后者包括单光子发射计算机断层扫描(SPECT)、正电子发射计算机扫描(PET)和功能性磁共振成像(fMRI)、磁共振波谱(MRS)和弥散张量成像(DTI)等。前者主要反映脑部结构的形态学改变,而后者还可以显示脑功能状态的变化,可以通过检测局部脑血流、脑葡萄糖代谢、受体的功能状态、脑组织耗氧情况、脑组织生化代谢和神经纤维传导等来反映大脑的精神活动。虽然目前的研究结果仍不尽一致,但根据目前现有的研究结果,双相情感障碍的影像学改变主要涉及额叶、基底节、扣带回、杏仁核、海马等与认知和情感调节关系较密切的神经环路的损害,也涉及以上脑功能区皮质下白质的微观结构改变,这些改变可能是导致皮层和皮层下连接损害和脑功能连接损害,最终导致双相情感障碍的临床症状发生。

1.结构影像

双相情感障碍患者的大脑结构异常主要包括前额叶、边缘系统前部和中部脑区局部灰质的容积减少及白质结构变化,非特异性的脑室扩大,白质高信号增加等异常表现,发病年龄早的患者表现往往更为明显。碳酸锂对双相情感障碍患者大脑结构改变有显著作用,可以增加内侧颞叶和前扣带回的容积,但药物对局部大脑结构的具体作用机理尚未明确。Bora 等对双相情感障碍灰质异常研究进行了Meta 分析,提示双相情感障碍患者存在左侧前扣带回皮质、右侧额叶-岛叶皮质的灰质减少,在疾病的早期阶段额叶-岛叶皮质异常不明显,而慢性患者中病程长的患者与基底神经节、前扣带回亚属和杏仁核的灰质增加存在相关性;而锂盐治疗可以逆转前扣带回灰质体积减小。Ellison-Wright 等 Meta 分析也表明,双相情感障碍患者的灰质减少部位为前扣带回和双侧岛叶,而精神分裂症患者则表现为额叶、颞叶、扣带回和岛叶皮层、丘脑的广泛下降,两者存在一定的重叠。DePeri 等 Meta 分析也支持双相情感障碍与精神分裂症之间脑结构异常存在重叠,总体上两者的首发患者都表现灰质和白质体积减小、侧脑室扩大,并且双相情感障碍患者白质体积减小更明显,而精神分裂症患者灰质体积减小和侧脑室扩大更明显。

2.功能影像

PET/SPECT 研究虽然结果各不一致,但是总体上显示双相情感障碍抑郁发作时全脑血流/代谢弥漫性降低,以额叶和前扣带回更为明显;而躁狂发作时全脑血流增加和代谢亢进的倾向。在受体水平,额叶、基底节部位的 D_2 受体结合状态和分裂症类似,在非精神病性双相情感障碍患者和健康者之间无差异,但在伴有精神病性症状的双相情感障碍患者存在 D_2 受体结合过度,与精神分裂症患者一致。

大多数 fMRI 研究结果显示,与情绪调节相关的皮质-边缘系统通路(包括前额叶皮质部分、前扣带皮质、杏仁核、丘脑和纹状体等)过度激活可能最终导致了双相情感障碍的情感症状发作,故有学者据此提出双相情感障碍前边缘系统过度激活模型的假说。

多数 MRS 研究显示双相情感障碍患者前额叶皮质 N-乙酰天门冬氨酸(NAA)浓度减低,有研究虽不支持该结论但发现基线 NAA 浓度可以预测药物疗效;也有研究发现双相情感障碍患者前额叶皮质的脂质水平和谷氨酸/谷氨酰胺水平增高。

DTI 研究发现双相情感障碍患者前额白质纤维束结合性降低,皮质与皮质下神经纤维功能连接异常。

综上,双相情感障碍的影像学改变主要涉及额叶、基底节、扣带回、杏仁核、海马等与认知和情感调节关系较密切的神经环路损害,也涉及这些脑功能区皮质下白质的微观结构改变,从而出现皮层和皮层下连接损害和脑功能连接损害,最终导致双相情感障碍的情感症状发作。

(十)神经生理

1.神经细胞信息传递系统功能异常

研究发现,双相情感障碍患者存在鸟苷酸结合蛋白(G 蛋白)活性异常增强,可能意味着 G 蛋白高活性是双相情感障碍的一种素质标记,也可能是一种功能状态,表现为躁狂患者 Gp 蛋白活性增强,而抑郁患者 Gs 功能亢进。碳酸锂对 Gp、Gs 两种蛋白均有抑制作用,这可能是碳酸锂对双相情感障碍躁狂发作和抑郁发作都有治疗作用的机制。而拉莫三嗪可能是通过下调 $5-HT_{1A}$ 介导的腺苷酸环化酶活性起抗抑郁和稳定心境的作用。

另有研究发现双相情感障碍患者存在细胞内 Ca^{2+} 释放活动增加,未经治疗的双相抑郁患者细胞内的 Ca^{2+} 水平明显高于单相抑郁患者,但治疗后双相情感障碍患者的 Ca^{2+} 水平与健康对照无差异,由此推断认为细胞内 Ca^{2+} 水平升高可能是双相情感障碍的状态性标志。

2.点燃及敏感作用假说在双相情感障碍发病及复发或循环发作中的意义

许多双相情感障碍患者在遭遇精神创伤如考试失败、失恋、失业等之后发病,或者这些生活事件等应激因素导致病情恶化或引起疾病复发。1992 年 Post 提出了心境障碍点燃假说。该假说的理论基础是指,重大的心理社会应激因素在心境障碍发病起始阶段有着至关重要的作用。而这种点燃假说的提出正是运用发展精神病理学观点来解释应激和情感障碍之间存在着变化关系。另外,行为敏感性在疾病的复发、快速循环研究中也较为常见,有的学者在点燃假说基础上提出了敏感作用假说这一概念,另有学者认为无论是双相抑郁还是单相抑郁发作,之前住院治疗的次数可以高度预测之后疾病复发的可能性。在点燃效应模型中存在应激敏感作用这一元件,假说认为对应激源的敏感性可以促使双相情感障碍疾病的初发及快速循环,可以看出,点燃假说与敏感作用理论基础具有同源性。

但点燃假说及之后的敏感作用至今并未得到一致的认可,当然原因是多方面的,如样本量的选取及研究方法的局限与不同。另外双相情感障碍相关研究存在着与单相抑郁研究一样的不足之处,也就是说已有的这些研究更多是着重于生活应激事件的频率,而忽视了应激事件本身所产生的影响问题。相信,对这一理论的肯定还需要更多更完善的相关研究来加以证实。

(十一)神经认知

随着双相情感障碍神经影像学研究的兴起,神经认知研究逐渐引起学界关注。截至目前,虽然国内已有部分研究显示出双相情感障碍患者存在某些特征性认知功能损害,但鉴于疾病的复杂性,这些结果尚不足以得出确切结论,尤其在与其他精神障碍的鉴别方面,结论并非一致。双相情感障碍可能存在着广泛的认知功能损害,且急性发作期的广泛认知功能损害可持续至缓解期。此外,也有研究从认知遗传学角度对双相情感障碍Ⅰ型认知功能与 G72 基因 rs947267 多态性关联进行了研究,结果显示稳定期双相情感障碍Ⅰ型患者存在注意、记忆和执行功能损害,未发现 G72 基因 r9947267 多态性与双相情感障碍Ⅰ型存在关联,但该基因多态性与某些认知功能可能存在关联。

三、临床表现

除精神运动迟滞、嗜睡以及个别病例出现典型木僵以外,双相障碍抑郁相的症状和单相抑郁相似。

双相躁狂的典型心境是情绪高涨,但易激惹,敌意以及脾气暴戾也并不鲜见。

躁狂患者一般都兴高采烈,浮夸奢华,服饰艳丽;采取居高临下的态度,语速快,语言滔滔不绝。他们相信自己处在最佳的精神状态。由于缺乏自知,精力过分充沛,患者可处于危险、冲动的状态。

精神运动性兴奋使患者体会到思维像在赛跑,医生则可观察到患者的意念飘忽,如果很严重的话,很难与精神分裂症的思维散漫相区别。患者的注意易随境转移。思维和活动的境界都很开阔,进而发展为夸大观念甚至达到妄想的程度,有些患者相信自己正得到外界的帮助。幻听和幻视也有发生。睡眠需要常明显减少。躁狂患者不知疲倦,活动过度,行为轻率不顾风险。病情达到极端时,患者的精神运动行为疯狂,以致在情绪和行为之间没有可以理解的联系;这种无意义的激越状态被称作谵妄性躁狂,和抑郁性木僵成为两个极端。在当今的精神科实践中谵妄性躁狂已很少见到,因患者可死于体力衰竭,所以谵妄性躁狂成为医学上的急诊。

混合状态兼有抑郁和躁狂(或轻躁狂)症状,以此区别于单相障碍。最典型的例子包括:在躁狂症的高峰期暂时转为哭泣,或在抑郁阶段发生思维赛跑现象。双相障碍患者中至少有 1/3 的人,其全部病情发作,或发作中一部分时间,呈现这种混合状态。普遍表现为情绪激动、烦躁不安、哭泣、严重失眠、思维加速、夸大、精神运动性激越、自杀意念、被害妄想,幻听、犹豫不决和意识模糊。这些表现又称焦虑性躁狂,亦即以抑郁症状为主导的躁狂症。女性和有抑郁气质的人常易罹患焦虑躁狂。滥用酒精或镇静催眠药物可引起或加剧这种混合状态。

抑郁混合状态的表现主要为迟发性的严重抑郁发作中兼有轻躁狂或情感高涨特征。因抗抑郁药会引起持续数月的亚急性、易激惹的抑郁状态,所以会使病情恶化,临床表现包括激惹、迟滞背景下的语言压力、极度疲乏、惊恐发作、顽固性失眠、性欲上升、真实抑郁痛苦的做作表现,极端者甚至有强迫性的自杀意念和冲动。处于抑郁混合状态的患者以及焦虑性躁狂症患者自杀的可能性很大,对此有必要进行专门的临床管理。

四、诊断与鉴别诊断

(一)诊断标准

双相障碍的诊断需符合两条标准:本次发作符合上述某种发作的标准;既往至少有过一次其他情感障碍发作。如本次为某种类型的抑郁发作,则既往需有至少一次轻躁狂、躁狂或混合性情感障碍发作。

(1)双相障碍,目前为轻躁狂发作。

(2)双相情感障碍,目前为不伴有精神病性症状的躁狂发作。

(3)双相情感障碍,目前为伴有精神病性症状的躁狂发作

①与心境相协调的精神病性症状。

②与心境不协调的精神病性症状。

(4)双相情感障碍,目前为中度或轻度抑郁发作

①不伴躯体症状。

②伴有躯体症状。

(5)双相情感障碍,目前为重度抑郁发作,不伴精神病性症状。

(6)双相情感障碍,目前为重度抑郁发作,伴有精神病性症状。

(7)双相情感障碍,目前为混合状态

①本次发作以轻躁狂、躁狂和抑郁症状混合或迅速交替(即在数小时内)为特点。

②至少在2周期间的大部分时间内躁狂和抑郁症状必须同时突出。

③既往至少有过一次确定无疑的轻躁狂或躁狂发作、抑郁发作混合性情感发作。

(8)双相情感障碍,目前为缓解状态

①目前状态不符合任何严重度的抑郁或躁狂发作的标准,也不符合任何一种其他的情感障碍标准(可能因为在接受降低复发危险的治疗)。

②既往至少有过一次确定无疑的轻躁狂或躁狂发作,同时外加至少一种其他的情感障碍发作(轻躁狂或躁狂、抑郁或混合性发作)。

(二)鉴别诊断

1.躯体疾病

可能与躁狂、抑郁发作有关的躯体疾病种类众多,临床上主要依据病史、体格检查和实验室检查,以及精神症状与躯体疾病的发生、发展和转归之间的关系加以鉴别。此外,某些躯体疾病的治疗药物也可诱发躁狂或抑郁发作。

2.物质或酒精滥用所致精神障碍

物质或酒精滥用可诱发类似混合发作的症状。主要依据病史资料和精神活性物质定性进行鉴别。

3.精神分裂症

在严重躁狂发作期与精神分裂症的鉴别有一定的困难。与精神分裂症相比,躁狂发作常急性起病并快速进展,患者的情绪反应与周围环境具有一定的联系,与内心体验相一致,且富有感染力;一般来说,思维内容不荒谬、具有一定的现实性和可理解性,多有相一致的情绪背景;若伴有精神病性症状,则其出现在情绪症状的高峰阶段,持续时间较短,经过治疗后较快消失;间歇期社会功能保持相对完好,多无残留症状;半数患者有心境障碍家族史。

木僵状态常出现在严重抑郁发作阶段,此时与精神分裂症紧张型颇难鉴别,但抑郁性木僵往往是逐渐发生的,之前常有抑郁情绪,木僵往往是不完全的,罕见有

大小便无法自理、肌张力增高、蜡样屈曲和空气枕头等症状,也不伴有精神紧张性兴奋。仔细观察时还可以发现患者的眼神往往与检查者保持一定的交流,或者眶中含泪,或者对情感刺激保持一定的反应,而且木僵一旦解除,其情绪低落的抑郁特征便暴露无遗,与精神分裂症的淡漠和精神病性症状为主的特征形成对照。

4.注意缺陷与多动障碍(ADHD)

青少年期双相障碍躁狂发作应与ADHD相鉴别,因为两者都有活动过多、行为冲动等表现。但后者发病年龄早,一般开始于儿童期,病程为慢性病程而非发作性,没有相对明确的开始和结束,无情绪高涨和精神病性症状等特征。

5.经前期紧张症

经前期紧张症的焦虑、情绪不稳、易激惹与躁狂或抑郁的前驱期症状类似。鉴别要点是症状的时限性,即与月经周期有明确的关系,且随着月经的来潮而自发缓解。

五、治疗

自2010年《双相障碍诊断与治疗手册》出版后,在临床上关于双相障碍的诊断与治疗出现了许多重要进展,这促使临床医生将新的研究成果加以整合,并将其应用于临床实践。近期最重要的诊断进展是DSM-5于2013年成功出版,目前已经完全取代了2000年出版的DSM-Ⅳ-TR。

一项关于双相障碍治疗的综述显示,近年来双相障碍的药物治疗进展一直较为稳定。与21世纪头10年中期的药物研发速度相比,虽然药物相关研究在21世纪头10年末期到第2个10年的初期发展速度缓慢,但新的药物治疗方案仍处于不断发展的状态。确实,在2009年到2013年期间,FDA批准了一大批双相障碍的单药治疗或药物联合治疗方案,如阿塞那平单药以及与锂盐或丙戊酸盐联合治疗用于治疗急性躁狂发作(DSM-Ⅳ-TR)和混合发作;利培酮长效针剂单药治疗以及与钾盐或丙戊酸盐联合治疗,齐拉西酮与锂盐或丙戊酸盐联合治疗,阿立哌唑与锂盐或内.戊酸盐联合治疗,用于双相障碍的巩固治疗;鲁拉西酮单药治疗以及联合治疗用于双相障碍Ⅰ型抑郁发作。此外,2014年奥氮平与氟西汀联用治疗双相障碍Ⅰ型抑郁发作的适用人群,也从成人扩展到儿童和10~17岁青少年人群。2012年,FDA批准洛沙平用于双相障碍Ⅰ型的治疗。表5-1列出了FDA批准的双相障碍的治疗药物。

表5-1　FDA批准的双相障碍药物治疗方式及其最初审批通过的时间

急性躁狂发作	双相障碍,抑郁发作	双相障碍,持续状态
1970,锂盐[P]	2003,奥氮平＋氟西汀[*P]	1974,锂盐[P]

急性躁狂发作	双相障碍,抑郁发作	双相障碍,持续状态
1973,氯丙嗪	2006,喹硫平 XR(2008)	2003,拉莫三嗪
1994,丙戊酸钠 ER(2005)	2013,鲁拉西酮*	2004,奥氮平
2000,奥氮平*P		2005,阿立哌唑*P
2003,利培酮*P		2008,喹硫平 XR
2004,喹硫平 XR(2008)*P		(增效剂)
2004,齐拉西酮		2009,利培酮 LAI*
2004,阿立哌唑*P		2009,齐拉西酮
2004,卡马西平 ERC		(增效剂)
2009,阿塞那平*		

注:ER、XR 代表缓释剂(括号中为 FDA 审批通过时间);ERC 代表缓释胶囊;LAI 代表长效针剂

P:代表儿童与成人通用(详见表 5-1 儿童双相障碍药物审批通过时间)

*:代表联合用药(与锂盐和丙戊酸盐联用)和单药治疗

近年来,多中心的安慰剂随机双盲对照试验对大量的药物治疗方案进行了疗效评估,包括:齐拉西酮单药或药物联合治疗(与锂盐、丙戊酸钠或拉莫三嗪联合),奥氮平单药治疗,以及莫达非尼药物联合治疗{在全部的 3 项研究中联合使用锂盐、丙戊酸盐、拉莫三嗪和(或)奥氮平、利培酮、阿立哌唑,或齐拉西酮[仅限与锂盐和(或)丙戊酸盐联合],仅在第 3 项研究中与喹硫平联合}对于双相障碍抑郁发作的治疗效用;卡利拉嗪单药治疗,盐酸齐拉西酮胶囊与锂盐或丙戊酸盐联合治疗,帕利哌酮单药或与锂盐和丙戊酸盐联合治疗,对躁狂发作的治疗效用;此外,还评估了帕利哌酮单药以及阿立哌唑与拉莫三嗪联用预防双相障碍复发的效果。

此外,越来越多的证据表明,针对谷氨酸能神经系统的干预能够迅速缓解抑郁症状,如联合应用氯胺酮以及对难治性抑郁患者实施深部脑刺激治疗。但是截至 2015 年上半年,这些干预措施仍是仅局限于作为临床研究而非临床应用。最近一篇关于双相障碍治疗方案的综述显示,联合心理治疗目前处于不断发展的状态。

(一)双相障碍在 DSM-5 中的重要改变

在 DSM-5 中关于双相及其相关障碍的 3 个重大变化如下:①加入了"伴混合特征"的躁狂、轻躁狂以及重性抑郁发作的概念;②如果患者在接受抗抑郁药物治疗期间,或停药后持续存在躁狂或轻躁狂症状,可以依此做出躁狂或轻躁狂发作的诊断;③加入了"伴焦虑痛苦"的躁狂、轻躁狂,以及重性抑郁发作的概念。这 3 种变化都值得进一步的讨论。

1.关于混合症状更具有包容性的诊断方法

DSM-5 纳入了一组新的"伴混合特征"的躁狂、轻躁狂以及重性抑郁发作的概念。因此,DSM-Ⅳ-TR 中的混合发作的概念已经被 DSM-5 中新描述的混合特征所替代了。DSM-5 的情感障碍工作组认为,任何在抑郁和躁狂发作过程中所共同具有的症状都不应当成混合发作的证据,所以所谓的"重叠"症状,诸如注意力不集中、易激惹,以及精神运动性兴奋都不应被包含在混合发作的症状之中。

因此,

在 DSM-5 中,只有那些抑郁和躁狂发作中"不重叠"的症状,才可以被当成"具有混合特征"发作的证据。但是,这一解释也遭到了部分学者的质疑。

DSM-5 中做出"伴有混合特征"这一说明的相关诊断至少需要 3 种上面提到的所谓"不重叠"的症状。在重性抑郁发作期,出现两个躁狂发作症状,便可以做出双相障碍和混合状态的诊断。但是也有人提出,需要 3 种以上另一种相发作中存在的症状才可以做出混合状态的诊断。至少具备 3 个"不重叠"的症状可能并不足以涵盖所有的情况,因为在鉴别混合发作和单相抑郁发作诊断的时候,其所需的仅是某些低阈值的特征性症状。一些研究者认为,虽然 DSM-5 对于"混合特征"的诊断标准比 DSM-Ⅳ-TR 中相应的标准有了一定程度的放宽,但是仍有局限性。因此,有研究者提出了另外一些更有实践意义的诊断方式:①接受"重叠"症状作为混合发作的一部分;②将另一发作相的特征性症状的数量从 3 种减到 2 种甚至 1 种。

相对于 DSM-Ⅳ-TR 来说,DSM-5 放宽了对混合发作的诊断标准,前者仅将混合发作(即躁狂发作与重性抑郁发作同时存在)纳入诊断。而 DSM-5 包含了以下几种不符合 DSM-Ⅳ-TR 混合发作诊断标准的情况:①伴有亚临床抑郁症状的躁狂发作(即混合性躁狂发作);②伴有抑郁发作或亚临床抑郁症状的轻躁狂发作(即混合性轻躁狂发作);③伴有亚临床情绪高涨症状的抑郁发作(即混合性重性抑郁发作)。以上这些情况在非 DSM 的诊断体系当中,常被称为"混合性抑郁发作",不仅可以出现于双相障碍的病程中,也可以发生在单相抑郁中。

DSM-5 规定,一旦出现躁狂发作与重性抑郁共同发作(例如 DSM-Ⅳ-TR 中的混合发作)即可以做出混合性躁狂发作的诊断(而不是混合性抑郁发作的诊断)。因为通常认为躁狂比抑郁更为严重。但与之相反的是,DSM-5 中并没有规定伴有抑郁发作的轻躁狂发作状态可以被诊断为混合性轻躁狂发作(这与之前的标准及公众期望均不相符)或(与某些研究者和临床医生的期望一样)诊断为混合性抑郁发作。从我们的观点来看,将这一类发作情况称为混合性轻躁狂发作可能在某种程度上是有好处的,至少可以让人们意识到为何标准化的抗抑郁药治疗没有达到其应有的疗效(例如患者仍是持续抑郁)和(或)耐受性(例如情绪高涨的情况进一步恶化)。反过来,如果将此类发作称为混合性重性抑郁发作也可能在其他方面有一定的优势,至少可以让人们更多地关注重性抑郁发作的症状,毕竟抑郁发作比轻躁狂发作要严重得多。

DSM-5 未明确提出应当如何诊断伴有抑郁症状的轻躁狂发作,这一点使得临床医生能够根据患者的表现做出相对较为灵活的诊断,或诊断为混合性轻躁狂发作,或诊断为混合性重性抑郁发作,都依据患者的症状表现而定。举例来说,对于伴有轻躁狂发作和抑郁发作,且在抗抑郁药治疗期间出现过药源性躁狂的双相障碍Ⅰ型的患者来说,更适合做出混合性轻躁狂发作的诊断,以便于首先考虑使用抗躁狂药物治疗,而避免过度应用抗抑郁药物。另一方面,对于表现为重性抑郁发作伴有轻躁狂发作,且既往抗抑郁药物疗效及耐受性均比较理想的双相障碍Ⅱ型患者来说,则更适合被诊断为混合性重性抑郁发作,这样的诊断更有利于抗抑郁药物和抗躁狂药物的使用和进行严密的观察。

从以下几个角度来说,DSM-5 引入混合性抑郁发作(即伴有混合特征的抑郁发作)的概念,比引入混合性躁狂或轻躁狂发作等概念更具有实际意义。首先,混合性抑郁发作包含了单相抑郁和双相障碍的患者,而混合性躁狂和轻躁狂发作仅包含双相障碍的患者(而不包含单相抑郁患者)。其次,将混合性抑郁发作的患者纳入单相抑郁发作患者之中,与双相谱系障碍的概念是一致的,即以连续变化的情感维度进行分型,依次划分为双相障碍Ⅰ型、双相障碍Ⅱ型、其他特定或非特定的双相障碍(在 DSM-Ⅳ-TR 中被称为非特定双相障碍)、混合性单相抑郁发作、纯粹的单相抑郁发作。再次,混合性抑郁发作与单相抑郁发作有不同的治疗模式,与单相抑郁发作相比,抗抑郁药物对于混合性抑郁发作的患者可能疗效不佳,或耐受性较差。它是完全独立于抑郁相和躁狂相之外的一种发作类型(即其既不属于双相障碍,也不属于单相抑郁发作)。

2.更多抗抑郁药物所致情绪高涨的相关内容

DSM-5 认为,如果在使用抗抑郁药治疗后出现躁狂或轻躁狂发作,且其持续时间超过药物应有的生理效应的话,就可以做出躁狂或轻躁狂发作的诊断,且这些证据也足以做出双相障碍Ⅱ型(如果患者也出现过重性抑郁发作)或Ⅰ型的诊断。而 DSM-Ⅳ-TR 中的相关内容则正好相反,DSM-Ⅳ-TR 将抗抑郁药物使用期间出现的情绪高涨表现认定为继发性躁狂,且并不将其纳入原发性双相障碍的诊断当中。DSM-5(去除了原发性.继发性等术语)则认为此类发作是双相障碍的诊断依据,而不是仅仅将其看作亚临床或药源性的现象。因此,对于双相障碍的内容及诊断而言,DSM-5(将持续存在的抗抑郁药物所致躁狂或轻躁狂纳入双相障碍的诊断)比 DSM-Ⅳ-TR(将抗抑郁药物所致躁狂或轻躁狂看作药源性异常)更具有包容性。以数据为基础的 DSM-5 始终认定药源性躁狂也应被纳入双相谱系障碍当中,而不应仅仅被看作治疗中偶然出现的不良反应。但是这一结论也受到了质疑,因为其信度存在一定的局限性,在临床中很难确定患者的情绪高涨症状的持续时间是否超过药物应有的生理效应。如果去掉"持续时间超过药物应有的生理效应"这一定语的话,这一信度的局限性将得到完美解决,并且这一改变可能进一步推动双相障碍相关研究的发展。

3.焦虑的重要性

对于躁狂、轻度躁狂以及抑郁发作来说,DSM-5当中纳入了"伴焦虑痛苦"的特异性描述。这一特征被定义为至少具有以下2项伴随症状:①感到激动或紧张,②感觉异常地坐立不安,③由于担心而难以集中注意力,④担心可怕的事情发生,⑤担心可能失去自我控制。这一新发展非常重要,因为共病焦虑障碍在双相障碍患者中十分常见,且常与某些重要的不利因素有关,如恶劣心境(包括严重的自杀倾向)和共病物质滥用等。此外,由于在双相障碍患者当中抗抑郁药的疗效及耐受性均有很大的局限性,且存在抗焦虑药物滥用的趋势,这使得双相障碍患者的抗焦虑药物选择面临巨大挑战。尽管治疗急性期双相抑郁发作的传统药物能够缓解焦虑,但是这些传统的抗精神病药与第二代抗精神病药物相比,在耐受性方面可能存在极大的局限性(例如过度镇静和体重增加)。鲁拉西酮是最近通过审批用于双相障碍抑郁发作的第二代抗精神病药。与传统的抗精神病药相比,它可能具有更好的抗焦虑作用和良好的耐受性。

(二)未被DSM-5纳入的双相障碍的重要进展

在我们看来,有3项十分重要的与双相障碍相关的潜在改变没有被纳入DSM-5当中,依次为:第一,不再强调心境障碍的单一维度诊断方法;第二,不再强调纳入其他双相障碍风险的临床标识;第三,双相障碍诊断与治疗均缺乏生物学标志物。这3点值得进一步考虑。

1.不再强调心境障碍的单一维度诊断方法

与DSM-Ⅳ-TR不同,DSM-5没有将双相障碍与单相抑郁障碍一起放在心境障碍的章节中,而是将双相障碍及其相关障碍和单相抑郁障碍分别设置了独立的章节——这在一定程度上弱化了美国及欧洲学者一直强调心境障碍变化谱系的问题,即从单相抑郁障碍到双相障碍变化趋势的问题。双相谱系的争论不过是关于心境障碍应该采用单一诊断法还是分段诊断法而已。主张单一诊断的一方提出根据常见的发作特征做出统一的单相或双相障碍诊断,而主张分段诊断则提出以不同的发作极性来区分单相和双相障碍。事实上,DSM-5将双相障碍放在了精神分裂症及其他精神障碍与抑郁障碍之间,用精神分裂症,双相-单相谱系的划分方法取代了更为特异的双相-单相谱系。

一些学者认为DSM-5对轻躁狂的定义过于狭隘,因为其要求轻躁狂症状的持续时间要长于常规定义的最短持续时间,以及发作强度要高于常规定义的情绪高涨症状。他们认为如果缩短对症状持续时间的要求或降低发作强度的诊断阈值，将会大大扩展轻躁狂诊断的内涵。DSM-5 在一定程度上纳入了某些特定的双相及相关障碍类型，这些特殊分类并不符合双相障碍及其他相关疾病诊断标准。这些疾病包括：①重性抑郁发作，伴短时（2～3 天）轻躁狂发作（即持续时间不符合轻躁狂发作的诊断）；②重性抑郁发作，伴轻度（即不符合轻躁狂发作症状标准的）轻躁狂发作。因此，这可能体现了 DSM-5 不完全认同将轻躁狂发作的持续时间标准从 4 天减到 2～3 天。

虽然 DSM-5 在某种程度上考虑到了情感谱系障碍划分情况，将混合性重性抑郁发作纳入双相障碍的同时，也将其纳入单相抑郁发作的范围之内，但是一些学者认为，目前的划分方式仍是相对较为狭义的，双相—单相情感谱系障碍的地位并没有在 DSM-5 中得到充分认可。

重要的是，对于目前没有出现过躁狂或轻躁狂症状的重性抑郁发作患者来说（尤其是年轻患者），DSM-5 并没有给出更为明确的诊断意见，而继续做出（单相）重性抑郁发作的诊断。在下一节中，我们将描述一些非急性的临床标志性症状。通过这些症状，我们可以构建一个双相障碍风险预测模型。对于尚未出现躁狂或轻躁狂症状的重性抑郁发作的患者来说，这一模型能够对其双相障碍发病的风险性做出相应的评估。

2.不再强调纳入其他双相障碍风险的临床标识

正如《双相障碍诊断与治疗手册》中提到的，抑郁患者发生双相障碍的风险与以下几个临床指标（非 DSM）息息相关，例如抑郁发作早（即 25 岁之前），伴有精神病性症状，双相障碍的家族史，以及非典型症状（如嗜睡、食欲亢进，以及精神运动性抑制）。事实上，在 DSM-5 出版前 5 年，双相障碍诊断与治疗指南工作组就针对抑郁患者提出了双相障碍发生风险的评估办法。几年来，研究者一直致力于使用这种非 DSM 体系的方式，对双相障碍高风险的抑郁患者进行诊断和治疗。

抗抑郁药治疗期间出现的躁狂和轻躁狂症状为躁狂或轻躁狂发作的证据，是 DSM-5 中的一大改变。这说明 DSM-5 在某种程度上接受了双相障碍高风险的标志性临床症状。然而，另一些研究者则认为，DSM-5 仍是低估了这些附加症状对抑郁患者发生双相障碍风险的重要性。

3.双相障碍的诊断与治疗均缺乏生物学标志物

生物学标志物作为诊断和治疗效果的指标已经在医学领域的各个分支当中得到了大量的实践和应用。至今，基因学研究结果显示，双相障碍是一种复杂的多基因遗传病，每一种致病基因的独立作用都非常轻微。因此，尽管有充分的证据表明双相障碍具有显著的遗传基础，但是目前的基因研究仍未找到适合双相障碍临床风险筛查和疗效评估的生物学标志物。相关研究还发现，双相障碍与单相抑郁和精神分裂症之间，均存在许多遗传相似性。同样的，尽管神经影像学研究提供了大量情绪加工处理的神经解剖学机制，但是它们也没有找到适合风险筛查和疗效评估的相关指标。综上所述，DSM-5缺乏双相障碍诊断和治疗的生物学标志物也在意料之中。但是，研究者仍然对此保持乐观态度，他们相信终会有研究找到疾病的生物学标志物，用于对双相障碍的临床诊断和评估。

与双相障碍的病理生理学机制与治疗机制相比，不良反应的发生机制和表现形式相对较为明确。所以，与不良反应相关的生物学标志物可能会比诊断和疗效评估的标志物更早被发现。事实也正是如此。目前美国在卡马西平的药品说明书中有明确标注：对于亚裔人群来说，在用药前必须进行基因检测，如果人类白细胞抗原（HLA）的等位基因 HLA-B * 1502 呈阳性（提示发生过敏性皮炎的风险较高），那么除非疗效评估远远高于风险评估结果，否则，不推荐对其使用卡马西平。

第二节　躁狂发作

躁狂发作以心境高涨为主，与其处境不相称，可以从高兴愉快到欣喜若狂，某些病例仅以易激惹为主。其主要表现为情绪高涨、思维奔逸、精神运动性兴奋。

其发作形式：轻型躁狂、无精神病症状躁狂、有精神病症状躁狂和复发性躁狂症。病情轻者社会功能无损害或仅有轻度损害，严重者可出现幻觉、妄想等精神病性症状。

一、临床表现

（一）情感高涨

情感高涨或者易激惹是躁狂发作的主要或必备症状。由于情感高涨，心境愉快，患者表现为欢欣喜悦，兴高采烈，洋洋自得，无忧无虑；或轻松、愉快、热情、乐观。讲话时眉飞色舞，喜笑颜开，表情生动，似乎从来没有烦恼和忧愁。这种情感是愉快的并具有相当的感染力。但是也有一些患者可能表现为易激惹，而不是欢快，并且这种易激惹很容易转化为愤怒；有时当某些小的要求不能得到满足时，激惹更为明显。患者在一天之中心境经常变化无常，但没有很多重性抑郁所具有的特征性节律。心境高涨患者的亢奋情绪被短暂的抑郁发作打断的情况不少见。

（二）思维奔逸

思维奔逸是躁狂症的特征性症状。主要表现为思维联想速度的加快，患者言语增多、高谈阔论、滔滔不绝、感到说话的速度远远跟不上思维；涉及范围很广，新的概念不断涌现，思维很快从一个主题转移到另外一个主题，从一个概念迅速联想到另外一个概念,甚至使人听不清楚其要领,称为思维奔逸或意念飘忽。患者常为环境的变化所吸引而转移其话题,结果使话题很快地转移变化,以致远离最初的主题即"随境转移"。典型的联想关系是所谓的"音联"和"意联",按词汇的同音押韵或句子在意义上的相近而转换主题。在心境高涨的基础上可以出现自我感觉良好、言辞夸大、说话漫无边际、认为自己才华出众、出身名门、权位显赫、腰缠万贯、神通广大等,并可达到妄想的程度。夸大观念在患者身上是很常见的。患者相信他们的想法富有创造性,他们的意见很重要,他们的工作也很杰出。很多患者会变得挥霍无度,购买他们远远不能支付的昂贵轿车或珠宝首饰。其他患者可能会做出轻率的决策:辞掉优越的工作或者开始轻率冒险的商业投资。有时可在夸大基础上产生被害体验或妄想,或者嫉妒妄想、关系妄想,多继发于情感高涨;据报告称,Schneider 的一级症状可见于 10%～20% 的躁狂患者中。但其内容一般并不荒谬,持续时间也较短暂;大多数在几天内消失或在内容上发生改变。

(三)意志行为增强

主要表现为协调性精神运动性兴奋。其内心体验与行为反应与外在环境均较为统一的居多。患者整天忙忙碌碌,却又一无计划,二无耐心,虎头蛇尾或有头无尾,好管闲事,却总是成事不足,败事有余。追求享乐,挥霍浪费,冒险行事,不计后果,亦不考虑周围环境和他人态度。与人一见如故,好开玩笑或搞恶作剧,好管闲事,整日忙碌。躁狂患者一般过度活跃,有时他们持续的活动过度可导致其体力的耗竭。他们食欲增加,这可能导致其贪婪地进食而不去注意常规礼仪。他们性需求增强,可能出现性行为没有节制的现象。女性患者可能会忽略怀孕的风险,这点对育龄期妇女尤应引起注意。患者睡眠需要常常减少,醒得很早,感觉充满活力、精力充沛;通常他们起床后就吵闹着忙忙碌碌,令旁人感到惊讶。

(四)其他症状

患者可能会出现幻觉,它们通常与心境是一致的,可表现为向患者谈论其特殊能力的声音或者偶尔出现宗教内容的视幻觉。

当患者处于较为严重的躁狂状态时,其自知力经常受到损害。患者不明白为何他们的宏伟计划会受到限制或者他们奢侈的花销会被削减。他们很少会想到自己生病了,需要治疗。

患者的外表通常也反映了他的优势心境。他们的衣服可能色彩鲜亮,但搭配不当。当病情更为严重时,患者的着装可能邋遢而凌乱。

二、诊断与鉴别诊断

躁狂发作的诊断主要依靠临床观察,实验室检查方面还缺乏可靠的指标。目前的诊断主要依靠诊断标准,其主要规定了疾病的症状学标准、严重程度标准、病程标准和排除标准。主要依据症状学的横断面,然而对疾病的自然病程、转归结局、治疗效应和家族遗传等纵向问题考虑比较少。可能是为了使诊断标准具有良好的信度而不得不为之的办法。我们在实际工作中不能"标准在手,对号入座",而应该是对患者具体情况作全面分析和综合判断。仅有良好的诊断标准是远远不够的,还需要收集详细、可靠的病史,以及详细的精神检查及其工具。

(一)ICD-10 中对躁狂发作与轻躁狂发作的标准进行了分别描述。

1.轻躁狂(F30.0)

症状学标准同样可分为核心症状 A(即情感增高或易激惹)和附加症状 B。

A.情感增高或易激惹,对个体来讲已达到肯定异常的程度,并且持续至少4天。

B.必须具备以下至少三条,且对日常的个人功能有一定影响。

(1)活动增多或坐卧不宁。

(2)语量增多。

(3)注意力集中困难或随境转移。

(4)睡眠需要减少。

(5)性功能增强。

(6)轻度挥霍,或其他类型轻率的或不负责任的行为。

(7)社交性增高或过分亲昵(见面熟)。

C.不符合躁狂发作(伴有或不伴有精神病性症状)和双相情感障碍、抑郁发作、环性心境或神经性贪食的标准。

D.不是由于精神活性物质使用所致。

2.躁狂不伴精神病性症状(F30.1)

A.情感明显高涨,兴高采烈,易激惹,对个体来讲已属肯定的异常。此种情感变化必须突出且至少持续1周(若严重到需要住院则不受此限)。

B.至少具有以下三条(如果情感仅表现为易激惹,则需有四条),导致对日常个人功能的严重影响。

(1)活动增多或坐立不安。

(2)言语增多("言语急促杂乱")。

(3)观念飘忽或思想奔逸的主观体验。

(4)正常的社会约束力丧失,以致行为与环境不协调和行为出格。

(5)睡眠需要减少。

(6)自我评价过高或夸大。

(7)随境转移或活动和计划不断改变。

(8)愚蠢鲁莽的行为,如挥霍、愚蠢的打算、鲁莽的开车,患者认识不到这些行为的危险性。

(9)明显的性功能亢进或性行为失检点。

C.无幻觉或妄想,但可能发生知觉障碍,如主观的过分敏锐、感到色彩格外鲜艳,

D.除外发作是由于酒或药物滥用、内分泌障碍、药物治疗或任何器质性精神障碍所致。

3.躁狂,伴精神病性症状(F30.2)

A.发作符合不伴精神症状躁狂除标准 C 之外的标准。

B.发作不同时符合精神分裂症或分裂情感障碍躁狂型的标准。

C.存在妄想和幻觉,但不应有典型精神分类症的幻觉和妄想(即:不包括完全不可能或与文化不相应的妄想,不包括对患者进行跟踪性评论的幻听或第三人称的幻听),常见的情况为带有夸大、自我援引、色情、被害内容的妄想。

D.除外发作是由于精神活性物质使用或任何器质性情感障碍所致。

F30.20 躁狂,伴有与心境相协调的精神病性症状(例:夸大妄想,或听到告之他/她有超人能力的声音)。

F30.21 躁狂,伴有与心境不相协调的精神病性症状(如:对患者的说话声,内容为无情感意义的话题,或关系、被害妄想)。

(二)鉴别诊断

1.器质性精神障碍

有的器质性精神障碍患者表现为躁狂症状,是原发性器质性疾病临床症状的一部分,而并非躁狂症,因此应与躁狂发作相鉴别。器质性情感障碍的临床表现可能与"非器质性的"情感障碍无异,除"排除标准"外,也可完全符合躁狂发作或抑郁发作的全部标准,其实是否器质性也只能说现水平的理解而已。器质性精神障碍的特点,是有原发的器质性疾病,可以是脑部病变也可是躯体疾病,体格检查和实验室检查有阳性结果作为依据。不论其临床表现如何典型,应该做详细的体格和实验室检查。如有某种器质性疾病可能时更应作进一步相关的检查,还应仔细观察患者除情感障碍外,还有没有其他精神症状;再研究其情感症状是原发器质性疾病所致的还是伴发的,还是同患者无直接相关的两种疾病。临床上器质性精神障碍可能遇到如下情况,如一时难以发现有阳性体格和实验室检查结果;部分器质性疾病表现不典型,有些常见的阳性体征和实验室改变可不明显;有些器质性疾病患者的阳性发现时隐时现。我们要做到了解病史要详细、全面而可靠;器质性精神障碍可出现各种各样的精神症状,包括情感症状在内,但有两种症状的出现,就应首先考虑器质性障碍,非器质性疾病是较少发生的,一是意识障碍,二是智能障碍。

体格检查和实验室检查既要全面考虑，又要有的放矢，选择性地进行；精神检查应全面。

2.精神分裂症

精神分裂症患者常出现兴奋状态，有时易与躁狂发作混淆。青春型兴奋为"不协调"的。患者所表现出的兴奋症状与环境格格不入，与患者自身的情绪和思维也不协调。分裂症症状是主要的、持续的（至少是经常出现的），程度严重的，并影响患者整个精神状态和行为动作，是原发的症状。另外有急性起病，情感性障碍家族史，间歇性病程等可助鉴别。

3.物质所致精神障碍

精神活性物质及非成瘾物质所引起的精神障碍皆有可能出现类似躁狂的症状，应与之相鉴别。首先应仔细追问有物质滥用或成瘾病史。该兴奋状态或躁狂状态的发生发展与物质使用关系密切，且是因果关系；停用后症状即消失或减轻；患者常常伴有程度不等的意识障碍，可资鉴别。

三、治疗与预后

（一）治疗原则

（1）急性躁狂发作的首要治疗目标是快速减轻症状，以保证患者及其周围人的安全，然后是完全缓解症状，以及达到心理社会、职业功能的恢复。

（2）综合治疗原则：应采取精神药物、物理治疗、心理治疗（包括家庭治疗）和危机干预等措施的综合运用，其目的在于提高疗效、改善依从性、预防复发和自杀、改善社会功能和更好地提高患者生活质量。

（3）长期治疗原则：双相障碍是慢性病程障碍，其治疗目标除缓解急性期症状外还应坚持长期治疗原则以阻断反复发作。医生应在治疗开始前即向患者和家属明确交代长期治疗的重要性及实施办法，争取良好的依从性。长期治疗可分为3个治疗期：急性治疗期、巩固治疗期、维持治疗期。

（二）治疗方法

治疗目的是在安全治疗下控制症状、缩短病程。注意治疗应充分，以免症状复燃或恶化。如非难治性病例，一般情况下6～8周可达此目的。

1.药物治疗

用于治疗躁狂发作的心境稳定剂包括锂盐以及抗癫痫药中的丙戊酸钠和卡马西平。

（1）锂盐：近半个世纪以来锂盐一直是治疗急性躁狂状态的主要药物，其疗效优于安慰剂，与丙戊酸盐、卡马西平、利培酮、奥氮平、喹硫平以及传统抗精神病药相当。锂盐的最佳适应证为典型躁狂发作。对此类患者锂盐的有效率可达90%。

而对于混合性躁狂发作,即以易激惹为主要症状,同时伴有一些抑郁相关症状的发作,以及快速循环发作、多次发作锂盐治疗效果欠佳。在疗效理想的患者,随机对照研究显示,服用锂盐 7～14 日即开始起效,但不少患者的疗效可能需要 3～4 周方能达到,滴定速度影响起效时间。因此需要其他合并用药使患者能安全度过这一起效延迟期,如苯二氮䓬类、抗精神病药物等。为缩短这一起效延搁,在保证用药安全的条件下,加药应越快越好,锂盐的耐受性良好,治疗剂量比维持剂量大。直到出现临床疗效或达到有效治疗血药浓度达到 0.6～1.2mmol/L。患者急性治疗期常见的不良反应为恶心、呕吐、震颤、嗜睡、体重增加和认知速度减退。

(2)丙戊酸盐:随机对照研究显示,丙戊酸盐治疗急性躁狂发作、混合发作的疗效优于安慰剂,与锂盐、利培酮、奥氮平、喹硫平以及氟哌啶醇相当。丙戊酸盐对烦躁不安症状和快速循环障碍比锂盐更有效。丙戊酸盐有一个优点,即它的起效速度比其他心境稳定剂要快。如果使用抗精神病药基础上加上丙戊酸盐治疗急性躁狂发作,可以减少抗精神病药的剂量,同时可以提高疗效。

与锂盐不同,丙戊酸盐的治疗血药浓度范围较宽。治疗急性躁狂的有效血药浓度为 50～120μg/mL 范围内,研究显示在该范围内的上限时治疗效果较好。使用"丙戊酸盐负荷[20～30mg/(kg·d)]"可在 1～4 天内显效。这可能是由于患者对丙戊酸盐的耐受性好而允许快速加量,而锂盐和卡马西平必须逐渐加量。丙戊酸钠的耐受性好。常见的不良反应为嗜睡、震颤、胃肠不适、良性的转氨酶升高以及认知速度减退。

(3)卡马西平和奥卡西平:随机对照研究显示,卡马西平通常被认为是二线抗躁狂药。有研究显示,卡马西平治疗效果明显优于安慰剂;另有研究显示卡马西平的抗躁狂效果与锂盐和氯丙嗪相当。目前尚无一致的卡马西平快速起效的临床预测。

临床研究表明卡马西平可能对那些用锂盐无效的患者有效,包括烦躁不安症状者和快速循环障碍者。有些患者如果单用任何一种药物都无效,合用锂盐和卡马西平可能有效。卡马西平常见的不良反应为复视、视力模糊、共济失调、嗜睡、疲劳、恶心。

与卡马西平相反,奥卡西平不会导致自身代谢,不良反应少,耐受性好。由于使用方便,奥卡西平可能有取代卡马西平的趋势。目前均是小样本研究,还缺乏设计良好的随机双盲对照研究。

(4)抗精神病药物:第二代抗精神病药物中的氯氮平、利培酮、奥氮平、喹硫平、齐拉西酮和阿立哌唑也具有治疗急性躁狂的作用,在双相障碍躁狂发作的急性期治疗阶段,可作为主要治疗药物或与心境稳定剂联合使用。已有多个随机双盲对照临床试验证实第二代抗精神病药物治疗急性躁狂的疗效。此外,对伴有精神病性症状的躁狂发作时,亦可以选择联用本类药物。利培酮、奥氮平、喹硫平、齐拉西酮和阿立哌唑已获美国 FDA 批准用于双相障碍急性躁狂的单药治疗。

奥氮平是目前治疗急性躁狂发作采用随机、双盲、平行对照研究实验最多的药物。研究显示其疗效优于安慰剂;与锂盐、氟哌啶醇、丙戊酸钠相当,甚至优于丙戊酸钠。奥氮平治疗混合发作以及快速循环型的研究均显示效果好。多项研究显示,15mg/d 起始剂量起效更快;报道称起始剂量为 20～40mg/d 时,患者的躁狂症状在 24 小时内有明显改善。短期研究显示,奥氮平治疗耐受性佳,奥氮平不良反应为嗜睡、便秘、口干、食欲增加、体重增加和体位性低血压。

对具有兴奋、激惹、攻击或精神病性症状的急性躁狂或混合性发作患者,也可在治疗早期阶段短期联用心境稳定剂与抗精神病药。合用时血锂浓度的安全上限为 1.0mmol/L。联合第一代抗精神病药可能影响认知功能,诱发抑郁,因此不宜长期维持用药。开放对照研究中发现利培酮及奥氮平不论单用或与心境稳定剂合用,其对躁狂及精神病性症状疗效均较第一代抗精神病药物为好,且不良反应更小。已证实不典型抗精神病药氯氮平、利培酮、奥氮平、喹硫平、齐拉西酮、阿立哌唑治疗躁狂发作有效,但其长期预防效果如何尚待进一步研究。齐拉西酮在治疗剂量 80～160mg/d 间其抗躁狂效果与剂量相关。阿立哌唑治疗剂量为 30mg/d。氯氮平对伴或不伴精神病性症状的急性躁狂显著,但由于其可能有严重不良反应(如粒细胞缺乏和抽搐发作)的风险大,一般来说仅限于难治性躁狂的治疗。大样本研究显示氯氮平治疗难治性躁狂效果显著。

(5)苯二氮䓬类:苯二氮䓬类药物是治疗躁狂有用的辅助药物,因为它们可很快减少患者过度的活动并恢复其睡眠。苯二氮䓬类药物曾被用作治疗躁狂的单一药物,但使用的患者有脱抑制的危险。它们最有价值的作用是可作为心境稳定剂的辅助药物,因为后者可能需要数天才能起效。苯二氮䓬类药物也可与抗精神病药联合使用,这可降低用于平静易激惹和活动过多的患者的抗精神病药物的剂量。常用的苯二氮䓬类药物是高效价的罗拉和氯硝西泮。药物应"按需使用",应尽量缩短使用时间以减少患者产生耐受和依赖的危险。罗拉:口服易吸收,2 小时血药浓度达峰值,半衰期 10～18 小时。口服剂量为 6～12mg/d,分 2～3 次口服。不良反应主要有头晕、疲劳、不安等。氯硝西泮:口服易吸收,1～2 小时血药浓度达峰值,半衰期 19～30 小时。口服剂量为 6～12mg/d,分 2 次口服。若肌内注射,可每次 1～2mg,每日 1～2 次。不良反应主要有嗜睡、头晕、疲劳、不安、心动过速及皮疹等。

2.电抽搐治疗(ECT)

ECT 目前已被广泛用于治疗躁狂。其中一项试验发现,双侧 ECT 的效用优于锂盐。另一项研究对单用抗精神病药无效的患者进行单侧和双侧 ECT,并与使用锂盐和氟哌啶醇的联合治疗进行比较,这些患者对 ECT 的反应率(22 例中有 13 例)高于对药物联合治疗的反应率(5 例中无 1 例有效);单侧和双侧 ECT 的疗效没有差异。

回顾性研究显示 ECT 对急性躁狂有效,总有效率约为 80%,其中的很多患者是对药物治疗无反应的。无论回顾性的研究还是前瞻性的研究都证实相当数量的药物耐受性躁狂患者受益于 ECT 的治疗。在临床工作中,倾向于对药物治疗无效的患者给予 ECT,或者对那些由于活动极度增多和躯体耗竭而威胁生命的患者给予 ECT。

ECT 用于治疗躁狂的时间间隔短于治疗抑郁时的时间间隔,但没有证据说明这一方案是必需的或者说明它会加快患者的治疗反应。

3.心理治疗

许多躁狂发作患者即使在心境正常时也可能存在社交、婚姻、职业和认知功能方面的障碍;另一方面,单纯使用药物治疗,即使治疗方法正确,患者的依从性良好,也往往不足以控制症状,仍然有较高的复发率,并造成较大的社会和经济负担。因此,躁狂发作的治疗过程中有必要进行心理治疗。

第三节　抑郁症

一、人格特征

已有大量的研究文献报告了人格和抑郁症之间的关系。理论研究中,人们更多地用人格维度而不是人格特质来描述人格和抑郁症之间的关系。从关系上讲,人格和抑郁症之间有四种关系模型,一是易感性模型,即个体的人格因素使得他易罹患抑郁症;二是疾病形成模型,即个体的人格因素影响抑郁症的表现,例如同样是抑郁症,外倾和内倾的人症状表现会是不一样的;三是并发症模型或"伤疤"模型,即抑郁症导致了个体的人格改变,个体的人格障碍是抑郁症的"伤疤";四是光谱模型或连续体模型,即有一个潜在的过程导致了个体的抑郁症和人格问题的同时或相继发生。有研究表明,在个体的抑郁症和人格之间的关系中上述四种模型有可能单独或几种同时存在,即可能有一种或好几种模型。

(一)人格维度的研究

1.神经质

神经质是一个很主要的人格维度,这已得到许多大样本及各种临床样本研究的支持,艾森克把神经质用于描述人格的一个维度并没有认为它与精神疾病有必要的联系,而是借用了这一术语来描述人格类型中情绪不稳定、易怒、焦虑、易激动、易变、冲动、乐观等一类特质的综合,它比较有概括性和普遍性。高神经质的患者倾向于体验许多负性的情感状态。

有许多的研究表明神经质与抑郁症有密切的联系,许多对抑郁症患者追踪研究的结果显示抑郁症患者比对照组有更高的神经质得分,抑郁症的恢复与神经质得分逐渐降低相关,慢性或持续性的抑郁与神经质得分的持续上升很相关(光谱模型);抑郁症期间的高神经质得分预示着较差的预后,反应性抑郁症比内生性抑郁症患者有更高神经质得分(疾病形成模型);而且发病前的测试表明后来患抑郁症者比正常人有更高的神经质得分,即发病前较高的神经质得分预示着以后的抑郁症的发病(易感模型)。Taylor 和 Mclean 考察了抑郁症的预后与神经质之间的关系,研究发现无论采用什么治疗手段(心理治疗、放松治疗、行为治疗、阿米替林治疗),高神经质得分者预后都会很差。对抑郁症和神经质之间关系的遗传学研究也为抑郁症和神经质的相关性提供了有利的依据。Kendler 对 1733 对女性双胞胎(全国样本)作了一个纵向研究,让被试完成两次神经质评估,并面谈二次,间隔 14 个月,研究结果表明神经质对终身及一年后的抑郁症的发病是一个强有力的预测指标(易感效应);在两次评估之间的抑郁症发作增加了神经质的得分("伤疤效应");在第二次评估时抑郁症的发作会增加神经质的得分(光谱效应);抑郁症与神经质之间的相关性有 70% 应归因于它们共享有遗传学上的危险因素,即二者是一个连续体模型(光谱效应),有 10% 的抑郁症会增加神经质的得分("伤疤效应")。

20 世纪 80 年代以来,人格研究者们在人格描述模式上达成了比较一致的共识,提出了人格五因素模式,被称为"大五人格",这五种人格特质是:神经质:焦虑、敌对、压抑、自我意识、冲动、脆弱;外向性:热情、社交、果断、活跃、冒险、乐观;开放性:想象、审美、情感丰富、求异、智能;随和性:信任、直率、利他、依从、谦虚、移情;谨慎性:胜任、条理、尽职、成就、自律、谨慎。国内外许多研究者也考察了大五人格与抑郁之间的关系。大多数相关研究与纵向研究都得出了较为一致的结果,即大五人格中的神经质维度与抑郁呈现正相关,但同时也得出了其他人格因素与抑郁的正相关。如 Steunenberg 等人对 1511 名老年人的追踪研究发现,在六年时间内,神经质对临床水平抑郁症状的预测效果显著,且效果大于身体健康、社会等诸因素,该预测效果不受年龄因素影响。Chioqueta 基于大学生样本的横向研究则发现更多的相关,其多重回归分析的结果表明,神经质和开放性因素都对抑郁症状有正向预期效果,而外向性则相反;其中神经质对无助感有正向预期效果,而外向型相反。研究者还试图探明大五人格与布拉特和贝克的抑郁易感人格之间的关系。关于布拉特的两种易感人格的研究基本一致,即依赖与自我批评都与神经质呈中等相关,且分别与大五中的其他维度呈现次级相关。如 Dunldey 等人发现依赖和自我批评与神经质的正相关在 0.50～0.60 之间,并且依赖与宜人性呈正相关,自我批评与宜人性呈负相关。Zuroff 基于不同被试的研究也都得到了类似的结果。在贝克的易感人格方面,Dunkley 和 Zuroff 基于大学生被试的研究发现,社会性依赖与神经质呈高度正相关(0.60～0.72),自主与神经质的正相关就比较弱,但也达到显著(0.11～0.43)。同时,社会性依赖与宜人性呈正相关,而自主与宜人性呈负相关。Bagby 基于门诊患者的研究也得到类似结果,不同的是在其结果中,自主还与外向性呈负相关。基于大五人格中神经质与抑郁以及所有抑郁易感人格之间的密切关系,有研究者对布拉特和贝克的两种易感人格提出质疑,认为神经质即可以解释全部人格的抑郁易感因素。Dunkley 等人更发现,在控制了神经质因素后,两种易感人格维度便不能更多地解释消极情绪的增长。神经质与易感人格因素的关系给布拉特和贝克的理论带来挑战。对此,Zuroff 等认为,简单的消极情绪增长并不能解释抑郁易感性的全部;同时,神经质也无法解释社会性依赖(SOC-DEP)和自主性自我批评(AUT-SC)两个易感因素各自所对应的个体应对方式、成人依恋模式、人际问题、敏感压力事件以及抑郁体验上的种种不同。另一方面,Mongrain 与 Leather 基于大学生被试的研究证实,即使在控制了神经质因素和初始抑郁水平后,自我批评与依赖的交互作用仍然显著预期了抑郁心境发生的频次。

2.外倾

外倾这一概念来自于精神病学家荣格的著作,它是一个稳定的、可遗传的、具有较高概括性的人格因素,与内倾相对应,也是一个很重要的人格维度。外倾性与神经质有极为重要的关系。对外倾与抑郁症之间关系的研究也很多,有研究发现,处于恢复期的抑郁症患者外倾得分有明显的增加;也有研究表明低外倾性与较差的抑郁症的预后相关(疾病形成效应)。但对这种结果有一些矛盾的发现。Hirschfeld 等用 MMPI 作为发病的评估工具的研究没有发现低外倾得分能预测以后的抑郁症的发病,但他们发现,抑郁症会导致患者的外倾得分下降。在 Kendler 等的双胞胎研究中,没有发现外倾与抑郁症的发病有关,即低外倾性不是抑郁症的易感因素(易感模型),也没有发现抑郁症状态或抑郁症会影响外倾的得分。对这些互相矛盾的研究结果,有人认为主要是神经质与外倾的关系很密切,不能割裂二者关系而单独研究外倾与抑郁症之间的关系,必须结合神经质、外倾及抑郁症三者来考察它们之间的关系。

虽然上述这些研究表明抑郁症与神经质这一人格维度有密切的相关性,但在这些研究中也存在着明显的缺点:第一,许多研究中所用的对神经质这一人格维度的测量方法是一种陈述性的,它明显反映了现有的抑郁和焦虑症状,而不是长期稳定存在的人格;第二,神经质是一个较高阶的、概括性强的人格维度,还没有研究找到抑郁症和神经质所包含的特质之间有一一对应的关系,而临床医生及研究者比较感兴趣的是这种一一对应的关系。

（二）人格特质研究

美国心理学家高尔顿·威拉德·奥尔波特和雷蒙德·卡特尔的特质理论认为，特质是决定个体行为的基本特性，是人格的有效组成元素，也是测评人格所常用的基本单位。虽然人格维度与抑郁症的关系研究都表明它们与抑郁症存在明显的相关，在临床工作中也会有类似的观察发现，但这在人格维度中，它们都包含了许多的特质，它们本身很难确定与抑郁症的一一对应的关系，这使得人们开始关注人格特质与抑郁症之间的关系。

1.依赖与自我批评

大量的研究结果产生了一个共识，即抑郁的敏感性和人格的两个特质：依赖或社会奖赏型和自我批评或自主性之间有显著的相关。国外的研究者对依赖和自我批评与抑郁的关系的研究已经持续了 10 多年，研究的结果已经肯定了这两种特质对抑郁病因的作用。心理动力理论家布拉特根据心理治疗理论中的素质概念，提出了以人格为基础的两种抑郁类型，即情感依附型抑郁和内射型抑郁，与之相对应的人格为依赖型人格和自我批评型人格。普遍认为依赖是抑郁症的一个易感因素。依赖反映了情感依附的倾向，即迫切地想接近他人和与他人保持亲密关系的需要。依赖型的个体过分地渴望与他人的积极交往，希望建立一种安全的人际关系以提高自尊。这些个体对被接受、被理解和社会支持有强烈的需求，如果这种需求得不到满足，他们则可能体验情感依附型抑郁，即产生无助、虚弱以及害怕被抛弃的恐惧；自我批评型反映的是一种内射的取向，即集中于完成个人目标和高度的竞争力。自我批评的个体关心的是内化的标准和目标成果，追求一种结果的完美。因此，自我批评者的抑郁来源于无法从成就中得到满足感以及苛刻的自我审查，以强烈的自卑、罪恶感和自我价值的贬低为特征。

布拉特认为依赖取向体现了个体对人际关系和与重要他人建立联系的需要，而自我批评取向体现了自我定义和个人认同的需要。这两种取向的形成都来自于儿童时期与抚养者早期的不安全依恋心理，如一些母亲没有对孩子提供足够的关心、养育和支持，而另一些父母则在孩子需要独立和自主的时候没有给予其合理的引导。这两种不同的养育类型都会导致个体形成不同的脆弱型人格。研究者认为依赖型人格来源于儿童与最初养育者之间基本关系的中断，而自我批评型则是由于苛刻的、惩罚性的、无情的批判型超我的发展而造成的。显然布拉特认为这两种类型表示的是一种持久的、稳定的人格特质，它们形成于儿童早期的经验，这两种特质不可能在同一个人身上表现出来。

Hirschfeld 也认为人际依赖是一种需要和他人联系、相处，依赖他人的思维、信念、感觉和行为的情结，他并因此而编制了人际依赖问卷（IDI），包括三个分量

表:情感上依赖他人、缺少社会自信心和固执己见。研究表明,抑郁症患者在 IDI 测量上的效果是很明显的,抑郁症患者在恢复后在情感上依赖他人和缺少社会自信心得分上有明显的下降,但它们的得分仍比正常人高(伤疤效应)。有一项用 IDI 作的前瞻性研究发。现,在抑郁症的高危人群中(亲属有抑郁症患者),依赖性的得分高能预测以后的抑郁症发作(易感性效应)。但有研究发现人际依赖得分高并不只与抑郁症相连,还和焦虑症、社交恐怖症等有关,这些相关性没有显著差异;也没有研究发现人际依赖会影响抑郁症的表现(疾病形成模型)。另外,有人还提出人际依赖与抑郁症是一种双向的关系,较高的人际依赖是抑郁症的易感因素之一,而抑郁症也会增加个体的人际依赖。

2.社会性依赖与自主

认知心理学家贝克根据多年对抑郁症的研究,也提出了一个类似的抑郁易感两维度或"模式":社会性依赖与自主。根据贝克的理论,社会性依赖指的是个体投入巨大的精力,希望与他人保持永远的积极互动。该类型特点包括被动获取的意愿(获得接纳、亲密、理解、支持、指导);自恋意愿(获得赞美、威望、地位);对自己的信念与行为需要不断地得到外界反馈来确定。而自主人格指的是个体投入大量精力保护和提高自身的独立性、灵活性以及个人权益;保护和扩展个人的选择、行动和表达的自由;保护个人的空间;以及清晰界定自己的个人领域等。贝克与布拉特的主要不同还在于,他认为抑郁个体在发病前虽然一般主要表现为其中的一种易感人格,也可能会同时呈现出两种人格的特点。贝克对于依赖人格与自主人格提出了很多设想,其中大部分强调这两种人格使得个体分别在特定类型的应激事件(人际和成就压力)之下呈现易感性。除此之外,两种人格特征对应了个体在抑郁时的不同症状,以及他们在接受治疗时对于各种治疗策略和形式的不同反应。

这个理论认为,抑郁症患者由于受到早期痛苦经验的影响,形成了与正常人不同的消极自我认知图式,这种认知图式影响着抑郁症患者对自我、周围环境以及未来的看法,形成了其消极的自我概念。贝克归纳了抑郁症患者的消极认知图式:①武断推论,在证据缺乏或不充分的情况下就妄下结论;②选择性概括,仅根据个别细节便得出结论;③过度推广,仅根据一个事件便得出普遍性的结论;④夸大或缩小,夸大消极事件的意义,缩小积极事件的意义;⑤极端思维,把生活看成仅有对错两极。这些非理性的图式储存在个体的认知思维中,当他们遭受到生活压力事件时,这些图式便被激活,导致个体以消极的方式知觉情境,从而使个体与情境的交互关系呈现出一种失败和被剥夺的状态。

贝克等人编制了一套测量这两个人格维度的量表,即社会性依赖一自主量表(SAS),其最初的因子结构是基于 378 名门诊患者而得出的。随后,为了避免抑郁症状与人格的混淆,突出人格易感性的特点,不同的研究者又基于不同的被试对量表进行了各种修订,其中自主分量表得出的因子结构差异较大。比如,Clark、Steer和贝克再增加了题项,并且用正常大学生被试后得出了与原始量表不同的因子结构,其中自主分裂为了孤立、独立两个维度。而在一次基于门诊患者被试所修订的SAS量表中,自主包括了两个因素,即对他人控制的敏感性和独立的目标达成意愿;社会性依赖也包含了两个因素,即人际从属偏向与对批评与拒绝的恐惧。同样基于贝克的理论,Robins另外编制了一套测量工具——人格类型问卷(PSI),在门诊患者样本上得出了新的因子结构,其中自主维度包括了自我批评、控制、防御性独处三个因素,而社会性依赖维度包括了担忧、依赖、取悦他人三个因素。

3.依赖和自责

自责是指当发生不如意的事情时,经常认为是自己不好,对自己所做的事抱有恐惧心理。自责倾向的根源是对失去别人的爱的不安。当个体感受到被父母、教师、朋友抛弃时,往往会形成自责倾向。例如,当父母、教师对孩子过分严厉、专制,挫伤了儿童的自尊心时,儿童感觉不到来自权威人物的爱,从而出现自责心理;当对别人的爱的渴求过强时,一点小事就会使孩子感到自己不再被爱了。这样的孩子往往有很强的依赖心理。Enns认为抑郁症的易感人格因素有两个:依赖和自责。他们通过与正常人作对照研究发现:①抑郁症患者比对照组有更多的依赖和自责。②在抑郁症期间依赖和自责的水平受临床状态的影响。③在抑郁症恢复后短期内,相比于控制组抑郁症患者仍有较高的依赖和自责得分。但6个月后趋于正常。④自责的得分与抑郁症的严重程度相关。⑤依赖和自责得分较高的抑郁症患者.症状难以恢复。后来有人用抑郁症和惊恐障碍作比较,结果发现二组患者的依赖得分无差异,但抑郁症的自责得分明显高于后者。贝克等人认自责和依赖与抑郁症状的表达也有关,依赖得分高者主要表现为神经症性或反应性抑郁,而自责得分高者更倾向于内生性抑郁。

4.完美主义

完美主义也被认为是抑郁症的易感因素之一。理论上的解释认为完美主义者的完美性标准增加了知觉到的失败的频率和范围,这就容易引起抑郁症。Hewitt和Flett把完美主义分为三个维度:朝向自我的完美主义、朝向别人的完美主义以及以主观体验到重要他人对自己高要求为特点的社会规定完美主义。通过与焦虑症及正常人的对照研究,他们发现完美主义与抑郁症之间有特定的联系。与另两组相比,抑郁症患者的自我朝向的完美主义得分很高,而他人朝向的完美主义在抑郁症及焦虑症组都高于正常人。他们认为,较高水平的自我完美主义可能特定于抑郁症,而他人朝向的完美主义与各种适应不良有关。Hewitt和Flett认为,完美主义容易产生失败、焦虑、愤怒、无助、失望的感觉,这些感觉与抑郁和自杀观念关系密切。其中,自我指向完美主义者易受成就压力的影响而抑郁,社会期许完美主义易受人际压力的影响而抑郁。自我指向完美主义和社会期许完美主义分别定义了完美主义的自我和人际维度,因此它们与多种心理困扰相联系,如抑郁、自卑、自杀观念等。而他人指向完美主义也与抑郁和人际交往挫折,如玩世不恭、孤独和婚姻以及家庭问题存在联系。另外,Flett 和 Hewitt 也有研究显示,社会期许完美主义与抑郁有着最为显著的相关。Hewitt 和 Flett 还认为,自我朝向的完美主义和与成就感相关的紧张感结合可以预测抑郁症的严重程度。

(三)自我与抑郁

自我是人格的核心概念。在此方面,一直有大量的研究关注到自尊和抑郁的关系,且结论基本一致:自尊和抑郁之间存在负相关;低自尊和抑郁关系密切;低自尊和抑郁间有相当程度潜在的重叠过程;甚至在临床抑郁诊断中,负性自我评价也是重要的标准之一。但是,由于低自尊即可能是抑郁症状的原因,也可能是抑郁症状的结果,二者之间关系紧密却也难以解释,因而自尊并不适于作为抑郁易感性的指标。随后有人开始关注到自尊稳定性的问题。

自尊不稳定性被定义为个体在面对日常应激和压力时,外显自尊在一段时间内表现出来的波动和变化的情况。相关研究证实,抑郁症康复者与常人之间,其外显自尊水平无显著差异,但自尊稳定性呈显著差异;且其自尊稳定性与抑郁症患者无显著差异。纵向追踪研究更表明,自尊不稳定性比自尊更能预测各类被试(大学生或抑郁康复者)抑郁水平的增长。因此,目前不稳自尊被认为是在任何一个时间点上都比外显自尊更好的抑郁易感性指标。

随着内隐测量工具的发展,研究者开始探讨内隐自尊与抑郁之间的关系,其结果没有支持传统的认知观点——抑郁症患者、康复者以及未患过抑郁症的常人内隐自尊均表现为积极。或者说,内隐自尊并非认知观点所提出的抑郁易感个体潜在的消极自我图式。具体的研究结果中,有的表明抑郁症患者、康复者以及常人间内隐自尊无差异;也有研究则表明,康复者的内隐自尊高于常人。Franck 等人另外发现,抑郁症患者中,有自杀念头的患者其内隐自尊显著高于无自杀念头的患者。Franck 等的纵向研究结果则表明,在控制了初始抑郁水平之后,内隐自尊对个体 6 个月后的抑郁水平的预测效力比外显自尊更高。随后有研究者认为,高内-低外自尊与抑郁的易感特征——不稳自尊相关,并在随后得到间接性的证实。国内蔡华俭对大学生的研究发现,高抑郁水平个体存在内隐自尊高于外显自尊的倾向,而抑郁水平较低者存在外显自尊高于内隐自尊的倾向。席明静研究也证实,抑郁症患者较之于常人,有内隐自尊高于外显自尊的倾向。Franck 则基于自己的研究结果提出假设,内隐自尊代表一种"理想我",高内隐自尊即代表着对自己的高标准,内隐自尊和外显自尊是一种"目标"与"现状"的关系。因此,内隐自尊高于外显自尊,就带来了抑郁水平增长乃至自杀的危险性。但在其纵向研究中,内隐与外显自尊的交互作用不显著,即不能证明内外自尊差异的作用。相关假设正在进一步的探索和验证之中。

除此之外,有研究者更关注自我概念的结构与抑郁的关系。其中,Linville的自我复杂性模型认为,高度分化的自我概念(自我维度数量少且维度间的相似性低)能够通过防止情绪扩散缓冲压力事件的消极影响。Linville采用卡片分类任务来测量自我复杂性。相关研究有的证实了这一假设,有的则未获得相关证据。国内孙晓玲则考虑到中国文化影响,采用基于社会背景的角色分类法后得出了较为复杂的结果:一方面,累积压力下,高数量的自我维度意味着青少年更高的满意度。另一方面,在当前压力下,自我维度的高数量/高重叠使青少年更少产生抑郁;而高数量/低重叠意味着自我分裂,青少年易受消极事件影响;低数量/高重叠表明自我相对简单或狭隘,难以应对生活的高压力。Campbell还提出了自我清晰度的概念,描述的是个体自我概念的确定性、内部一致性和时间上的稳定性。他认为清晰度是一种稳定的个体差异变量,可以通过自陈的方式获得,且它对于抑郁情绪具有缓冲作用。该假设也得到了一定程度的证实。

(四)人格障碍与抑郁症的共病

人格障碍是指人格特征明显偏离正常,使患者形成了一贯的反映个人生活风格和人际关系的异常行为模式。这种模式显著偏离特定的文化背景和一般认知方式(尤其在待人接物方面),明显影响其社会功能与职业功能,造成对社会环境的适应不良,患者为此感到痛苦,并已具有临床意义。

临床证据表明,抑郁症与人格障碍共病的现象很常见,且抑郁症患者人群中的人格障碍患病率远高于正常人群。这其中,国外文献一般认为抑郁症与边缘性人格障碍共病情况最多,其他人格障碍(如回避型人格障碍等)也可伴发抑郁症。Corruble等综述认为,目前20%～50%住院和50%～85%门诊抑郁症患者有相应的人格障碍。Sato等在大样本研究后,认为59%的抑郁症患者有人格障碍。Sanderson研究发现50%的重性抑郁症、52%的心境恶劣障碍至少合并有一种人格障碍,最常见的是回避型和依赖型人格障碍。John等在研究情感性障碍是否有相应的特定人格障碍时,发现其与C组(焦虑组)在统计学上有相关性,而与A组(古怪组)、B组(戏剧组)无相关性。Jackson等则认为双相情感障碍与边缘C组的回避、强迫、依赖型人格障碍等相关。李玉娥等研究发现,在抑郁症组中伴一种人格障碍和两种或以上人格障碍发生率显著高于正常对照组,其中以回避型(32.3%)、强迫型(29.4%)、消极型(22.5%)等人格障碍最常见。

在男女两性方面,Golomb等对316例患者进行人格诊断问卷(PDQ)或美国精神疾病诊断标准第四版用结构式临床问卷-Ⅱ(SCID-Ⅱ)评定后报道两性间患病率无显著性差异。虽然男、女间比较无显著性差异,不过该报道认为回避人格障碍女性比男性多见,反社会性人格障碍男性比女性多见。本研究中女性回避型人格障碍(63.5％)以及男性反社会人格障碍(12.0％)均高于异性。

Brophy 等在比较有和无人格障碍的住院抑郁症患者的研究中发现,有人格障碍的患者具有更多的以下特点:既往史中更多的抑郁发作;首次发病年龄较小;更经常、严重的自杀企图;另外有不稳定的婚姻史。

目前抑郁症同人格障碍共病的机制仍不清楚。Hirschfeld 提出抑郁症和人格障碍共病可能与三个截然不同的相互作用方式有关:人格障碍先于抑郁症发生,并作为抑郁症的一个独立易感因素;其次,抑郁症可能早于人格障碍,并促使人格障碍的产生和发展;第三,在抑郁症和人格障碍间存有一交互面,即所谓抑郁性人格障碍。

二、流行病学

由于抑郁症的高患病率,它通常被称做是精神疾病里的普通感冒。世界卫生组织根据与残疾人同住的多年经历,将抑郁症列为全球第四大疾病负担。在过去的几十年里,几项大型的流行病学研究对抑郁症和其他病症在美国和全球的普及进行了评估。20 世纪 80 年代,美国国立精神卫生研究所(NIMH)流行病学责任区发表了研究结果。这项研究分析了美国五个区的社区样本:纽黑文市、巴尔的摩、圣路易斯、达拉谟和洛杉矶。跟据该研究报告,所有情感障碍的半年患病率和终生患病率分别为 5.8％和 8.3％。躁狂发作的两种患病率为 0.5％和 0.8％;重度抑郁发作的两种患病率为 3.0％和 5.8％;精神抑郁症的数据则均为 3.3％。情感障碍的患病率仅低于焦虑症。女性的月患病率为 6.6％,而男性则为 3.5％。

美国共病研究的结果于 1994 年发表。这项研究采访了 15～54 岁的非机构性个体作为分层随机抽样的概率样本。任一情感障碍的比率均低于任何焦虑症或药物滥用障碍。研究称,任何情感障碍的年患病率和终生患病率分别为 11.3％和 19.3％。躁狂发作的比率为 1.3％和 1.6％(女性为 1.3％和 1.7％,男性为 1.4％和 1.6％);重度抑郁发作的比率为 10.3％和 17.1％(女性为 12.9％和 21.3％,男性为 7.7％和 12.7％);精神抑郁症的比率为 2.5％和 6.4％(女性为 3.0％和 8.0％,男性为 2.1％和 4.8％)。

最近,美国共病研究的复制版(NCS-R)出现在一个全国性的面对面采访调查中,概率样本为 18 岁及其以上个体。这项调查产生了 6.6％的 MDD 年患病率和 16.2％的终生患病率。总体而言,心境障碍的年患病率和终生患病率分别为 9.5％和 20.8％。各项研究的数据有所差异,是因为调查方法、受访者的训练、参与率和其他因素的细微差别,以及随机误差的存在。MDD 的比率一般高于双相躁郁症和精神抑郁症,且女性有较高的 MDD 患病率。

三、临床表现

抑郁是一种心境状态,抑郁心境是人类常见的一种心理体验。正常的抑郁心境体验多种多样,例如,人们对失败、挫折、应激等的正常适应反应、对丧失亲人的悲伤、短暂的悲观感和失望感等,都是人们日常生活中十分常见的情绪体验。但无论何种原因引发的抑郁心境状态持续时间过长和(或)已严重影响人们的正常社会功能,即可视为抑郁症。同时必须清楚地认识到,抑郁症的临床症状多种多样,症状的严重程度及其致病性彼此是有别的,某些症状足以诊断抑郁症,而有些症状难以导致患者明显的痛苦体验则不能因此诊断抑郁症。

(一)抑郁症的主要特征

世界精神病学协会抑郁症防治国际委员会(WPA/PTD)在 1997 年出版的《抑郁症教育计划》核心手册中列出了各种抑郁症的共同临床表现:

1.心境和情绪障碍

悲伤、对于愉快和不愉快的事件反应迟钝、动机降低、兴趣和快感丧失、情感缺乏、空虚感、情感平淡、焦虑、紧张、愤怒、易激惹、沮丧感。屈原在"情沉抑而不达兮,又蔽而莫之白。心郁邑而不达兮,又莫察余之中情"(《惜颂》)和"望长楸以太息,涕淫淫其若霰"(《哀郢》)这些诗句中表达的就是这种心情。

2.思维-认知障碍

注意力下降、犹豫不决、丧失自信、无价值感、自责、自罪、无助、无望、悲观、自杀观念。屈原最后在忧愤和悲哀中感到了绝望,选择了抱石沉江的方式离开让他厌恶的世界。

"世溷浊莫吾知,人心不可谓兮。知死不可让,愿勿爱兮。明告君子,吾将以为类兮。"(《怀沙》)

"独茕茕而南行兮,思彭咸之故也。"(《思美人》)

3.精神运动功能障碍

迟滞:身体活动缓慢、表情贫乏或缺乏、人际交流困难、木僵;激越:不安、烦躁、无目的、失控行为过多。屈原在《悲回风》中描绘了自己悲戚的感受和行为,如"涕泣交而凄凄兮,思不眠以至曙。终长夜之漫漫兮,掩此哀而不止。"

4.躯体障碍

生理功能的改变:失眠和(或)睡眠过多、食欲和体重的降低或增高、性欲下降;精力改变:疲劳、精力下降、缺乏活力;身体感觉改变:疼痛、压力感、寒冷感、肢体沉重、其他含糊不清的不适感觉、胃肠道、心血管等内脏功能的不适主诉。

"屈原既放,游于江潭,行吟泽畔,颜色憔悴,形容枯槁。"是屈原《渔父》的开篇名句,再现了他——一个严重抑郁症患者的形象。

（二）抑郁症的临床症状

1.抑郁心境

抑郁心境是抑郁症最显著、最普遍的症状，也是抑郁症的背景症状。主要表现为显著而持久的情感低落，抑郁悲观。患者终日无精打采、郁郁寡欢、度日如年、痛苦难熬、不能自拔、心烦意乱、忧心忡忡、愁眉苦脸、长吁短叹。程度较轻的患者感到闷闷不乐、心情不佳，感到"心里有压抑感"；程度重的可痛不欲生、悲观绝望，有度日如年、生不如死之感，患者常诉说"活着没有意思""心里难受"，说话语气低沉、言语缓慢、动作迟缓、行为减少、不愿与人交往等。

2.兴趣减退或消失

凡事缺乏兴趣。过去感兴趣的事物，爱好的活动如看足球比赛、打牌、种花草、郊游等也觉乏味，任何事都提不起劲、打不起精神。兴趣的丧失往往是从某一些活动开始，随着抑郁症状的发展，慢慢地对几乎所有的东西都失去了兴趣，兴趣索然，甚至不愿参加任何活动，包括与家人、子女的交往，闭门独居，疏远亲友，回避社交。整个人变得麻木不仁，无所爱，更无所求。患者常诉说"没有感情""人变麻木了"来描述此状况。

3.愉快感丧失

失去享受快乐的能力。抑郁症患者感到快感缺乏或愉快不起来，他们"完全不能从任何事物中感受到快乐，不能理解、相信或想象到任何感到舒畅的事物"，即便在高兴的事情发生时依然不能体验到快乐。没有任何事情能使他们高兴，患者不会为好天气、受到赞扬、游戏中获胜而高兴，也享受不到与朋友在一起、从事自己爱好的活动而快乐，享受不到生活的乐趣，更体验不到天伦之乐、爱的激情，失去爱的能力。只有无穷无尽的痛苦和烦恼。

4.无动力、无动机

不愿去上班，不愿外出与人交往，日常生活如吃饭、洗澡都需别人催促，患者感到整个人都"垮"了，精神、躯体都丧失了动力，不再有所要求，对生活也不再有指望。

5.疲劳感

抑郁症的疲劳感是一种脑力和体力的全面耗竭感。患者感到精力不足或丧失，似乎生命之泉行将枯竭，什么也不想干，根本没有动力，即使勉强做点什么也感到力不从心和十分困难，有时患者想振作精神，可怎么也振作不起来，无精打采，精神疲惫不堪，患者常用"精神崩溃""泄气的皮球"来描述自己的状况。同时患者常诉乏力、体虚、头痛和躯体疼痛等。即使在休闲无事时患者也感到自己是无用的人，对将要做的事情感到困难和畏惧，常常不能完成任务。加上常有睡眠障碍使得患者极端痛苦，难以忍受。

6.精神运动迟滞

抑郁症的精神运动迟滞的表现为言语缓慢、语气低沉、思考困难、运动迟缓、精力缺乏。具体表现为患者说话语气缓慢、犹豫不决,回答问题十分困难且需要很长时间,每句话都很简短,有气无力,与之交谈感到费神耗力。思考能力下降、注意受损,患者感到"脑筋就像生锈的机器转不动""连想都不会想,脑子空洞洞的",有的患者感到头脑中充满了许多思绪,新思绪不断涌现导致思维混乱,缺乏组织,使得患者思路模糊、缺乏中心、犹豫不决,导致思考困难、思维迟缓。行动缓慢、常常呆坐不动,严重者可出现木僵。

7.食欲、体重改变

大约70%～80%的抑郁症患者食欲丧失、体重下降。患者一般对饮食缺乏兴趣,觉得食物没有味道,即使平时感到非常可口的饭菜也感到食而无味、只吃一点点或拒食,有些患者对食物甚至感到厌恶。偶尔出现短时间的食欲增强或发作性的饥饿感和饱食。食欲可以很快地变化,食欲下降的程度也各有差异,轻者不想进食,重者会拒食。体重下降的最常见原因是食欲减退或丧失,抑郁症患者体重下降的特点是急剧下降之后保持相对稳定不变。有时体重下降并没有明显的进食减少。约有10%的抑郁症患者特别是在晚上出现进食量大,体重增加,同时伴有睡眠增多。此类患者认为食物是他们获取心理安慰的源泉。渴望从糖类和高糖类食物中得到安慰可能是某些季节性情感障碍的症状。

8.睡眠障碍

70%～80%的抑郁症患者有某种形式的失眠症。睡眠障碍主要表现为早醒,一般比平时早醒2～3小时,醒后不能再入睡,这对抑郁发作诊断具有特征性意义。早醒患者的情绪在早醒期间处于一天的最低点,这时发生自杀的可能性最大。有的患者表现为入睡困难,睡眠不深,患者常伴有焦虑情绪;少数患者表现为睡眠过多,称作"多睡眠抑郁"。这可能是患者对觉醒时感到的躯体疼痛或情绪苦恼的一种回避,也可能是季节性情感障碍的一种症状。有的患者主诉的与客观观察到的睡眠障碍不一致(主观性失眠),观察患者晚上实已睡着,但患者感觉到自己一晚上没能入睡,整天感到乏力、无精打采,这往往提示患者的病情较重、过分夸大,或具有疑病、虚无等思维内容障碍。

9.躯体不适

抑郁症患者普遍有躯体不适主诉,为减轻疼痛等躯体不适症状,在就诊精神专科前多数患者常光顾综合医院各临床专科和急诊部、经历过众多的检查和治疗。抑郁症的躯体症状表现为反复或持续出现涉及各脏器、部位的不适和自主神经功能失调症状,如头晕、头痛、颈项疼痛、心慌气短、胸闷胸痛、腰酸背痛、腹胀腹痛、四肢麻木、肌肉跳动抽动、汗液和唾液分泌减少、口干、便秘、食欲不振、消化不良、胃肠胀气、体质下降、视力模糊、排尿困难、阳痿、闭经、乏力等等。

10.性欲低下

抑郁症典型的症状是常有与精力和快感全面缺失相平行的性行为兴趣丧失。当然，抑郁症的性功能障碍也可能由药物不良反应或其他躯体疾病和（或）心理问题所致。尽管抑郁症性欲低下或缺乏很常见，但患者很少主动谈及，也容易被忽视。极少数患者可能出现性欲增强的情况。

11.焦虑和激越

焦虑是抑郁症最常见的伴发症状，60%～70%的患者伴有焦虑情绪和发作性的极度不安。患者体验到一种不安的预兆，好像可怕的事情将要发生。患者顾虑重重、紧张恐惧，以致搓手顿足，惶惶不可终日，伴有心悸、出汗、手抖、尿频、头晕目眩、心慌气短等自主神经功能紊乱症状。严重的焦虑会引起的一些自主神经功能失调症状及睡眠障碍的加重，这样又会加重焦虑。焦虑让患者感到危险、丧失、耻辱、世界"将陷落"，产生一种对崩溃、疯狂、死亡的恐惧。

激越是伴有运动不安的严重焦虑。患者表现为极度不安或紧张、慌乱惊吓、坐立不安、手指抓握、搓手顿足、踱来踱去、无目的的动作等，感到被一种可怕的、莫名的烦恼所纠缠。

12.易激惹

伴随着悲伤和恐惧，患者可有易激惹的情况，即当面临挫折时产生烦恼和愤怒的阈值降低，表现为自我压抑的释放，或争辩、吼叫、争吵、情绪失控、砸东西，或采用暴力等过激行为。

13.认知异常

抑郁症的认知异常涉及过去、现在、未来，关系到患者自身和外界。患者回想过去，自认一事无成，一无是处，没有任何价值，并对过去不重要的、不诚实的行为有犯罪感，将所有的过错归咎于自己，产生明显的自责、自罪。对现在则感到无助感和无价值感，感到自己无能力、无作为，觉得自己连累了家庭和社会，无助、生命无意义，对外部世界感到毫无用处、缺乏意义、甚至对自己有害。对未来充满忧虑、悲观、无望、虚无渺茫。感到前途渺茫，预见自己的工作要失败，财政要崩溃，家庭要出现不幸，自己的健康必然会恶化，孤立无援等。

14.无价值感、自我贬低

患者过分低估自己的能力和价值，可以宽容他人，但极端过分地严于律己，不相信自己的优点，认为自己什么本事也没有，什么事也干不了，一无是处，一摊烂泥，是十足的废物，是寄生虫，对社会毫无用处，脑力与体力均消耗殆尽，觉得活在世上是别人的累赘，人生是一潭死水，毫无生机，毫无意义，活着就等于受罪造孽，除了默默地承受孤寂、痛苦、无奈、恐惧之外，别无意义，自己在各方面都是失败者。

认为别人不需要自己、不会爱自己、不值得有朋友,对自己非常不满,缺乏自信,往往会夸大自己的一些小过失,甚至会罗列出自己"一系列难以弥补的严重错误和罪行",沉溺于自责、自厌、自憎、自罪及强烈的羞耻感中。这类症状促使患者产生应受惩罚和将被惩罚的体验。自杀是自我惩罚的途径,抑郁症患者通过此途径对自身施行惩罚。

15.无助、无望和绝望感

(1)无助感:抑郁症好像是一座牢狱,不仅孤独,还是一种隔离,抑郁症患者会觉得自己软弱,孤立无援,没有人能救援自己,一切已无法挽回。更可怕的是他根本无心突围,因为他认为那都是徒劳,不可能成功。所有的安慰怜悯都无法穿透那堵把他们与世人隔开的墙壁,任何热情关怀都不能打动他们的心。

(2)无望感:患抑郁症的人往往自觉前途暗淡无光,无论自己的身体还是学业、事业一切都变得很糟糕,毫无希望。就好像世界末日即将来临,自己也行将魂飞烟灭,恐惧悄悄地走进他生活的每一个角落,吞噬着他的灵魂,不知不觉中削弱他的信心,甚至使他连系什么领带,午饭吃什么这样一类的小事都无法做出决定,变得无所适从,难以做出决定。比起对死亡的恐惧,他更害怕死亡的过程,害怕死神的折磨,他会很注意身体的每一次疼痛,每一个异常的感觉,甚至将一些生理变化当作是症状而惶惶不可终日;当他想起死去的亲人,想起夺去他们生命的疾病,他会莫名其妙地认为他也患上这种疾病。

(3)绝望感:无助、厌世、绝望感等症状常混杂在一起,使患者感到世界正在毁灭,自身对于改变一切已无能为力,所以变得绝望、无助,进而又加重厌世、忧伤的情绪。为解脱无助感和绝望感患者可能采取自杀行为。抑郁症患者采取这一主动自杀步骤时,无助感、绝望感可能会消失。对患者来说,此时自杀已成为一种合乎逻辑、摆脱痛苦的具有感召力的行为。这种不寻常的自杀行为可解释有些抑郁症患者在做出自杀决定后可能会有欢快心境的表现。

16.自杀

重性抑郁发作的患者常伴有消极自杀的观念或行为。消极悲观的思想及自责自罪可萌发绝望的念头,认为"结束自己的生命是一种解脱""自己活在世上是多余的人""我愿摆脱一切""没有任何事情值得我继续活下去"。死亡往往被当作是永恒的宁静和恐怖的终结,会促进计划自杀,发展成自杀行为。这是抑郁症最危险的症状,应提高警惕。长期追踪发现,约15%的抑郁症患者最终死于自杀。自杀观念通常逐渐产生,轻者仅感到生活没意思,不值得留恋,逐渐产生突然死去的念头,随抑郁加重,自杀观念日趋强烈,千方百计试图了结自己。许多自杀患者在自杀前均提到过自杀,应引起高度警惕,绝对不能认为"他们只是说说,不会真的会自杀"。顾城在其"死因"中已经明显地流露出他的自杀意图,而且有扩大性自杀的倾向。

"你们是生活所生,我也是。但我的灵魂却是死亡所生,它愿意回到那里去,就像你们愿意回家,这是个无法改变的事情……

我需要死,因为这件事对于我,是真切的,我需要把它给你,因为我觉得这是一个很好的礼物,我什么也没有……

我是属于死亡的,我知道。但是我并不爱它,我希望有一个灵魂得到我,我希望我能得救,不大寂寞。我不知道灵魂和灵魂在一起,是不是依然是死亡。但我知道,那是我渴望的。"

17.幻觉、妄想

抑郁症患者在情感低落、悲观失望的影响下,自我评价低,将所有的过错归咎于自己,常产生无用感、无希望感、无助感、无价值、犯罪感等。在此基础上,产生孤立无援的感觉,伴有自责自罪,严重时可出现罪恶妄想;亦可在躯体不适的基础上产生疑病观念、疑病妄想,怀疑自己身患绝症等;在犯罪感、罪恶妄想的基础上可能出现有关系妄想、被害妄想,患者因罪恶感,从而可能认为这种迫害是理所当然、罪有应得的。部分患者亦可出现幻觉,以听幻觉较常见。

18.表情、行为、言谈

大多数抑郁症患者表情悲伤、郁闷不乐、沮丧、面容憔悴苍老、目光迟滞,令人可怜或带有负罪感。即便有的患者看起来笑容满面,但也显得很滑稽、伤感(苦恼人的笑)。动作姿态僵硬、无精打采、低头呆坐、面无表情,或显得恐惧害怕、双眉紧锁、忧心忡忡,时会黯然落泪、掩面而泣,有时显得很冷漠。对生活态度的消极使他们看起来衣冠不整、不修边幅。动作尤其手势动作减少,行动缓慢、迟钝或激越。语言贫乏、简短乏味、语气犹豫不决,有时缄默不语。

19.其他

抑郁发作时也可出现患者感到自己不真实,自己像在演戏,或像是一个机器人等异常体验的人格解体症状;感到周围的事物、情境、人物犹如演戏的舞台布景一样不真实、不生动、不确切的现实解体症状;以及强迫重复、强迫思维、强迫性穷思竭虑、强迫性不完美感等强迫症状。很多学者认为抑郁症的强迫症状可能与精神病的发展相联系,其具有二重性,一方面强迫症状提示患者的精神病倾向,另一方面又可防止精神活动的分裂。

20.代偿症状

代偿症状常见于没有明显抑制的抑郁症患者,表现为:工作特别努力,再苦再累毫无怨言,且非常主动地承担重任。一方面可能是患者有自责自罪的想法,想"将功补过",还可能想转移思想,以减轻痛苦;患者故意装出高兴、快乐主动地关心别人,想减轻医护人员和家属的忧虑和安慰他们,或是为转移大家的视线以便自杀。在这种"伪装"下,自杀成功率极高;性欲显得亢进,可能是患者感到对不起配偶,企图给配偶更多的快乐,或想用性生活减轻痛苦。

四、诊断和治疗指标

(一)抑郁症的维度及亚型

对轻度的、无明显临床症状的抑郁症有时可采取防治措施,以防发展为更严重的抑郁症。学校干预以心理教育的方式教授应对压力和防止抑郁的技巧。初级护理点是干预疗法的试点,为筛查出的轻度抑郁症患者提供简易治疗,因为越早查出抑郁可防止以后更严重的抑郁。轻度抑郁症患者对干预做出的反应没有心理疗法那么明显,但比心理疗法的反应时间更短。阅读疗法可能对有的患者有帮助。很多编入指南(包括患者指南)的疗法和书都是为大众而写的。

DSM 并未将丧亲(或丧友)之痛列为抑郁症,而认为这是人类与生俱来的正常悲伤期。不过,如果这段悲伤期至少持续了两个月,或者这段期间有明显的功能损伤或抑郁症状,如伴有觉得自己无价值的病态成见、自杀意念、精神病症状,或者精神运动性迟缓,均为 MDE。未解决的悲伤是一种常见的心理动力式抑郁,因此短期的心理动力方法重点治疗悲伤。IPT 也以悲伤为治疗重点,因为悲伤是人际交往过程中的四种引起抑郁的主要问题之一。

严重程度是几乎决定所有抑郁疗法的考虑因素之一。常常有人坚称,心理疗法和药物治疗对轻度至中度的抑郁者疗效相当,但重度抑郁的疗效还是药物治疗好。不过,四个研究对比了对重度抑郁患者的药物治疗和 CT,其中一项分析发现了 CT 的一个很小且统计显著性不强的优势。同样,少数证据显示心理疗法和药物治疗对忧郁型抑郁症的疗效相同。因此,这些研究结果很有限。这些研究回顾的都是从门诊患者研究中筛查和随机选出的所有患者。笔者曾在病房工作过几年,见到过对周围环境基本没反应的抑郁症患者。紧张性精神症患者不适宜用心理疗法。虽然 CT 成功治愈了一些精神分裂症患者,但笔者还未听闻任何用心理疗法治疗精神病型抑郁症的研究。

重度抑郁症虽有很多发病和病程征兆,但治愈难度更大。一般来说,心理疗法和药物疗法对以下情况疗效不佳:过早发病、发病过缓、发作次数过多、过于慢性、双重抑郁、发作间期病症未完全缓解、功能损害过度,以及内源性/忧郁性症状过多。如果有良好的社会支持,反应性抑郁症的治疗反应会更好。

对慢性抑郁症和精神抑郁症(慢性轻度抑郁症)的心理疗法的研究相对较少。一项大型研究将一种新式心理疗法——心理治疗的认知行为分析系统——和药物治疗做对比,研究他们对慢性抑郁症(主要是慢性 MDD,伴有精神抑郁症或未完全缓解的病症)的疗效。该研究分别展示了心理疗法和药物治疗的效果。药物治疗在前四周疗效更佳,而心理疗法在后八周疗效更佳。

光照疗法对季节模式型心境障碍有效果。专门设计的灯箱中发出的明亮、全光谱光源最初用于治疗生理节奏紊乱,例如睡眠相位后移综合征、倒班工作睡眠障碍和时差反应。这种疗法意在以日常光照模式,利用人工光源重设生物钟来适应变化。接受光照会影响褪黑激素(控制睡眠周期)的产生,也可影响血清素的产生。季节模式型心境障碍和受光照周期年变化影响的生物节律障碍很相似。患者须于特定时段接受10000勒克司的无有害紫外线的强光光照,一般是每天早上。不良反应有恶心和头痛。为了避免不良反应,应使用更强的均衡光源进行短时段光照。接受光照表现出剂量效应,更强的光照或光照时段更长会有更好的效果。光照疗法还可改善对非季节性抑郁症的药物治疗反应。

(二)作为治疗指标的人格因素

人们已经试过许多方法来预测某种治疗方式是否对某位患者疗效显著。有的人格因素也许对预后有帮助,换句话说,这些因素能预测治疗是否在大体上适合某位患者。比如,在绝大多数治疗中,良好的社会支持能产生更显著的疗效。其他因素在对特定患者进行特定治疗时也可能有用。疗法选择可能需要以弥补为基础,也就是说,如果患者有某种明显的缺陷,就需要选择能弥补这项缺陷的疗法。例如,易受人际关系困难影响的社交依赖者最好使用人际关系疗法,而自主者使用技能构建疗法。这种选择被称为"代偿",可以弱化缺陷。虽然这种情况较少见,但是还可根据患者的某一优势选择治疗方法。这被称为"获益"。社交技巧良好的患者治愈抑郁症的可能性最大,可通过充分利用社交的治疗项目来治疗。

Blatt和同事使用全国联合研究的数据来调查完美主义和需要赞同在预测治疗结果中的作用。这几位作者所采用的方法源于功能失调性态度量表的亚量表。他们认为完美主义和Blatt的内射型人格或贝克的自主型人格的概念有关,而需要赞同和Blatt的依附型人格或贝克的社交依赖型人格有关。他们发现完美主义是对所有治疗(包括丙咪嗪)有不佳反应的预后指征,而非对CT有较佳反应的特定指征。需要赞同在有的治疗方法中和良性结果有很小的、不重要的联系,但在IPT中如预期的一样没有特殊联系。

Barber和Muenz所做的一项研究对比了CT和IPT在躲避和强迫这两种人格维度上的评估。他们假设躲避性高的患者会在CT中表现得更好,而强迫性高的会在IPT中表现得更好。果然,CT对那些躲避性高且强迫性低的患者更有帮助,而IPT对躲避性低且强迫性高的患者更有帮助。两位研究者还发现已婚患者在CT中表现更佳,而未婚患者在IPT中表现更佳。Zettle、Haflich和Reynolds发现,社交依赖者在小组式CT中表现更佳,因为他们可从人际交往的取向中获益;而自主者在个人式CT中表现更佳。

Rude和Rehm回顾了所有对比认知型和行为型的抑郁症疗法研究,也查阅了所有评估认知缺陷和行为缺陷的研究。这些研究差不多都预测到了弥补效果,也就是说，较严重的认知缺陷患者在认知疗法中表现更佳，而行为缺陷患者在行为疗法中表现更佳。可是，我们没有发现关于弥补的任何证据。发现的证据只证明了获益效果。习得智谋量表是个例外，虽然它曾被认为是 CT 的一项特殊指征，但它就是一般的良性预后指征。这些疗法可能其实是利用优势，或者也可能是研究试验中通常提供的短期治疗虽不能治愈严重缺陷，但对只有轻微缺陷的疗效显著。所有抑郁症患者在认知和行为方面可能都有某种程度上的缺陷。

Beutler、Castonguay 和 Follette 从更广的角度指导了一个过程：一个互联的特别小组提取出核心原则，是关于理论上的心理疗法研究的成功结果的。他们发展出了适用于一般心理疗法的普通原则，以及在以下方面和疾病群有关的特殊原则：关系、治疗、患者和治疗师等因素。例如，11 项患者因素中的 3 项是专门针对治疗抑郁症和焦虑的，如下：治疗师使用直接治疗干预应与患者的反抗性状明显程度呈反向一致；具有冲动、喜欢社交和将责任归咎于外部因素的人格特征的患者从直接行为改变和症状减轻的努力（包括学习新技能和克制冲动）中所得到的比在提高自省和自知的过程中得到的更多；具有不易冲动、优柔寡断、自我检查和过度自控的人格特征的患者从培养自知、自省、人际依赖和自尊的过程中所得到的比在直接改变症状和学习新社交技巧的过程中得到的更多。

Parker 和 Manicavasagar 借助了对性情和人格所做的研究，该研究将人格特性或应对方式分为八类。他们认为这八类特性是五因素人格模型的进一步划分。这些特性可作为特性，如每个特性可以描述任何一个人，也可作为应对方式，如用其中一个特性作为主要的应对方式，据此可区分不同的个体。两位研究者进一步扩展了这一模型，他们称当患者患有非忧郁型抑郁症时，患者的主要应对方式就确定了一种抑郁症的亚型。根据人格特性而定的八种亚型为：

（1）完美主义的。

（2）急躁的。

（3）焦虑不安的。

（4）回避社交的。

（5）沉默寡言的。

（6）对排斥敏感的。

（7）自我中心的。

（8）自我批评的。

他们根据对压力的反应又增加了三种抑郁症，如下：

（9）急性应激相关的。

（10）急性应激相关的：锁和钥匙。

（11）慢性应激相关的。

　　"锁和钥匙"应激反应是指有些患者反复处于某种压力下,比如父母的严厉批评,他们之后在生活中遇到类似的压力就会很容易变得抑郁。上司的严厉批评也会导致极端的悲伤和抑郁。钥匙就再次开启了锁的反应。

　　Parker和Manicavasagar还为"治疗应怎样适应各种人格类型"这一问题提出了建议。针对抑郁症的完美主义亚型,他们建议应将重点放在具体任务和清晰结果,问题解决和短期目标设定,以及达成减少自我批评、容忍和拖延的长期目标之上。

　　对于焦虑不安亚型,Parker和Manicavasagar推荐一种结构紧凑的个人疗法或小组疗法,主要减少自主性觉醒和调整功能失调性思维,并通过激发治疗来巩固成果。这些患者宜用含有SSRI的药物进行治疗。Parker和Manicavasagar相信对排斥敏感者将会受益于着力解决人际问题的中长期疗法,该疗法在治疗一开始便设立清晰的目标和结束时间。对于这类患者,应考虑在治疗中包含重要的他人和针对非典型性抑郁症的含有SSRI或MAOI的药物治疗。他们建议对自我中心者应采用安排合理的和短期的疗法。治疗重点应放在特殊行为改变方案、防止自杀行为的增强、化解冲突和控制愤怒上。治疗师应帮助患者学会尊重他人的权利和财产,并在长期治疗结果中反映其行为。

　　对于急性应激相关型抑郁症,推荐使用简单、快速的疗法,包括清晰的可实现目标和重点强调的问题解决技巧。可考虑使用SSRI。如果压力是"锁和钥匙"类的,可采用中期疗法,且着重于能唤起相同认知和情绪的过去事件及其起因和重要性。还应探索其他应对方式。可考虑使用SSRI,但应避免使用镇静剂。对于慢性应激相关型抑郁症,建议使用中长期治疗,并将治疗重心放在减少处于应激源下的机会、支持和解决问题,以及驳斥负性的自我认知之上。直接的建议和医嘱可能会起作用,且防止患者自杀也是必要的。和之前一样,可考虑使用SSRI。虽然Parker和Manicavasagar的著作并非治疗指南,但里面提供了很多有用的治疗建议,也让我们能够从另一个不同的角度去看待抑郁症。

(三)生活事件和压力

　　生活事件和压力影响着抑郁症的发作和病程,这和抑郁症的治疗也很有关系。对生活事件的研究一般集中在三个领域:疾病、重大生活事件和生活小事。疾病是灾难性的事件,包括如地震、龙卷风、飓风等自然灾害和更个人的威胁生命的事件,如战争经历、绑架、严重的交通事故等。该文献描述了人们面对灾难时所做出的即时反应和中长期反应的类型。长期反应包括如创伤后应激障碍和抑郁症等精神病症。贝克将抑郁症定义为对损失的反应或失去的感觉。有过灾难经历的人可能有悲伤的反应,而且他们开始觉得这个世界是不安全的。经历过地震的人常常表达出世界已经不再安全的感受。无法预测的灾难性事件通常会引发无助感。

重大生活事件是伴有高度压力的正常事件,比如离异、丧亲或丧友、失业或入狱。重大生活事件也包括有压力的正性事件,例如分娩、乔迁、开始新工作或度假。各种重大生活事件有不同程度的影响,且这些事件的应激效果是累计的。

单一的事件也可导致抑郁症的发作。已列出的生活事件清单可制成压力索引。其中最为人熟知的是霍尔姆斯和雷赫压力量表。该量表对过去 6 个月内的不同生活事件进行评估,最后产生一个风险因素总分。累计压力和慢性压力是很多病症发作的心理因素和健康危险因素,其中也包括抑郁症。Brown 和 Harris 发现,如果女性生活中存在的慢性风险因素数量越多,她在面对急性应激时患上抑郁症的可能性就越大。治疗抑郁症的重点通常是处理有压力的重大生活事件。

生活小事是日常的小压力源或每人都要解决的麻烦,比如车胎漏气,一个重要事件因雨取消或推迟,或者看见了电视上的坏消息。不愉快的事件能使人的心情向负面发展,而愉快的事件能使人的心情向正面发展。可追踪正性事件和负性事件的量表已经问世,并分别表现出与抑郁情绪呈正相关和负相关。每一种事件都可以单独影响人的心情,正负性相结合的事件比单一的正性事件或负性事件对心情造成的影响更大。各种采用了行为激活的抑郁症疗法均使用了这种已被广泛接受的研究发现,其中最著名的是 Lewinsohn 的行为疗法。

Nemeroff 等人公布了一项有关童年创伤的特殊发现。该发现源于凯勒等人的大型研究结果,该研究在慢性抑郁症的治疗中将抗抑郁药物奈法唑酮和心理治疗的认知行为分析系统(CBASP)进行了对比,同时也对比了二者结合的效果。该研究报告检查了有童年创伤史(幼年丧失父母、遭受身体虐待或性虐待,或者被忽视)的患者的治疗结果。然而,在整个研究中,药物治疗和心理疗法的疗效相当,且二者的联合疗效比任一疗法的疗效更佳。对于这些患者,心理疗法比药物治疗的疗效更佳,而二者的联合疗效仅略胜于心理疗法的疗效。作者们建议,对于有童年创伤的抑郁症患者,心理疗法可能是治疗中必不可少的一环。

五、治疗

(一)药物治疗

抗抑郁药是当前治疗各种抑郁障碍的主要药物,能有效解除抑郁心境及伴随的焦虑、紧张和躯体症状,有效率约 60%～80%,维持用药在一定程度上能预防抑郁症的复发。目前应用于临床的抗抑郁药主要包括:三环类抗抑郁药(TCAs)、单胺氧化酶抑制剂(MAOIs)、选择性 5-HT 再摄取抑制剂(SSRIs)、5-HT/NE 再摄取抑制剂(SNRI)以及 NE 及特异性 5-HT 受体拮抗剂(NaSSAs)。其中三环类抗抑郁药和单胺氧化酶抑制剂被称为典型抗抑郁药,选择性 5-HT 再摄取抑制剂、5-HT/NE再摄取抑制剂、NE 及特异性 5-HT 受体拮抗剂和选择性单胺氧化酶抑制剂称为新型抗抑郁药。

1.抗抑郁症药的作用机制

20世纪抑郁症研究的最大贡献是提出了"单胺类假说",并且在此假说的指导下建立了目前对抑郁症治疗的理论基础。根据单胺类假说,抑郁症是由于患者脑内单胺类神经递质如 5-HT 或 NE 减少所致,目前所有治疗抑郁症的药物实质上都以 5-HT 或 NE 为靶点。临床上所有的抗抑郁药都是通过增加突触间隙单胺类神经递质的利用率来发挥作用的,主要是通过三种机制:一是抑制单胺能神经元的再摄取;二是抑制单胺类神经递质在突触中的代谢;三是通过阻断单胺能神经元上的自身和异身受体来增加单胺类神经递质的释放。此外,对于神经递质转运蛋白的研究最近也开始成为热点。近年来有研究人员提出,细胞膜上的 NE 和 5-HT 转运蛋白是抗抑郁药作用的重要靶点,所以选择性 NE 再摄取抑制剂和选择性 5-HT再摄取抑制剂 SSRIs 对于抑郁症的治疗都是有效的。但抗抑郁药的作用机制并不完全一致,新药噻萘普汀却可促进 5-HT 的再摄取,降低突触间隙的 5-HT 水平。

2.常用抗抑郁症药

(1)三环类抗抑郁药及四环类抗抑郁药

①三环类抗抑郁药(TCAs):一类最早用于治疗抑郁症的药物,其作用机制是抑制 NE 和 5-HT 的重摄取,丙米嗪是第一个三环类抗抑郁药,诞生于 1958 年。临床上常用的三环类抗抑郁药有:米帕明(丙米嗪)、氯米帕明(氯丙米嗪)、阿米替林及多赛平(多虑平)。主要用于抑郁症的急性期和维持治疗,有效率一般为 60%～70%。临床用药从小剂量开始,逐渐增加,有效治疗剂量为 150～300mg/d,分 2 次口服,也可以每晚睡前一次服用。一般用药后 2～4 周起效,使用治疗剂量 4～6 周仍无明显效果应考虑换药,治疗一般需要维持 6 个月以上,反复发作者服药时间则需延长至 1～2 年。该类药物对环性心境障碍和恶劣心境障碍疗效较差,不良反应较多,主要是抗胆碱能和心血管等不良反应。常见有口干、嗜睡、便秘、视物模糊、排尿困难、心动过速、体位性低血压和心率改变等。老年和体弱患者用药剂量要减少,必要时应注意监护。原有心血管疾病及严重肝、肾疾病的患者不宜使用,氯米帕明还不宜用于癫痫患者。

②四环类抗抑郁药:马普替林是一种四环类抗抑郁药,其抗抑郁作用与三环类药物相似,也有明显的镇静作用,但一般 4～7 天即起效,有效剂量为 150～250mg/d,不良反应较少,主要有口干、嗜睡、视物模糊、皮疹、体重增加等,偶可引起癫痫发作。心、肝、肾疾病及癫痫患者禁用。

米安舍林也是一种四环类抗抑郁药,是突触前膜 α_2 肾上腺素能自身受体阻断剂,通过抑制负反馈而使突触前 NE 释放增多,起到治疗抑郁症的作用。有明显的镇静和抗焦虑作用,对治疗伴焦虑的抑郁症患者尤为适用,常用剂量为 30～90mg/d,可晚间 1 次服用。此药无抗胆碱能作用,也无明显的心血管反应,与抗高血压药无相互作用,适用于老年及心血管病患者,但有报道称该药产生骨髓抑制作用,故应监测粒细胞。低血压患者禁用。

安非他酮也是一种四环类抗抑郁药,是一种氨基酮,自身对多巴胺(DA)有一定的再摄取抑制作用,其代谢产物羟化安非他酮对 DA 和 NE 都有再摄取抑制作用。由于对 5-HT 的作用很弱,故对食欲和性欲没有影响。其抗抑郁作用与三环类药物相当,不良反应是失眠和口干,大剂量可诱发癫痫。也有报道称该药具减轻烟草戒断症状及吸烟欲望的作用。禁与 MAOIs 药、氟西汀及锂盐联用,癫痫、精神疾病禁用。

四环类抗抑郁药还包括阿莫沙平(50～500mg/d,分次服)。心、肝、肾疾病及癫痫患者禁用。

(2)单胺氧化酶抑制剂(MAOIs):MAOIs 属非环类抗抑郁药,可抑制单胺氧化酶的活性,减少 5-HT 和 NE 的酶解,使突触间隙的 5-HT、NE 等单胺类神经递质的浓度增加,从而产生治疗抑郁的作用,代表物如苯乙肼,多年来该类药物的应用并不广泛。目前临床使用的有吗氯贝胺,是一种可逆性、选择性单胺氧化酶 A 抑制剂,它克服了非选择性、非可逆性 MAOIs 的高血压危象、肝脏毒性及体位性低血压等不良反应的缺点,是一种短效药物,但仍不作为一线药物使用,有效治疗剂量为 300～600mg/d,分 2～3 次口服,主要不良反应有恶心、口干、尿频、便秘、体位性低血压、视物模糊、出汗、睡眠障碍及震颤等。禁与 SSRIs 药、SNRIs 药及交感胺联用。

(3)选择性 5-HT 再摄取抑制剂(SSRIs):该类药物的不良反应较少而轻微,尤其是抗胆碱能及心脏的不良反应少。目前已在临床应用的有氟西汀、帕罗西汀、舍曲林、氟伏沙明(氟伏草胺)、西酞普兰、艾司西酞普兰。有效治疗剂量为氟西汀 20mg/d、帕罗西汀 20mg/d、舍曲林 50mg/d、氟伏草胺 100mg/d、西酞普兰 20mg/d、艾司西酞普兰 10mg/d。少数疗效欠佳的患者可加倍,个别病例的剂量可更大一些。这五种 SSRIs 虽然化学结构完全不同,但都能选择性的抑制突触前神经元对 5-HT 的再摄取,增加突触间隙中 5-HT 含量。SSRIs 的半衰期较长,大多在 18～26 小时,每日只需服药一次。见效较慢,需要 2～4 周,对抑郁症有显著的疗效,与三环类抗抑郁药的疗效相当,但一般认为仅适用于轻、中度病例,重度抑郁可能三环类的疗效更好。

SSRIs 的不良反应明显不同于三环类抗抑郁药,没有心脏的毒性,过量较安全。由于其仅对 5-HT 受体起作用,因此不良反应较小。对胆碱能系统的拮抗作用很小,没有便秘、口干等反应,也不会引起青光眼发作;不影响组胺系统,故不会引起肥胖和嗜睡;不降低抽搐阈值,不会像三环类抗抑郁药那样触发癫痫;对心脏没有毒副作用,可放心用于心脏病患者。常见的不良反应有恶心、呕吐、厌食、失眠、焦虑及性功能障碍等,偶尔出现皮疹,少数患者诱发轻度躁狂。不能与 MAOIs 药、氯米帕明、色氨酸等联用。这类药物的代表是氟西汀,诞生于 20 世纪 80 年代。文献显示,在临床上使用新型的 SSRI 类抗抑郁剂对抑郁症患者进行治疗的比例超过 90%,其中 60% 以上合并使用苯二氮䓬类药物,只有不到 40% 为单药使用,而使用三环类抗抑郁剂治疗的患者仅为不足 10%,提示 SSRI 在临床上有取代传统的三环类抗抑郁剂的趋势。

随着近年来 SSRIs 的广泛使用,5-HT 综合征的发生有上升趋势。5-HT 综合征是一种中毒性 5-HT 能亢进状态,是 SSRIs 较为严重的不良反应。其主要表现为精神状态的改变(如意识模糊、轻躁狂)、肌痉挛、反射亢进、出汗、寒战、腹泻和运动失调等。SSRIs 和 MAOIs 合用是产生 5-HT 综合征最常见的原因,在上述两种药换用时,只有在前一种药停用 5 周后方可服用另一种药。如怀疑有出现 5-HT 综合征的可能,应立即停药并对症处理。

(4)去甲肾上腺素和 5-羟色胺双重摄取抑制剂(SNRIs):SNRIs 起效快,有明显的抗抑郁及抗焦虑作用,尤其对一些难治的病例亦有效。代表药为文拉法辛,能抑制 5-HT 和 NE 的再摄取,还能轻度抑制 DA 的回收。有效治疗剂量为 75~300mg/d,一般为 150~200mg/d,速释剂分 2~3 次服用,缓释胶囊日服 1 次。常见不良反应有恶心、口干、出汗、乏力、焦虑、失眠、震颤、阳痿和射精障碍。不良反应的发生与剂量有关,大剂量时部分患者血压可能轻度升高。无特殊禁忌证,严重肝、肾疾病、高血压、癫痫患者应慎用。不能与 MAOIs 药联用。

奈法唑酮也可以抑制 5-HT 和 NE 的再摄取,还可以拮抗 5-HT2A 受体,可增加 5-HT 和 NE 系统的功能,治疗剂量为 300~600mg/d,分两次口服。除具有 SSRIs、三环类抗抑郁药相似的作用外,还对焦虑及激越有较快的改善。倾向于治疗焦虑、激越、睡眠障碍或性功能障碍的抑郁患者。该药的耐受性较好,常见的不良反应是镇静、恶心、视物模糊、口干、便秘等。禁与地高辛联用。

(5)NE 及特异性 5-HT 受体拮抗剂(NaSSAs):该类药物具有良好的抗抑郁、抗焦虑及改善睡眠的作用,其代表药是米氮平。其作用机制是通过阻断突触前膜 α_2 肾上腺素能自身受体,从而增加 NE 的释放,增强 NE 能神经传递;并可以刺激 5-HT 能神经元胞体上兴奋性的 α_1-肾上腺素受体,使 5-HT 能神经元放电增加,5-HT 释放增加。该药口服吸收快,起效快,抗胆碱能作用小,有镇静作用,对性功能几乎没有影响。起始剂量 30mg/d,必要时可增加至 45mg/d,晚上顿服。常见不良反应为镇静、倦睡、头晕、疲乏、食欲和体重增加。不能与 MAOIs 药合用,出现感染症状应查血常规。

(6)其他抗抑郁药:其他抗抑郁药还有曲唑酮、噻萘普汀及圣·约翰草提取物等,均有较好的抗抑郁作用。

①曲唑酮:该药是5-HT2A受体的拮抗剂及5-HT再摄取抑制剂,同时能轻度抑制NE的再摄取,有效剂量为100～200mg/d,可于晚间顿服或分两次口服,具有抗抑郁、抗焦虑和镇静的作用,对睡眠障碍、烦躁不安、易疲劳、自杀观念等症状有较好疗效,不良反应有困倦、头晕、口干、震颤、恶心及便秘等。低血压及室性心律失常者禁用。

②噻萘普汀:该药可选择性增加5-HT系统功能,促进突触前膜对其再摄取,减少突触对5-HT的利用,还具有神经细胞的修复功能,常用剂量为12.5毫克/日,每日3次,老年人及肾功能受损者酌减,其对抑郁症的疗效较好,对酒、药物依赖伴发的焦虑抑郁有较好的疗效,耐受性较好,很少引起镇静、抗胆碱能、心血管的不良反应,常见的不良反应是疲倦、食欲不振、失眠或嗜睡等。孕妇、哺乳期妇女禁用,禁与MAOIs药联用。

③圣·约翰草提取物:该药商品名为路优泰,是从圣·约翰草中提取的植物抗抑郁药,为德国研发,含有贯叶金丝桃素、金丝桃素、黄酮等活性成分,常用剂量300毫克/日,分三次服用。能同时非特异性抑制NE、5-HT、DA的再摄取,抑制突触前膜NE受体密度,使突触间隙这三种神经递质的浓度增加,调节HPA轴、HPT轴功能,增加夜间褪黑激素的生成,更好地改善睡眠,从而产生抗抑郁作用。主要适用于轻、中度抑郁症,对焦虑症状也有效。通过随机、双盲、多中心平行对照研究,路优泰治疗轻、中度抑郁与帕罗西汀的疗效相当,路优泰组痊愈率明显高于帕罗西汀组,服药2周后疗效不佳者增加路优泰的剂量可提高疗效。从对不良反应的监测得出,路优泰耐受性更好,不良反应轻微。

3.抗抑郁症药的发展

20世纪50年代初三环类抗抑郁剂应用于临床,近10余年来新型抗抑郁剂得到广泛应用。国内外专家共识,理想抗抑郁药应具备起效快、治愈率与安全性高的特点。当前临床实践经验表明艾司西酞普兰(来士普)、文拉法辛(怡诺思、博乐欣)起效快(1周内)且治愈率较高(约高于其他药的10%)。舍曲林(左洛复)、西酞普兰(喜普妙)等不良反应小,适用于老人、儿童,尤其舍曲林对伴有心血管病患者及6岁以上儿童较安全,治疗时可首选。米氮平更适用于伴有失眠明显的抑郁症患者。此外,当患者治愈后,巩固疗效时间平均6个月。难治性抑郁症约占10%～20%,往往需要联合用药、加大剂量及中西医结合治疗。

但是,目前使用的所有药物治疗依据的理论基础均建立在40年前就提出的传统的单胺类假说的基础之上,是一类通过抑制再摄取的方式增加脑内5-HT或NE的药物,该类药物以改善心境、情绪为主,可使患者的症状得以空前的缓解,但主要存在以下主要问题：①现有的抗抑郁药物仅能对大约70％的患者有效；②抗胆碱对心血管不良反应较大；③长期使用依从性差，而对于抑郁症患者来说，无论是首次发作还是再次发作都必须长期治疗，这对于预防复发有很重要的意义。此外，大多数患者在起始治疗3～5周后方能起效，而抑郁症患者常伴有自杀倾向，对这些患者而言，该潜伏期的存在意味着患者的生命具有潜在的风险。因此，人们迫切期望发现具有快速作用的新型抗抑郁药。在仔细分析目前所有的抗抑郁药的疗效时发现，与其对脑内神经递质的急性效应相对应，长期给予抗抑郁药物可使HPA轴的调节水平恢复正常。由此提示：HPA系统的正常化是抗抑郁药物的最终共同通路，并为疾病的稳定缓解所必需。

应激理论为抑郁症的治疗开辟了一个新的、令人极其兴奋的领域。世界各国的研究人员对寻找直接作用于过度激活的HPA轴的药物十分关注，主要包括使用CRH拮抗剂对抗HPA轴的过度激活，使用糖皮质激素阻断剂对抗因HPA轴过度激活大量释放的皮质醇对HPA轴包括海马的作用。目前，在体外可抑制CRH的药物已接近临床实验，美国国家精神卫生研究所（NIMH）正在进行毒理试验的药物，如果结果不错，NIMH将开始人体临床试验。寻找作用于HPA轴另一端，即作用于由肾上腺产生的糖皮质激素的受体的相关药物的试验也正在进行，斯坦福大学的一项研究发现：短期应用糖皮质激素受体阻断剂对治疗重性抑郁症有效，而且它可能调控HPA轴。因此，我们有理由相信，新型、高效、安全的抗抑郁剂在不久的将来会被应用于临床。

（二）认知行为治疗

抑郁症是由患者对发生事件的负性解释所导致的一种情绪状态。尽管抑郁症的发生有多种原因，包括生物的、对自己的负性态度、灾难性的事件，但发病的共同因素是负性思维。抑郁症患者用负性的态度看自己，用贬低的态度看他人，用阴沉灰暗的态度看自己的未来。认知行为治疗就是帮助患者学会识别和监测负性的思维方式，然后改变它，并用更现实的态度来思维。

当抑郁症患者学会了识别歪曲性自动思维，并用更现实的思维来代替它时，抑郁就会减轻。而且当患者能够习惯于改变负性思维和信息时，他们未来经历抑郁症发作的可能性就会减少。

1.认知行为治疗简介

认知行为治疗（CBT）是一种现实检验的心理治疗方式，它强调信念在我们感受和行动中的主要作用。当我们体验到令人不愉快的感觉或行为时，识别并导致这种情感或行为的信念，并学习用更能为人接受的信念进行替代是治疗的重点。

20世纪70年代兴起的贝克认知行为治疗是一种比较成熟、最为重要的认知行为治疗，这种方法很多地方和艾利斯的理性情绪疗法（RET）相似，但更强调协同检验的过程而不是着重于对患者进行理性生活哲学教育,强调医患协作,将患者的负性认知当成尚待检验的假说或预测,采用类似科学实验的方法对假说或预测的真实性进行严格地检验。治疗过程用操作术语说明,强调采用可靠的客观测量评估治疗,具有概念的清晰性和操作的简洁性的特点。现已广泛用于治疗非精神病性抑郁、焦虑症、恐怖症、强迫症、进食障碍、自杀行为等。

(1)认知行为治疗的基本原理:贝克认为,认知是情感和行为的中介,情感障碍和行为障碍与认知曲解有关。人们常常把自己的心理障碍(如情绪抑郁、焦虑)产生的原因归结为受了某种外部刺激,其实这是一种误解。面对同样的生活事件,有的人出现心理障碍,有的人却不出现,这是因为他们对事件的认知评价、解释和信念不同的缘故。人们早年经验形成的“功能失调性认知假设”或称为“图式”,决定着人们对事物的评价,成为支配人们行为的规则,而不为人们所察觉,即存在于潜意识中。一旦为某种严峻的生活事件所激活,则有大量“负性自动思维”在脑中出现,即存在于意识中。负性自动思维进而导致情绪抑郁、焦虑和行为障碍,情绪和行为反过来又加强了负性自动思维。负性认知和负性情绪、负性行为互相加强,形成恶性循环,遂使问题持续加重。因此,要使情绪和行为障碍好转,有两个关键。第一步是通过识别和改变负性自动思维,打破恶性循环;第二步在此基础上进一步识别和改变患者潜在的功能失调性假设,从而减少情绪障碍复发的危险性。

(2)认知行为治疗的一般过程:根据前述认知行为治疗的基本原理,治疗过程是围绕两个关键步骤展开的,每一步骤都有识别、认知改变和行为操作的任务。因此,Egan的三阶段模式在这里要有相应的修改。

初期会谈的任务是对患者的问题进行全面的了解,包括关键问题是什么、问题如何发生发展、问题的来龙去脉、生活环境、应对方式、社会支持等和有关的负性自动思维。根据病史和行为会谈以及其他检查资料(量表等)做出诊断,评估认知行为治疗的适合程度。治疗师要努力创造协调的治疗关系,将患者的困难问题的顺序加以整理,列成“问题表”并和患者取得一致意见。对于抑郁症患者,治疗师应注意引出有无绝望和自杀想法,如发现有自杀想法,则应评估其严重程度,了解有无计划,因为这种紧急情况必须首先干预。治疗师要了解患者对治疗的期望和他求助时所持的目标。如果患者的心理障碍适合采用认知行为治疗(例如患者是非精神病性抑郁症,有抑郁认知三联征,有尝试心理治疗的动机等),可向患者说明认知行为治疗的原理和对他采用认知行为治疗的理由,并鼓励他自由表达自己的怀疑和想法。要帮助患者建立自助的态度,积极参与治疗过程。一般对患者介绍认知行为治疗的过程约需2~3个月或10~20次会谈,根据具体情况再作相应调整。要使患者了解:在问题解决之前,他还需要承受一段时期的痛苦。为了解决问题,他应当和治疗师协作,履行自己的责任。当患者觉得认知行为治疗有一定道理,愿意试一试的时候,治疗双方可以签订治疗协议。治疗协议的达成有助于增强治疗的计划性,增加患者对治疗的遵从性。

接下来就是开始认知行为治疗,此时需要确定首先要对付的目标。通常认知行为治疗要为患者识别负性自动思维,理解认知和情绪、行为的关系作准备。所以,治疗师常先采用一些行为技术来帮助患者达到这一目标。由于抑郁症患者自信降低,常使行动受阻,因此鼓励患者活动常是治疗师最先采取的步骤。治疗师告诉患者:"情绪低落、活动减少是抑郁症的症状,因为情绪抑郁、活动减少,你不想做任何事,由于没有做任何事,你又责备自己,觉得自己无用,没有价值,你相信自己再也不能做什么事,结果你更加抑郁,也更难做任何事。这就是一种恶性循环,为了打破这种恶性循环,你看能不能试试做一些力所能及的事情呢?"此期常用的行为技术是活动安排表,其优点在于增加活动,有利于患者感觉好转,减少疲劳感,改善思考能力,打破恶性循环,而且也帮助患者了解行为、情绪和认知的关系,发现和抑郁有关的负性自动思维。活动安排表要请患者以小时为单位记下每天的活动,并按活动后的愉快感(P)和这项活动的难度(M)进行评定,如按0~10分评定并记录。告诉患者要坚持做计划,不要因为偶然的意外事件放弃计划。每天晚上为次日做计划(亦可在当天早晨做)。活动的感受愉快感(P)和难度(M)要在活动当时评定记录,不要在事后回忆。如有负性自动思维可及时记下。试试寻找更为合理的积极的替代想法,如一时回答不出,记下来,留等会谈时讨论。

接着进入治疗的关键过程,即识别和检验负性自动思维及识别和改变功能失调性潜在假设的两个过程。完成这两个关键过程是认知行为治疗的核心。

①识别负性自动思维:通常治疗师应和患者讨论,一起练习识别负性自动思维,然后通过认知行为治疗日记等家庭作业发展患者的识别能力。

治疗师通过会谈,采用 A-B-C 系列的方法探查患者的负性自动思维,A 为情境或事件,B 为信念或信念系统,C 为情绪和行为后果。当患者描述自己情绪抑郁时,即看成有负性自动思维存在的信号,请他说明情绪不好时的情境,然后询问患者感觉不好时他脑子中的想法和想象。如果患者谈不出什么想法,治疗师可问他"这种情境(或事件)对你有什么样的意义?"治疗师应关注的是患者的想法而不是患者的解释,所以治疗师切记不要询问患者"为什么"一类的问题。假如仍然不能查出负性自动思维,可请患者想象当时的情境或采用角色扮演的方式来探查。

负性自动思维有以下特征:

a.不经过逻辑推理,突然在脑中出现,具有自动性。

b.总是和不良的情绪感觉关联,是负性的、消极的。

c.它必定有认知曲解,不符合客观真实。

d.貌似有理,患者通常把这种想法当成事实。

e.不随意，不能按自己的意愿排除它。

f.时间虽短暂，但能量甚大。这些想法有时"一闪而过"，持续数秒钟，但对情绪的影响极为深刻。一旦患者识别、"捕捉"了负性自动思维，认知行为治疗就开始了决定性的好转。做家庭作业时应请患者马上记下来，然后检验它们。

②检验负性自动思维：要使患者改变其负性自动思维，认知行为治疗并不采取说服的方法，而是采用"协同检验"的方法，即医患协作把患者的负性自动思维当做一种假说加以检验。由于患者的负性想法或想象没有得到证据支持或得到面对相反的证据，患者的负性想法将发生改变。

检验负性自动思维的方法主要有两种。一种为言语盘问法，通过系统而且敏锐的提问引导患者重新评估自己的思考，寻找比较积极和现实的替代想法。向患者提问的问题包括：

a.这样想的证据是什么？

b.有无可供选择的其他不同看法？

c.这样想有什么好处和坏处？

d.这样想在逻辑上是否出了什么错误？

另一种检验方法叫做行为实验，即通过医患协作的方式设计一种行为作业，以检验患者负性想法（预测）的真实性。采用行动来检验负性自动思维的真实性，是促进患者改变信念的最有效方法之一。做法上首先要明确什么是需要检验的想法。回顾支持与反对的证据，然后共同设计一种行为作业，以"无丧失方式"鼓励患者实施。

③识别功能失调性假设：认知行为治疗有两个基本环节：一是识别和盘诘负性自动思维，打破负性自动思维与情绪障碍症状之间的恶性循环；二是识别和改变潜在的功能失调性假设，从更深的层次上改变患者负性认知产生的基础，以减少以后再次复发的危险。研究表明，抑郁症的认知行为治疗优于抗抑郁药的一个主要方面是能减少复发，其原因就在于识别功能失调性假设，并加以改变。

在认知行为治疗中，一旦患者已能熟练地识别和盘诘负性自动思维，治疗重点应转移到对付潜在的功能失调性假设上。这种功能失调性假设是患者童年经验所形成的，已成为患者支配行为的规则，通常无明确的表达，不为意识所觉察，因此，它们基本上是潜意识的，相对不受日常经验的影响，有相当的稳定性。但这种功能失调性假设是派生负性自动思维的基础，如果不予识别与矫正，情绪障碍就不能认为已从根本上解决。

a.潜在的功能失调性假设比负性自动思维更难识别，但它们有一些基本特点：

患者的这类信念和行为规则不符合人类经验的真实性，因而是不合理的，如"我应当永远是强大的"。

　　它们是僵硬的、过分普遍化和极端的信念,不考虑不同情境的差异。

　　它们阻碍目标的实现,如完美主义标准势必引起焦虑、抑制操作能力。

　　它们与极端的过度情绪有关,如抑郁与绝望。

　　个体依据它们而行动,它们似乎是真实的但并无明确的表达。

　　贝克把功能失调性假设归成三类:①成就(包括很高的操作标准,对成功的需要等);②接受(包括要求被人喜欢,被人爱等);③控制(要控制事物的变化,要成为强者等)。

　　b.识别功能失调性假设常常需要采取推论的方法,这是因为,它们是未予表达的一般性规则。常使用下列线索:

　　查找负性自动思维的主题。对于患者所做的认知行为治疗日记(功能失调性想法日记)要重视,利用它查找经常出现的想法的主题。

　　逻辑错误。负性自动思维所表现的逻辑错误,也可反映功能失调性假设中同样的错误。如绝对性思考:"假如我们再有争执,我就只好和他分手"(想法),"假如我不能和他完全一致,就毫无理由同他建立友好关系"(假设)。

　　盘问追根法。这是识别潜在功能失调性假设的一种常用技术,治疗师通过反复提出"假如那是真的,对您意味着什么"的问题,追索想法背后的一般信念。

　　④盘诘功能失调性假设:如果患者的功能失调性假设已被认识,则采用盘诘功能失调性假设,用盘问和行为实验的方法使其发生转变。盘问时常用下列问题:

　　a.假设在什么方面是不合理的? 主要是盘问假设是否符合真实情况,在什么方面同人类的经验不符。例如,要求生活绝对公正的假设是不合理的,因为事实并非如此。

　　b.假设在什么方面是无用的? 一种信念可能有有利或不利两个方面。例如,完美主义的假设可推动人的高质量操作,但另一方面,这种假设易激起焦虑反应,导致回避行为。通过盘问假设的有利和不利方面,并加以比较,促进患者重新选择。

　　c.假设从何而来? 假设如果是童年经历与长期生活经验中形成的,通过盘问发现假设是过时的,同目前情况不符或不相适应,则可使患者对假设保持距离,有利于修改假设。

　　d.什么是比较合适的替代,即保存原假设的有利之处而无不利的后果? 功能失调性假设常采取一种极端的表达形式,例如,常用"应该""必须""绝对""自始至终"等词。一位患者认为向人求助表示自己无能,他的行为规则是"我应该自己处理一切事情,在任何情况下也不要向别人要求帮助",经过认知行为治疗后找到了一种比较现实的替代:"能独自处理问题是好的,但要自己在任何情况下独自处理是不适合的,我是一个人,像其他人一样有时是需要帮助的。所以,如果自己能独自处理的就自己做,如果不能独自做好的就去争取一切可能得到的帮助。"找到了适合的替代假设后,可写在卡片上或日记本上,反复阅读,以期成为支配自己行为的准则,形成新的行为习惯。

由于功能失调性假设由来已久,不可能一下子改变过来,言语盘诘要反复进行,还应采取行为实验的方法鼓励患者对假设进行检验,这种检验也要在较长时间内重复实施。例如,前述患者认为向人求助表示自己无能,在认知行为治疗时鼓励患者改变行为方式以检验这一看法,当他试着向别人要求帮助时并无任何不良后果,事实上他和别人的关系较前有了改善。

(3)怎样帮助患者改变行为:在澄清问题、获得新的领悟之后,帮助患者改变行为就成为主要问题和治疗的任务。这是因为患者在认知水平解决问题即对自己的心理问题获得新的领悟之后,还需要将自己新的认识、新的信念付诸行动,在行动中获得积极体验,使新的信念成为患者行为的支配规则,到这种时候,患者的问题才算真正得到了解决。实际上,为了真正解决患者的问题,患者也必须学习以另一种同过去不一样的方式行动。积极的适应性的认知必须从行动中加以肯定,这种积极认知才能真正变成患者的行动规则。否则,这种领悟是不稳固的。换言之,患者必须采取行动解决问题,行动有效又会反过来增强促成行动的认知动机。在这一阶段,中心任务是行为操练,治疗师指导患者将心理治疗时学习到的方法用于日常生活,使之操练纯熟,成为一种新的行为方式或习惯。治疗师此时的角色有点像教练,他专注于指导患者的行为演练,鼓励患者坚持训练计划,一起矫正错误,直到获得新的行为方式。

行为操练需要确定行为目标,首先,对付何种行为问题应与患者取得一致,要对行为问题确定一个处理顺序。一般地说,应从较容易对付的问题开始,因为操练成功能增强信心,有强化作用。复杂的行为任务宜先分解成比较简单的小任务,有利于提高患的操作信心。这是行为训练的一项原则。我国古代哲学家老子说:"图难于其易,为大于其细;天下难事,必作于易,天下大事,必作于细。"就是对这个原则的精辟概括。

帮助患者改变行为的方法有许多,行为矫正的很多技术都有应用机会。这些行为技术可从许多书中学到,在这篇简介中将不作具体论述。在采用行为技术时需要注意的是:必须依据具体患者的行为问题选择适合的行为技术。治疗师的指导要求具体、清晰,符合患者特点,能为患者接受,才会发生有效的作用。这就要求治疗师要有开放的头脑和灵活的策略,而不要指望一种千篇一律的、简单化的改变患者行为的方法。根据学习理论,改变行为的基本方法不外乎强化、脱敏、面对和模仿。据此衍化的行为技术可以说已包罗了绝大部分行为矫正的技术。

治疗师要帮助患者建立自助的态度。患者必须有勇气承担自己行为的责任。

如果他一味依赖治疗师替他解决问题,那么,他就没有准备成长和发展自己的能力,实际上他没有真正参与解决问题。再好的方法如果患者没有执行,仍然是无济于事的。因此,治疗师要学会激励患者行动的方法,关键在于说明采取行动的好处,揭示患者的有利条件以增强其信心,消除其行动的疑虑,并且使行为训练着重于获得改变的最大机会而对可能的失败不要过于看重。

认知行为治疗的主要内容和过程:重点在于改变患者的非理性认知,并在此基础上用健康合理的行为方式代替不合理的行为方式。根据无丧失原则,医患双方协作制订认知行为作业。认知行为作业贯穿整个治疗的过程,使治疗步骤充满活力和生机。

2.抑郁症患者的认知特征

抑郁患者的认知三联征是对自己的消极观念,对现实世界的消极观念以及对将来的消极观念。抑郁的患者相信他们自己是不适当时、无价值的,周围的一切都是暗淡的、无兴趣的,将来也是没希望的。他们对目前事件的解释和对将来事件的预言都产生了歪曲。这些认知歪曲常采用的是错误的推断形式。最常见的思维错误之一是过度普遍化。在这样的思维错误中,一个负性的事件成了一个永无止境的失败模式的开始。例如,一个抑郁的人在超级市场可能忘了买某几种物品,因此他得出结论他的记忆正开始衰退,并坚信他正面临无情的走向衰老。

抑郁症患者对世界的歪曲看法表现为经常出现的消极的自动思维。这些是自发的,似乎有其道理的思维或想象,并与不愉快的情绪相联系,它们自动地进入到患者内心。当仔细审察背后的逻辑关系时,这些自动思维就被放大并且是不现实的。例如,假如一个抑郁症患者因工作中的一点小错误受到批评,他就可能产生以下的消极自动思维:

负性的自我观念——"我真是个傻瓜,我会失去工作的,我什么事都做不好。"

负性的世界观——"在这儿没有人喜欢我,我和别人总是相处不好。"

负性的对将来的观念——"我该怎么办?做什么都没有用了,我很快就会被解雇的。"

抑郁症的其他症状都来自于这样的认知偏差:行为的症状诸如社会退缩及活动减少;丧失始动性和兴趣;认知缺陷如注意力不集中。认知行为治疗的目的在于打断负性想法、抑郁心境及不适应性行为这样一个恶性循环。

大多数抑郁症患者认为他们的抑郁情绪一天中没有多少变化,而事实是当他们做一些令人愉快的事时,他们的情绪就会变得好些。然而,由于患者把将来看得没有希望,所以他们放弃解决问题的一切努力,不再从事有酬劳的活动,这使他们的抑郁心境进一步加重,整天体验到的就是抑郁情绪。

贝克把人们在认知过程中常见的认知歪曲归纳为五种形式:

（1）任意推断：即在证据缺乏或不充分时便草率地做出结论，如"我是无用的，因为我去买东西时商店已经关门了。"

（2）选择性概括：仅依据个别细节而不考虑其他情况便对整个事件做出结论，这是一种瞎子摸象式的、以偏概全的认知方式。如"单位中有许多不学无术的人在工作，这是我做领导的过错。"

（3）过度引伸：或称过度泛化，是指在单一事件的基础上做出关于能力、操作或价值的普遍性结论，也就是说从一个琐细事件出发引伸出的结论。如"因为我不明白这个问题，所以我是一个愚蠢的人。"或"因为打碎了一只碗，所以我不是一个好母亲。"

（4）夸大或缩小：对客观事件的意义做出歪曲的评价，如"因为偶然的开玩笑，并无恶意地撒了一次谎，于是认为自己完全丧失了诚意。"

（5）两极式思维：即要么全对，要么全错，患者往往把生活看成非黑即白的单色世界，没有中间色。如没有被聘为电视播音员，从而就产生："我感到非常沮丧，因为没有什么地方再会聘用我了；我现在连整理房间的能力也没有了，我成为一个无用的人了。"

已经有许多实验研究证实并支持认知理论的一些主要论点，如已经证实情绪抑郁和非抑郁症患者之间在下列几方面存在差异：对前途的期望、梦的内容、对想象情境的解释、认知功能的问卷调查评分（如自主思维问卷 ATQ）。

3.抑郁症患者认知模式的形成机制

有关歪曲的认知引发抑郁情绪的观点得到了很多理论模型的支持，如贝克的抑郁认知模型、抑郁归因模型、抑郁的自我价值关联模型、抑郁的自我图式模型等。尽管这些理论模型对抑郁症的认知模式有不同的解释，但是综合起来看，它们从纵向的角度揭示了抑郁症认知模式的形成机制。

根据认知心理学的观点，个体早期追求各种目标的失败经历，通过加工整合，将纳入到个体的认知图式当中。如果个体在追求成就、寻求接纳或控制事物方面反复地受到挫败，他将停止对特定结果的期望，并不再对可能控制的某些新情境加以控制，最终导致"习得性无助"。这类个体在归因时倾向于把失败归因于内部的、普遍的、稳定的因素，而把成功归因为外部的、特殊的、不稳定的因素，进一步降低自尊水平、情绪唤醒和积极行动的欲望，经过不断的重复最终形成一种功能失调性假设或抑郁的认知图式。由于这种认知图式的影响，个体在进行信息加工的过程当中，容易自上而下将注意集中在与自己消极的认知图式相符的信息上，从而再次巩固和强化了这种抑郁的认识图式，学者的"卡片实验"证实了抑郁症患者的这种认知加工特点。这种抑郁的认知图式可能潜伏起来，当个体遇到类似早期经历的特殊情境时，这些核心信念和假设即被激活，进而出现各种负性自动思维，个体据此对自我和环境做出负面歪曲的解释,从而产生抑郁情绪,意志行为减退,并伴随相应的生理反应,即引发抑郁症。

4.抑郁症的认知行为治疗

在抑郁症的认知行为治疗中,治疗师在第一次的治疗性会谈中就要采用认知原理。在访谈中治疗师要了解病史,并形成诊断印象。如果治疗师用认知的原理去收集信息时,他就会获得与患者痛苦有关信息的资料。这一步也就是用认知模式概念化患者的问题。

概念化患者的问题主要包括患者基本信息和认知图式的评定,然后治疗师向患者解释与基本信念有关的重要信息,采用苏格拉底提问法,即三个问题的提问技术,这一技术旨在帮助患者重组负性思维。这三个问题是信念的证据是什么? 你如何解释这种情境? 如果你的解释是真的,它的意义是什么?

抑郁症的概念化是认知三联征,它提供了应用认知行为治疗和其他治疗策略的框架。认知三联征包括用负性态度看待自己、他人和未来。在自我感知方面,抑郁症患者通常认为自己是无价值的、孤独的和无能的。当谈未来时,感觉到阴沉和灰暗,因此他们情绪就会更糟糕。他们的认知歪曲也可能包括全或无思维、灾难化思维、过分概括化、选择性抽象、负性预期、个人化、扩大或缩小等。

一旦病史收集完成,下一步就是治疗师教育患者改变认知模式,让患者认识到情境、情感与思维的相互联系。治疗师可以使用三栏表来讲解:三栏表包括情境、情感、自动思维。建立了情境、情感和思维的联系后,治疗就要进一步教给患者方法来评估自动思维的意义。如可以问患者:"你的信念是合理的吗? 如果是这样,它能帮助你达到你的目的吗?"

治疗中要确信患者理解了自动思维的概念。为了达到这一目的,治疗师可以利用病史收集中的例子来讲解自动思维。然后治疗师帮助寻找典型的"认知错误",这些认知错误包括极端化思维、个人化思维等。可以把"认知错误"放在三栏表里作为第四栏,即为情境、情感、思维、认知错误。

一旦患者掌握了认知模式后,治疗师和患者一起制订治疗议程。而治疗师要将治疗议程结构化。

①患者描述情境。

②患者描述与情境有关的情感。

③治疗师与患者一起讨论情境及相应情感意义。

④填写三栏表。

⑤验证自动思维。

⑥寻找替代性思维(放在三栏表里,构成第五栏)。

而对于某些患者,非结构化的治疗途径也是可取的,在这样的治疗环境中,没有三栏表,有的只是对话。治疗师采用问问题的方法来阐明和识别自动思维和相关的情境。

在抑郁症治疗的开始阶段,布置行为作业非常重要,因为行为作业常常导致心境的迅速改善。将行为作业当成一种实验,用来检测负性的信息和预言。例如,一个抑郁症患者相信假如没有他,他的全家会过得更好,因为他觉得自己是无用的,是家庭的累赘。而治疗师了解到他的家庭对他非常支持,所以治疗师鼓励患者去寻问他的家人是否他们确实感到如果没有他,他们会过得更好。通过这一行为来检测他的信念。结果,他的大孩子非常开放地、令人感动地表达了他过去从未能表达过的情感。这使得患者确信他是被需要的、是有价值的,他的情绪因此得到明显地改善。

那些能给人以愉快和成就感的活动对于提升患者的情绪是非常有用治疗师要确定什么活动能让患者得到回报,并帮助他在一个日程表上计划些活动。在一日的活动表上,要记录患者实际上做了哪些活动,并对在每一活动中体验到的愉快和成就感进行评定。从活动记录表中可以获悉哪一个动是最有回报性的。

有时,需将一些任务分解成小的任务,这样使任务容易完成。有时抑郁症患者对他们自己的期望过高,甚至在他们生病时仍然如此,这使得他们容易遭遇失败。例如,假如一个患者的问题是注意力不集中,则要给患者布置阅读的作业,并逐渐延长阅读的时间,读物的难度也要逐渐增加,并逐渐增加与工作相关的活动时间,在作业方面的成功有助于患者建立自尊。

在给抑郁症患者布置等级作业时,要小心保证作业不是太难。无论如何,即使患者不能完成作业,这也并非是个失败,而是向我们提供了一个引起有关疾病负性想法的有价值信息。

一个妇女在治疗中难于做出决定,到底着手解决哪一个问题。治疗师要求她回家后要写下三个问题,并要填一张评定表。她回家后感到非常绝望,认为治疗对她不会有什么帮助,因为她对做治疗师布置的作业都感到困难。这也给治疗师提供了一些信息,看到她集中注意力及做决定的困难程度。治疗师向她展示了她的灾难性的反应(根据"假如我不能够完成家庭作用就意味着治疗对我不会有什么帮助"这一想法),并帮助她看到她如何从一件事的失败中得出一个普遍性的结论,认为自己决不会从认知行为治疗中得到什么帮助。

(1)认知行为治疗步骤:由于对抑郁症认知模式的理论假设不同,科研和临床工作者们发展了多种治疗抑郁症的认知疗法,如认知行为治疗 CBT、认知行为分析系统心理治疗(CBASP),基于冥想的认知治疗(MBCT)等。然而,抑郁症患者的认知模式往往具有很多相同点,综合运用各种认知疗法的有效技术来治疗抑郁症将是未来的发展方向。抑郁症的认知行为治疗可按下列基本步骤进行操作:

①建立良好的治疗关系,介绍抑郁症的基本信息:良好的治疗关系是任何心理治疗的基础。抑郁症患者常常消极悲观,乱贴标签,认为自己的心理活动处于静止不变的状态,即使有改变也只是恶化,认为自己无能为力,丧失了对事物处理的自由抉择的能力,没有办法改变现状。因此,在治疗的开始阶段,治疗师应该对患者的痛苦给予充分的倾听和共情,以得到患者的信任。其次,对患者的病情做出评估诊断后,应该向患者介绍有关抑郁症的一些基本信息,并且让患者知道抑郁症的治疗有良好的预后,从而坚定患者治疗的信心和决心。

②强调抑郁症的认知方面的病因,引导患者体验认知与情绪的关系:向患者解释抑郁症的病因,用简明的理论和实际的例子向患者展示抑郁情绪是如何受到歪曲的信念和思维的影响。患者一般很难区分自己的认知与情绪,治疗师可以引导患者改变想法后观察和体验自己的情绪,并学习对情绪进行命名,从而学会将认知与情绪区别开来,为接受认知行为治疗做好准备。

③觉察和识别歪曲的负性自动思维和意象:正式进入认知行为治疗的程序,第一步便是指导患者觉察和识别歪曲的负性自动思维和意象,一般的方法是治疗师让患者尽可能真实地回想或想象一个自己受挫的情境,让他汇报当时的情绪感受,然后问患者"此时你心里想到了什么?"之类的问题,并且指导患者将这些自动性思维和意象看成一种可能的、有待考证的解释,而非必然的、真实的。

④对负性自动思维和意象进行真实性检验:对患者出现的各种自动思维和意象进行评估,选择其中重要的、影响力大的自动思维和意象进行真实性检验。检验修正负性自动思维和意象的方法有很多,如苏格拉底对话、旁观者意见、角色扮演、自动思维和意象检查表等。治疗师可根据患者的人格特点和文化水平,选择适当的方式对患者的负性自动思维和意象进行真实性检验,并引导患者用合理的认知和反应将其取代。

⑤深入挖掘和分析患者的功能失调性假设和核心信念:抑郁症患者负性自动思维和意象的背后往往有潜在的功能失调性假设和核心信念,若不动摇患者的这些假设和信念,很难取得稳定的治疗效果。挖掘和分析患者的功能失调性假设和核心信念的方法通常有两类:一是在患者出现负性自动思维或意象时引导患者将注意集中在该自动思维或意象上,追问患者这种自动思维或意象对他来说意味着什么,不断深入,逐渐将患者的功能失调性假设和核心信念暴露出来,评价挖掘效果的方法是看患者的抑郁情绪是否有较大改善;另外一种方法是借鉴精神分析的技术,指导患者回到过去影响重大的受挫经历当中,重新体验和审视当时的情绪,并进行认知分析,恢复患者心理与环境的联系,突破由于抑郁带来的一种混乱的状态。

⑥对患者进行积极的归因训练和认知重建:当患者已经理解认知与情绪的关

系,而且能够主动地识别自己的负性自动思维和意象,并在经过验证后愿意放弃自己的歪曲信念时,治疗师应该对患者进行积极的归因训练和认知重建,主要的方法有强化和积极自我陈述。首先,当患者对自我和环境做出积极或客观的归因和评价时,治疗师要及时地鼓励和表扬患者;其次,可以指导患者做积极的自我陈述,使他们被迫发掘自己的优点。通过长期的训练和强化,让患者意识到自己的心理状态可以改变,而且自己有能力去控制很多可以控制的情境,最终达到改变患者认知模式的目的。

⑦冥想放松:冥想放松的技术是借鉴于牛津大学的 Williams、Teasdale 和 Segal 共同发展的"基于冥想的认知治疗"(MBCT)。通过冥想放松,让患者将意识保持在此时此刻,而不需要去陷入对过去的沉思、对未来的担心,这样有助于终止负性情绪和躯体状态的负反馈作用,打破它们与负性思维和意象的联系,从而抑制抑郁的连锁循环。这一过程可由治疗师亲自指导,也可代用录音磁带进行,而且常采用团体训练的方式。

⑧布置家庭作业,强化治疗效果:心理治疗不同于药物治疗,需要患者本身积极主动地配合。认知行为治疗的过程毕竟十分短暂,重点在于教会患者这种矫正认知的技术,要想达到良好的治疗效果,需要患者在治疗之外继续坚持长期的自我训练。为了确保患者完成这项治疗,治疗师常常给患者布置各种家庭作业,常见的有"功能失调性想法记录"(DTR)、认知概念化图表、积极自我陈述以及运动、阅读、做家务等各种行为训练。在患者完成家庭作业的过程中,常常需要得到患者家人和朋友的支持,如果他们能够及时鼓励患者取得的进步,理解和接纳患者的情绪,那么治疗的效果将会有很大的改进。

⑨跟踪评估,调整计划:每一次治疗结束和整个治疗结束之后,治疗师都要定时评估患者的抑郁状态,以便及时掌握患者的病情变化,并根据当时的效果及时调整治疗计划,使得治疗更有针对性。常用的评估方法有贝克抑郁问卷(BDI)、抑郁自评量表(SDS)、患者情绪日记等。

抑郁症的认知行为治疗具有结构性和操作性,并具有时间限制,绝大多数抑郁症患者需要治疗 4~14 次,一般每周 1~2 次,直到患者学会独立地使用以上技术调节和控制自己的认知,并且抑郁症状有明显的改善。

(2)认知改变的策略:认知干预的目的在于帮助患者识别认知和改变认知的过程,认知的过程是抑郁的中心问题,认知干预有两个步骤:

第一步:识别负性自动思维。一开始由治疗师在访谈中引出负性自动思维,然后作为家庭作业,要患者记录这些负性的自动思维。家庭练习是填写思维记录表(DTRs),监察引起不安的事件、有关的情感以及中介的想法。不论情感障碍有多广泛,思维通常要随每天的事件而波动,情感的控制会逐渐增强。在这一阶段确定思想歪曲的类型是有帮助的。如果患者通过实例受到明确的指导,懂得如何监测想法,大多数患者稍做练习就会监测。假如他们仍然有困难,就要对他们对于监测本身的想法进行检测。通过检测可能会发现一些负性的想法,假如他们展现他们自己,治疗师可能会看不起他们,他们害怕将自己暴露于痛苦的认知中,或认为所有的练习都毫无意义这样一些无助的想法,只要这些认知被识别出来,就可以用常用的认知技术来挑战他们。

第二步:挑战负性的自动思维。一旦行为作业帮助患者提高情绪,患者也对自动思维较熟悉时,治疗更多地转向了认知。从第一次治疗开始,治疗师就要用认知的技术对患者关于现实的负性想法提问。此时,患者学习这样做,并对出现的自动思维进行记录,用理性的反应来挑战这些自动思维。其目的并不是要正性地去思想,而是让想法和信息接受现实检验,从而克服抑郁的偏移。这就是所谓的认知重建。一些技术常被用于挑战自动思维。可以教导患者问以下的问题:

①证据是什么?这是一个重要的认知技术。有人认为整个认知行为治疗是让患者停止从表面上接受某种思想,代之以问这样的问题:"我的证据是什么?"做这件事情的一个简单的方法是在一张纸的中间从上到下面一条线,在一边列举支持某个特定信念的证据,在另一边列举不支持特定信念的证据。

假如你是个抑郁的精神病学家,你可能会有下面的自动思维:"我没有努力,我不能很好地完成我的工作。"

支持的证据是:

——我总是推迟去写那份报告。

——当我和患者谈话时我的注意力不集中。

——我的同事好像看不起我。

——我最近数周没有上班,我让人失望。

不支持的证据是:

——我知道这一段时间我很抑郁,我的注意力和始动性都受到很大的影响。

——直到半年前,我在工作中从未遇到任何问题。

——我知道拖延时间的人不止我一个。

——花很多时间在工作上并不意味着是一种无能的表现。

——没有人对我的工作进行批评,也没有人抱怨过我的效率。

随着练习,这些对证据的提问成为自动性的,并逐渐挑战患者思维中习惯的负性偏移。

②有什么可以替换的观念?这里要考虑一件事换一种解释。抑郁症患者对一件事常常选择最负性的解释,并自动地假定这一解释是正确的。治疗师要教患者

产生可选择的解释。一开始,患者的选择还是相当负性的,但随着治疗师要求更多的可选择的解释,患者被迫要去选择较为正性的解释。这就开始在解释方面修正抑郁的偏差。经过访谈的练习后,患者就能够在治疗以外的时间里,对在某种情境下立即产生的反应进行提问。例如,假如患者的一个朋友在街上与他擦肩而过,自动的想法是"他完完全全地忽略我",这时患者对这一情境开始作另一解释,如"他很忙,并且他可能没有注意到我"。然后可以对这些不同的解释是正确的可能性进行评价,最后对情境给予一个尽可能没有偏差的判断。

③这样的想法的好处及坏处是什么? 一个负性的想法哪怕是准确的,它也不一定就是有帮助的。观察一个信念或想法的用处能有助于改变这个信念和想法。在这个练习中,患者能够将负性的信念和想法的好处和坏处列出来。

④假如我的解释是正确的,事情是否像它们看上去那样是灾难性的? 焦虑和抑郁的患者常常是极痛苦的,他们的所思所想也很难远离痛苦。当勇敢地面对灾难性的事件时,会令人感到恐惧,但并不像所想的那样可怕,或一个人能够有资源去应对。例如,一个抑郁的学生坚信他考试定会失败,他可以去探索,去参加考试,看看结果是否像他所想象的那样糟。他可能从没想到过他有能力通过考试,并对他的职业不会有什么不好的影响。

(3)认知行为治疗的疗效:根据美国宾夕法尼亚大学的研究报道,认知行为治疗主要适用于治疗单相抑郁症门诊患者,抑郁症一般经过12周的认知行为治疗,80%的患者有显著改善,疗效优于用丙米嗪药物治疗的对照组,随访一年,疗效稳定。另外,爱丁堡大学、哥伦比亚大学和匹兹堡大学的研究组也分别报道了认知行为治疗可以取得像抗抑郁药物一样的疗效;其中爱丁堡大学的布莱克伯恩等人报道,将原发性抑郁症患者随机分成药物治疗组、认知行为治疗组和药物—认知行为治疗合并治疗组。经过20周的积极治疗,结果发现合并治疗的门诊患者疗效优于其他二组。但对于精神病性抑郁症患者,认知行为治疗可能效果较差。Rush总结了19篇文献中用认知行为治疗临床抑郁症患者的疗效评定的结果,发现其中有7份文献研究认为认知行为治疗在抑郁症状的缓解方面优于对照组;2份文献认为疗效相仿;还有1篇文献报道认为认知行为治疗结合日常护理技术缓解抑郁症的效果并不优于单独用日常护理。另外,还有研究表明,认知行为治疗对中轻度抑郁症治疗效果明显,但对重度抑郁症疗效则不如药物治疗。

基于目前的抑郁症认知行为治疗的结果,英国的国家健康与临床最优化研究所(NICE)及国家精神卫生协作中心2004年提出了如下的推荐(表5-2):

表 5-2　抑郁症认知行为治疗的重要推荐

抑郁症认知行为治疗的重要推荐(英国,NICE)	
临床推荐	证据等级
CBT 用于轻到中度的抑郁症患者,10～12 周内 6～8 次治疗	B
CBT 用于对其他抑郁治疗反应欠佳的患者(药物及其他短程心理治疗)	C
CBT 用于没有服药或拒绝服药的中度、重度抑郁症患者	B
CBT 治疗有效的患者,应给予 1 年 2～4 次的跟随治疗	C
中度、重度抑郁症患者,6～9 个月的 16～20 次的 CBT	B
中度、重度和难治性抑郁症患者,给予 CBT	B
重性抑郁症的初发者,给予 CBT 与药物的联合治疗	B
重性抑郁症患者,第一个月应该给予每周 2 次 CBT 治疗	C
严重抑郁症患者想避免抗抑郁药相关不良反应的,给予 CBT	B
曾有抑郁复发病史并对药物反应欠佳的抑郁症患者,给予 CBT	B
难治性中度抑郁症患者,在服药或停药时复发者,给予 CBT 与药物的联合治疗	B
难治性抑郁症患者,给予 CBT 与药物的联合治疗	B
慢性抑郁症患者,给予 CBT 与药物的联合治疗	A
对已经复发的患者预防复发,不管是否使用药物治疗,给予 CBT	C
对其他干预有效,但不能继续治疗并存在复发可能的中重度抑郁症患者	B
基于冥想认知行为治疗(MBCT),对有 3 次以上抑郁发作者,预防复发	B

注:A:至少有良好设计的随机对照试验证明有效

B:缺乏随机的,但有良好临床研究试验证明有效

C:受尊重的权威专家委员会的建议,但缺乏临床试验的研究

第四节　环性心境障碍

环性情绪障碍临床上称为环性心境障碍,DSM-IV 指出是一种慢性心境障碍,是一种不能满足重性抑郁症或躁狂发作诊断标准但反复出现轻躁狂发作和抑郁发作的疾病。

环性心境障碍这一用语可追溯到 1874 年的 Kahlbaum,1936 年 Kretchmer 在研究体格与气质的关联时因提出环性气质、环性病质、躁狂抑郁症这一气质、性格、躁郁症移行的可能性而闻名。在德语地区范围自 Kurt Schneider 以后环性心境症

一直按躁郁症意思使用,而在英语地区范围直至最近,环性心境障碍被作为人格障碍对待,应该说在 DSM-Ⅲ以前,即使在研究用诊断标准(RDC)中也包括在人格障碍中。现今,环性心境障碍应划在心境障碍中已被理解,DSM-Ⅲ被分类至心境障碍,进而,自 DSM-Ⅲ-R 起环性心境障碍被分类至双相障碍中。

Akiskal 等集中精力进行临床或免疫学方面的研究,显示这种环性心境障碍与双相性情感障碍明显相关,作为双相性情感障碍的轻症型或前驱病态在诊断和治疗方面引起众人注目。他们把双相Ⅱ型障碍和环性心境障碍等"不伴有躁狂相的双相性障碍"和亚临床病态气质(心境高涨或环性心境气质)作为可移行谱来理解,并命名为"软"双相谱。然而,这些不伴有完全躁狂相的双相性障碍比一般预想的频率更高,并且未得到正确的诊断和治疗。

一、病因病理学

Akiskal 等提出环性心境障碍始发于青春期和青年前期(16～24 岁),发病与生活事件基本无关,各病相持续 3～10 周左右。终生患病率因诊断标准的不一致和调查单位不同而不同,按 DSM-Ⅳ调查结果为 0.4%～1%。遗传因素研究发现环性心境障碍和躁郁症间示明显相关。例如在双相性障碍家庭中患环性心境障碍者多,而在环性心境障碍患者中患双相性障碍者也多。还有,在一级亲属中观察10 名具有双相性障碍的青年环性心境障碍患者,3 年后 7 名成为双相性障碍。研究还发现,单卵双生儿一方是双相性障碍时,另一方不是双相Ⅰ型和Ⅱ型障碍就常常是环性心境障碍。

根据病情移行研究发现,环性心境障碍患者一生中大多移行至双相Ⅰ型障碍和双相Ⅱ型障碍,按 DSM-Ⅳ标准为 15%～30%。Akiskal 等观察了 50 例环性心境障碍患者病程后发现,1～2 年后 18 例(36%)成为双相性障碍。类似环性心境障碍的心境变化在心境障碍和精神分裂症急性期以后经常被观察到,临床上也经常遇到。然而,像这种环性心境症样的心境变化,Fichtner 等认为不是心境障碍就是精神发裂症,提示急性期以后机能不良。他们假定有引起环性心境障碍的素质因素,如有这种素因就会提高对来自应激等内外刺激的易病脆弱性。

最近,青春期和青年期的心境障碍尤被注意,双相性障碍也不例外。双相性障碍患者至少 25%初发年龄在 20 岁以下。青年发病的双相性障碍患者大多数本来就有环性心境气质或心境高涨气质,所以认为青年者的环性心境障碍和或有其倾向时有可能发展为双相性障碍。Klein 等对照调查了由双相性障碍父母生的 15～21 岁的子女和非双相性障碍父母所生的子女,发现双相性障碍患者的子女患情感障碍的比率为 38%,而对照组为 5%,有显著意义。尤其情感障碍为环性心境碍者为 24%;对照组为 0%,有极显著意义。他们结合以前的研究指出,青春期和青年期的环性心境障碍是将来发展为双相性障碍的高危险因素。Lewinson 等以美国俄勒岗州的高校生为对象进行定式交谈研究,发现双相性障碍的终生患病率约1‰(大致等同于双相Ⅱ型障碍或环性心境障碍),该数字与迄今为止的研究没有差异。但也有报告指出出现躁狂症部分症状者为 5.7%,他们根据有自杀未遂即往史、有焦虑障碍的同病现象、曾去精神科医疗门诊、慢性病程等提示该障碍机能障碍较重,是精神科保健上的一大难题。

二、临床表现

初发年龄为 13~19 岁或成人早期。临床表现为人格障碍(患者大多不被觉察其自身的情绪变化)。周期短,通常数日,不规则反复,正常情绪时间很少。无论在哪个周期,虽都有可能不出现抑郁症和躁狂的所有症状,但在各个时期均显示情感障碍症状的整个范围。"内因性"心境变化,只要醒来情绪就发生变化。双相性病程:交替反复出现睡眠需求减少和嗜睡(也出现间歇性失眠);徘徊于自信心低下和傲慢自负之间的不稳定状态。精神上混乱无动于衷的时间和敏锐而富有创造性思考时间交替反复出现。工作的数量和质量极不匀称,这往往与工作时间的不正常相关。无节制地追求异性(也有认为由于性欲亢进所致)和不动声色地埋头苦干交替反复出现。行为症状:像亲密关系被破坏那样,着急、爱生气、情绪暴发。发作性无规律的性生活,反复结婚和恋爱失败。工作、学习、兴趣和未来计划经常丢三落四。时而自我治疗,时而兴奋加重,最终陷入酒精及药物滥用。有时乱花钱,轻躁狂发作时在社交上变得活跃,多数情况下由于情绪变动而使对人关系、学业、工作上出现障碍。

三、诊断与鉴别诊断

(一)诊断标准

ICD-10 指出,环性心境是指心境持续性地不稳定,包括众多的心境轻度低落和轻度高涨时期。这种心境障碍多始于成年早期,且呈慢性病程;但也可有正常心境,且一次稳定数月。这种心境的起伏变化大多与生活事件无关。诊断要点指出:基本特点是心境持续不稳定,包括轻度低落和轻度高涨的众多周期,其中没有任何一次在严重程度或持续时间上符合双相情感障碍或复发性抑郁障碍的标准。这也就意味着,心境波动的每次发作均不符合躁狂发作或抑郁发作任一类别的标准。

DSM-Ⅳ 的诊断要点如下:①病程长达 2 年以上,反复出现众多轻躁狂症状和轻型抑郁症状;②轻躁狂症状虽满足轻躁狂发作,但不满足躁狂发作的诊断标准;③抑郁症状不满足重性抑郁症的诊断标准(例如持续时间 2 周以内);④不存在 2 个月以上无症状期;⑤该障碍的前 2 年不存在重性抑郁症和躁狂发作或混合性发作。如果虽具有轻躁狂发作，但抑郁症状不满足重性抑郁症的持续时间；虽具有重性抑郁发作，但轻躁狂症状不满足轻躁狂发作，则被分类为未特定的双相性障碍。

CCMD-Ⅲ指出环性心境障碍症状标准为：反复出现心境高涨或低落，但不符合躁狂或抑郁发作症状标准；严重标准：社会功能受损较轻；病程标准：符合症状标准和严重标准至少已2年，但这2年中，可有数月心境正常间歇期。从DSM-Ⅳ诊断标准看，过去2年间就不存在持续2个月以上的无症状期，另外，该期间如明确有重性抑郁发人和躁狂发作时，不应作环性心境障碍这单一诊断。进而，该障碍除导致本人痛苦外，在社会生活上也一定带来障碍。在诊断环性心境障碍2年后出现重型抑郁症时，应作双相Ⅱ型障碍和环性心境障碍的双重诊断；相反如出现明显躁狂发作时，应作双相Ⅰ型障碍和环性心境障碍的双重诊断。

截至DSM-Ⅲ-R，在躁狂和轻躁狂发作的诊断标准中对其持续时间没有特定，但从DSM-Ⅳ开始轻躁狂持续4日以上，躁狂症持续1周以上被看作是有必要的，这样一来与双相Ⅱ型障碍的区别也变得容易了，对环性心境障碍的诊断也更明确了。而ICD-10把环性心境症包括在持续性心境（情感）障碍中，其诊断标准内容与DSM-Ⅳ大致相同，只是正常心境时间被看作数个月，而没有象DSM-Ⅳ那样明确指定为不足2个月。病程也没象DSM-Ⅳ那样具体规定为2年以上，只是在持续性心境障碍中提到一次持续数年。在社会生活上也不问有无障碍，但在持续性心境障碍中提到造成相当程度的主观痛苦和功能残缺。这样一来，ICD-10包括的病例可能更广泛。CCMD-Ⅲ的标准主要由以上两者延伸而来，无多大不同。关于1CD-10、DSM-Ⅳ、CCMD-Ⅲ的排除标准大同小异，无须赘述。

（二）鉴别诊断

（1）至少2年的心境不稳定，其间有若干抑郁和轻躁狂的周期，伴有或不伴正常心境间歇期。

（2）在上述2年之间，没有任何一种抑郁或躁狂的表现其严重度或持续时间足以符合躁狂或抑郁发作（中度或重度）的标准；然而在此种持续的心境不稳定期之前可能曾经发生过躁狂或抑郁发作，或在此之后也可能出现。

（3）在某些抑郁周期中至少存在下列症状中的3条：

①精力下降或活动减少。

②失眠。

③自信心丧失或感到自信心不足。

④集中注意困难。

⑤社会退缩。

⑥在性活动和其他乐事中失去兴趣和乐趣。

⑦言谈比平日减少。

⑧对前途悲观或沉湎于过去。

(4)在某些情感高涨周期中至少存在下列症状中的 3 条：

①精力和活动增加。

②睡眠需要减少。

③自我评价过高。

④思维敏捷或具有不同寻常的创造性。

⑤比平日更合群。

⑥比平日更善辩或更诙谐。

⑦兴趣增加,对性活动或其他乐事的兴趣增强。

⑧过分乐观或夸大既往的成就。

注:如果需要,说明是早发(少年后期或 20 岁左右)还是晚发(通常是在 30~50 岁继发于一次情感发作之后)。

四、治疗

短期少量应用 SSRIs、MAOIs、安非他酮等抗抑郁药。在应用抗抑郁药的同时应注意其是否诱发躁狂或轻躁狂发作,故主张并用锂盐、卡马西平、丙戊酸等心境稳定剂。

第五节　恶劣心境

恶劣心境是患者存在持续的心境障碍,但是不符合任何型抑郁的症状标准。社会功能受损较轻。自知力较完整。病程至少持续两年,在这两年中很少有持续两个月的心境正常期。

患者自我评价低或不足;感到悲观、绝望或无助;普遍丧失兴趣和快感;社会性退缩;慢性疲倦或乏力;忧思过去;主观上感到易激惹或特别愤怒;动力、效率或创造力下降;思维困难,表现为注意力减退、记忆下降等。患有心境恶劣的儿童和青少年通常显得易激惹、悲观、任性、抑郁和自我评价低及人际关系不良。

一、临床表现

恶劣心境以情绪低落的"六无"症状为其主要特征:无乐趣、无希望、无办法、无精力、无意义和无用处。兴趣减退,但不丧失,对过去或病前很有兴趣的事仍会愿意去做。对前途悲观失望,但不绝望。自觉疲乏无力或精神不振,但一般不引起行为的抑制。自我评价过低,但对某些方面内心对自己还可以是满意的,并接受赞扬。不愿主动与人交往,但被动接触良好。有自杀意念,但顾虑重重,想死又怕死,思前顾后,付诸行动者少,自杀成功者更少。自觉病重难治,有自知力,能主动求治。

二、诊断与鉴别诊断

(一)诊断

(1)至少2年内抑郁心境持续存在或反复出现,其间的正常心境很少持续几周,同时没有轻躁狂发作期。

(2)在此2年期间的每次抑郁发作,没有或极少在严重度或持续时间上足以符合复发性轻度抑郁障碍的标准(F33.0)。

(3)在某些抑郁周期内,至少应具有以下症状中的3条:

①精力或活动减少。

②失眠。

③自信心丧失或感到自信心不足。

④集中注意困难。

⑤经常流泪。

⑥在性活动或其他乐事中失去兴趣和乐趣。

⑦无望感或绝望。

⑧感到无能力承担日常生活中的常规责任。

⑨对前途悲观或沉湎于过去。

⑩社会退缩。

⑪言谈比平时减少。

注:如果需要,说明是早发(少年后期或20岁左右)还是晚发(通常是在30~50岁继发于一次情感发作之后)。

(二)鉴别诊断

与抑郁症相鉴别,恶劣心境不像抑郁症那样,症状不会晨重夕轻,在一日之间并无固定的节律性变化,症状轻重改变与境遇倒有一定关系。可有睡眠障碍,但不像抑郁症那样,以早醒为多见。无严重的内疚或自责,更不会产生罪恶妄想,反而会在一定程度上怪罪于人。由于运动和思维无明显的抑制,生活能自理。抑郁症可能出现精神病性症状,而抑郁性神经症则不会发生。

三、治疗与预后

一般认为恶劣心境应以心理治疗为主,可在疾病过程中始终进行。主要可行的是认知治疗。药物治疗同样重要。据报道SSRIs与SNRIs同样有效。

恶劣心境本身就是一种慢性障碍,在缺乏有效治疗时,患者通常会描述抑郁症状已持续多年。

(侯华成)

第六章 人格障碍与性心理障碍

第一节 人格障碍

一、概述

人格障碍是指个体的人格特征显著偏离正常,使患者形成了特定的行为模式,对周围环境适应不良,明显影响患者的社会功能,甚至与社会规范发生冲突,给患者本人或社会造成不良后果。人格障碍常开始于幼年时期,到青年时期相对固定,持续至成年期乃至终生。

不少精神障碍可伴有或继发人格偏离正常,但在精神障碍发生之前并无人格障碍,这种变化称为人格改变。如严重躯体疾病、脑器质性疾病、脑外伤、精神障碍、重大的生活应激后发生的人格特征偏离。人格障碍也可能是精神疾病发生的素质因素之一,人格障碍与一些精神障碍密切相关,如偏执性人格容易发展成为偏执性精神障碍,精神分裂症病前可能就存在分裂性人格的表现。儿童少年期的行为异常或成年后的人格特征偏离尚不影响其社会功能时,暂不诊断为人格障碍。

(一)流行病学

关于人格障碍的流行病学研究较少,一些特殊的机构如监狱中的发生率较高,不是在监狱内易发病,而更重要的原因是人格障碍患者更易违法犯罪。低社会经济阶层的发生率可能较高经济阶层高,社会秩序混乱地区的发生率较安全地区的发生率高。中国人格障碍的发病率比西方国家低,这可能与定义的内涵、诊断标准、调查方法、样本来源、文化背景等诸多差异有关。1982 年和 1993 年我国进行的流行病学调查结果显示,人格障碍的患病率均为 0.1‰。国外人格障碍的患病率多在 2%～10%。

(二)病因与发病机制

人格障碍的病因和发病机制迄今尚未阐明,一般认为是素质因素和环境因素共同作用的结果。

1.遗传因素

家系调查资料显示,先证者亲属中血缘关系越近,人格障碍的发生率越高。双生子与寄养子研究结果都支持遗传因素起一定作用的观点,但家庭、社会环境及其他因素也不容忽视。

2.脑发育因素

研究发现,情绪不稳定型人格障碍的人常常有较多的神经系统软体征,神经心理学测验常提示有轻微脑功能损害。脑电图异常率较高,与年龄不相符。Williams研究发现,有攻击行为的男性患者中,57%脑电图异常,且多表现在前颞区,他认为可能与边缘系统有关。

3.环境因素

环境因素对人格障碍的发生起到举足轻重的作用。儿童的大脑发育不完善,有较大可塑性,强烈的精神刺激及环境因素往往会给儿童的个性发展造成严重影响。不健康的家庭教育方式、单亲家庭、社会不良影响等都可能可导致人格的病态发展,最终可能发生人格障碍。

(三)常见类型及其临床表现

1.偏执型人格障碍

以猜疑和偏执为主要特点。表现出普遍性猜疑,不信任他人,过分警惕,常常将别人的中性或友好的行为误解为敌意;对挫折和遭遇过度敏感;过分自负和自我中心,认为自己正确,将挫折和失败归咎于他人,对侮辱和伤害不能宽容,长期耿耿于怀;强烈地意识到自己的重要性;具有不符合现实的先占观念;容易产生病理性嫉妒,过分怀疑恋人有新欢或伴侣不忠;对挫折和拒绝特别敏感,不能谅解别人,长期耿耿于怀,常与人发生争执.明显超过实际情况所需的好斗,对个人权利执意追求,或沉湎于诉讼,人际关系不良,总感觉受压制、被迫害,甚至上告、上访,不达目的不肯罢休。

2.分裂样人格障碍

以观念、行为和外貌装饰的奇特、情感冷淡以及人际关系明显缺陷为主要特点。性格明显内向、孤独、被动、退缩,与家庭和社会疏远,除生活或工作中必须接触的人外,基本不与他人主动交往,缺少知心朋友,过分沉湎于幻想。情感冷淡,表情呆板,不通人情,对他人的关心、体贴、赞扬、批评以及愤怒等无动于衷,几乎毫无反应,缺乏愉快感;在遵循社会规范方面存在困难,导致行为怪异;对与他人之间的性活动缺乏与年龄相称的兴趣。

3.反社会型人格障碍

以行为不符合社会规范、经常违法乱纪、对人冷酷无情为主要特点。这种人感情冷淡,缺乏同情心,对他人漠不关心,缺乏正常的温暖和爱心,经常不承担义务、拖欠债务、不赡养子女或父母;易激惹,微小刺激便可引起冲动,甚至暴力行为,反复斗殴或攻击别人,包括无故殴打配偶或子女;即使给别人造成痛苦,也很少感内疚,缺乏罪恶感;因此常发生不负责任的行为,甚至是违法乱纪的行为,虽屡受惩罚,也不易接受教训。在18岁前有品行障碍的证据,可能有以下表现:反复违反家规或校规、反复说谎但并不是为了躲避体罚、习惯性吸烟喝酒、虐待动物或弱小同伴、反复偷窃、经常逃学、不向家人说明外出过夜、过早发生性活动、多次参与破坏公共财物活动、反复挑起或参与斗殴、被学校开除过,或因行为不轨而至少停学一次、被拘留或被公安机关管教过等。临床表现的核心是缺乏自我控制能力。本症男性多于女性。

4.冲动型人格障碍

又称攻击型的人格障碍,以明显的情感爆发和冲动行为为主要表现,易与他人发生争吵和冲突,不考虑后果,不能自控,特别在冲动行为受阻或受到批评时更易出现。有突发的愤怒和暴力倾向,容易产生人际关系的紧张或不稳定,时常导致情感危机。对事物的计划性和预见性明显受损。心境不稳定,反复无常。存在自我形象、目的,及内在偏好(包括性欲望)的紊乱。不能坚持任何没有即刻奖励的行为。经常出现自杀、自伤行为。此型人格障碍男性明显多于女性。

5.强迫型人格障碍

以对任何事情要求严格、追求完美、过分的谨小慎微及内心的不安全感为特征。希望遵循一种他所熟悉的常规,认为万无一失,无法适应新的变更。深感不安全常常导致犹豫不决,优柔寡断、怀疑、过分谨慎与刻板,缺乏想象,不会利用时机,做事常常在很早以前就对所有的活动做出计划,并不厌其烦。凡事需反复核对,过分注意细节,以致忽视全局,事后反复检查,不厌其烦。经常被讨厌的思想或冲动所困扰,过分谨慎多虑、过分专注于工作成效而不顾个人消遣及人际关系,自己刻板固执,还要求别人也按自己的规矩和要求办事,因循守旧。男性多于女性,约70%强迫症患者有强迫性人格障碍。

6.表演型人格障碍

以高度的自我中心、过分情感化和用夸张的言语和行为吸引他人注意为主要特点。情感浮浅,暗示性高,易受他人影响。富于自我表演性、戏剧性、夸张性,情感易受伤害。自我中心,自我放纵,不为他人着想,追求刺激,热衷于以自己为注意中心的活动,渴望受到赞赏、同情和支持。过分关心躯体的性感,以满足自己的需要。

7.焦虑型人格障碍

以持久和广泛的感到紧张不安、提心吊胆以及自我敏感和自卑为特征,总是渴望被人喜欢和接纳,对遭拒绝和批评过分敏感,习惯性地夸大日常处境中的潜在危险,有回避某些活动的倾向。常常拒绝与他人建立人际关系。为"稳定"和"安全"的需要,生活方式常常受到限制。

8.依赖型人格障碍

以过分依赖为特征,要求他人为自己生活的重要方面承担责任,将自己的需要附属于所依赖的人,过分地服从他人的意志,不愿意对所依赖的人提出任何要求,即使是合理的要求。感到自己无能为力或缺乏精力;常沉湎于被遗忘的恐惧之中,不断要求别人对此提出保证。当与他人的亲密关系结束时,有被毁灭和无助的体验。常把责任推给别人,以应对逆境。

(四)诊断

患者必须具有特殊的行为模式,特殊的行为模式是长期和持续性的,不限于精神障碍的发作期,其特殊行为模式具有普遍性,致使其社会适应不良。具体表现在情感、警觉性、冲动控制、感知和思维方式等方面,有明显的与众不同的态度和行为;往往导致患者社交或职业功能明显受损,患者主观上感到痛苦。常常开始于童年,青少年或成年早期,诊断时 18 岁以上。要排除脑器质性疾病、严重躯体疾病、精神分裂症、情感障碍等精神障碍及应激相关障碍。

(五)治疗与预后

目前尚无较好的治疗方法,但应积极进行矫治。

1.药物治疗

尽管药物不能改善人格结构,但作为改善某些症状并非无益。焦虑表现明显者可选用苯二氮䓬类抗焦虑药,伴有脑电图改变的人格障碍可予抗癫痫药,碳酸锂对有冲动或攻击行为者有一定疗效。

2.心理治疗

在支持性心理治疗的基础上给予行为治疗,或通过团体治疗组织的活动控制和改善其偏离的行为。实践证明:有计划、有系统的教育和训练,适当的劳动对人格障碍是有益的,但处罚很少见效。

3.精神外科治疗

颞叶切除或立体定向手术可改善一些人格障碍的表现,但应严格掌握适应证。

4.预防和预后

提高患者素质和改善环境是预防人格障碍的主要措施,也是十分艰巨和长期的工作。多数学者认为:随年龄增长,有逐渐趋向缓和的倾向。有研究发现,人格障碍的病程不一,约 1/3 发生社会退缩或人格障碍不断加重,约 1/3 在适应环境能力方面有轻度改善,约 1/3 的精神活动仍有部分受损。Whiteley 指出有下列情况者一般预后良好:①既往在学校学习成绩良好者。②伴有情感体验能力者。③既往工作和人际关系良好者。④积极参与社区各项活动者。

二、A 组人格障碍

A 组人格障碍亦被称为奇怪或古怪组,患者的症状表现接近于精神分裂症,但不像精神分裂症患者那样完全脱离现实,患者在一定程度上保持着现实检验能力。他们的言行会显得偏执或怪异,甚至有些人还存在一些异常的信念或感知,但是没有达到妄想或幻想的程度。DSM-5 将偏执型人格障碍(PPD)、分裂样人格障碍(SdPD)以及分裂型人格障碍(SPD)归入 A 组人格障碍。

(一)偏执型人格障碍

1.症状及特征

无端的猜疑是偏执型人格障碍的典型特征。他们常常不顾事实地认为别人会欺骗、利用或伤害他们,或者即使存在明显的事实,亦不改变对他人的猜疑。偏执型人格障碍总在怀疑他人可能存在的对自己不利的各种可能,并因此怀疑他人、朋友或伴侣的不忠,难于维持与他人长期稳定的关系。

在普遍猜疑的背景下,患者往往会对人际细节过度关注。人际交往中的一些细节,例如语气、眼神、甚至一些下意识的动作,都会被偏执型人格障碍患者进行恶意归因(例如转移目光意味着瞧不起自己;语气平淡意味着想批评自己等)。他们常常错误地阐释或夸大自己的疑虑,例如认为偶然出现的敲墙声音是在故意挑衅自己等。因为猜疑,偏执型人格障碍患者常常处于愤怒与不安中。一部分患者会先下手为强,进而攻击他人;而另一些患者则亦可能出现社会退缩现象,以回避让他们感到担心的场景。

因为倾向于对他人进行恶意归因,所以偏执型人格障碍患者有控制周围环境的强烈欲望。他们常常表现得自负,容不得他人的批评。在具体的工作中,则常常表现得刻板、吹毛求疵、无法合作。

另外,在遭遇严重应激或其他一些特殊情况时,患者还可能出现短暂的精神病性症状(持续数分钟或数小时),甚至出现妄想型精神病或精神分裂症的早期症状。但持续时间一般不长,不足以诊断其他的精神病性障碍。

2.流行病学资料

美国全国共病调查显示,偏执型人格障碍的患病率为 2.3%,而美国全国酒精依赖与相关精神障碍调查则显示偏执型人格障碍的患病率为 4.4%,女性高于男性。其他研究调查的结果显示其患病率为 0.9%~2.4%。

偏执型人格障碍可能首次发生于儿童和青少年身上,特别是那些独居、同伴关系质量差、社会焦虑、学校中学习不佳、过度敏感、想法与语言特殊以及有些特殊幻想的个体。这些儿童可能会描述为"特殊"或"古怪",以及容易被调侃。在临床样本中,这一障碍更常在男性中被诊断(DSM-5)。偏执型人格障碍在精神分裂症,以及妄想障碍(特别是被害妄想)的患者亲戚中更常见。

3.诊断标准

(1)对他人广泛的不信任和猜疑,例如将他人的动机解读为恶意,通常始于成年早期,并存在于生活的多方面,具有下列 4 种及以上的症状表现:

①无端地怀疑他人正试图利用、伤害或欺骗自己。

②对朋友或同伴的忠诚或可靠性的无理由怀疑的先占观念。

③很难依赖他人,因为无理由地害怕这些信息会被他人用于恶意伤害自己。

④将他人善意的表达或事情中理解为潜在恶意或威胁。

⑤容易记仇(例如对伤害、侮辱或轻视)。

⑥感到被攻击,对自己的性格或名誉的攻击,而别人并没有这样的行为,并因此而很快变得生气,并进行反抗。

⑦极易猜疑,毫无根据地怀疑配偶或性伴侣的忠诚。

(2)不发生于精神分裂症、双相障碍或抑郁症,带有精神病性症状或其他精神病性障碍,亦非因为其他躯体疾病所致。

(二)分裂样人格障碍

1.症状及特征

分裂样人格障碍的典型特征是对人际关系缺乏兴趣。他们宁愿独处也不愿意与他人交往。分裂样人格障碍患者似乎很享受这种与世界脱离的状态。在这一点上,分裂样人格障碍患者与其他类型人格障碍存在明显差异,例如偏执型人格障碍因为猜疑,或者如回避型人格障碍患者因为担心被拒绝而出现社会隔离的特点。对关系,甚至性关系的兴趣缺乏导致分裂样人格障碍患者很少有亲密关系。他们孤独、奇怪、不与他人交往,几乎完全生活在自己的世界中。并且对他人的表扬或批评都毫不在乎,并常常在人际交往中表现出社交技能缺乏,这使他们常常没有朋友。这一特点与孤独症谱系障碍患者的症状有重叠之处,但孤独症谱系障碍存在更严重的社交损伤和刻板行为与兴趣。与其他人格障碍相比,虽然分裂样人格障碍经常让人觉得奇怪、反常、冷漠以及孤独,但是他们通常没有明显的偏执理念。因此,从某种程度上,分裂样人格障碍患者可以被称为"平和的怪人"。

虽然分裂样人格障碍患者在人际方面存在着明显的缺陷,但在认知能力上,却尚保持完整,这一点有别于精神分裂症或孤独症谱系障碍。实际上,分裂样人格障碍患者一般能够保持基本的工作能力,能够在社会中完成某些工作,只是他们更喜欢与物而不是人打交道;更喜欢机械或抽象的任务,如计算机或数学游戏等。此外,需要注意的是,有一些所谓"孤僻的"个体也会表现出某种分裂样的人格特征(例如某些艺术家的特立独行的行为特点),但只有当这些特点顽固不化,缺乏灵活性,并导致明显的功能损伤或主观上的不快时,才被考虑为分裂样人格障碍。

2.流行病学资料

分裂样人格障碍在临床中较为少见。美国国家共病调查发现,其患病率为4.9%。2001—2002年国家酒精及相关疾病流行病学调查显示,其患病率为3.1%。其他研究者发现,分裂样人格障碍在非临床样本中的患病率低于1%,临床样本的患病率在0%～8%。分裂型人格障碍与物质滥用所致失能明显相关,在精神分裂症或分裂型人格障碍的亲戚中的患病率更高。分裂型人格障碍与边缘型、依赖型以及回避型人格障碍可能都是精神分裂谱系障碍。男性中更为常见,并且这种障碍对男性造成的影响亦更大。

3.诊断标准

(1)一种与社会关系广泛分离,在人际环境中的情绪表达严格限制的模式,始于成年早期,存在于多种条件下,有以下四种或更多种症状:

①对亲密关系(包括成为家庭成员)既无兴趣,亦无快乐感。

②几乎总是偏爱单独行动。

③即使对性关系亦缺乏兴趣。

④仅对极少数活动有兴趣。

⑤除一级亲属外,缺乏亲近的朋友或知己。

⑥对他人的批评或表扬均无动于衷。

⑦情绪冷淡、超然或情感平淡。

(2)不发生于精神分裂症、带精神病性症状的双相障碍或抑郁障碍、其他精神病性障碍或孤独症谱系障碍中,亦非因其他躯体疾病所致精神障碍中。

注:如果此标准先于精神分裂症的诊断标准,则增加"先发",例如分裂样人格障碍(先发)。

(三)分裂型人格障碍

1.症状及特征

分裂型人格障碍(SPD)在认知、社会、注意方面(例如认知扭曲、行为怪异等)存在与更严重的精神分裂症患者类似的缺陷。只不过SPD患者的症状表现得更为缓和。例如,他们可能会觉得,转过楼道拐角时,似乎那里站着的每个人都在谈论他,但是,他们也承认这种可能性不大。也就是说,虽然有一些精神病性症状的表现,但患者在一定程度上保持着现实检验。并且其他方面并不脱离于现实。仅很小一部分患者会与精神分裂症共病。

在日常人际相处的模式,以及日常观念、行为、穿着等方面,分裂型人格障碍往往与众不同。他们常常被认为是"古怪"或者"奇异"的人。例如他们可能认为自己能够透视或心灵感应等;或者认为常感觉身后有人(但不确定)。

分裂型人格障碍患者常常存在社交冷漠与明显的社交退缩。他们会回避一切社交场合。就算被迫加入,亦往往表现消极。这些认知与情感方面的缺陷使他们缺乏亲密的人际关系,并表现出对人际关系的严重不适。因此,分裂型人格障碍患者往往存在社会隔离的情况。

2.流行病学资料

分裂型人格障碍的患病率在 0.6%(挪威)~4.6%(美国样本)。临床样本中的患病率在 0~1.9%,正常人群中的患病率为 3.9%(美国酒精及相关障碍流行病学调查),男性(4.2%)稍高于女性(3.7%)。SPD 的易感人群包括低收入者、分居或离异者。分裂型人格障碍与双相障碍(Ⅰ型和Ⅱ型)、PTSD、偏执型人格障碍以及自恋型人格障碍明显相关。

3.诊断标准

(1)一种广泛的社会和人际缺陷模式,其特点是对亲密关系的严重不适和人际能力衰退、以及认知或感知扭曲、行为怪异,这些现象始自成年早期,表现在各种场景下,存在下列 5 种(或更多种)症状。

①牵连观念(不包括关系妄想)。

②影响行为并与亚文化标准不相容的古怪信念或奇幻思维(例如迷信体验、对千里眼、心灵感应,或第 6 感的信仰;在儿童与青少年中,表现为奇异的幻想或入神)。

③不同寻常的知觉经验,包括躯体错觉等。

④古怪的想法或言语(如模糊的、赘述的、刻板的)。

⑤猜疑与偏执观念。

⑥不适当或非常有限的情感。

⑦行为或神态古怪、反常或独特。

⑧除一级亲属外,没有好友或知己。

⑨过度的社交焦虑,其程度即使面对熟人时也这样,并倾向于将这种表现与偏执性的恐惧,而不是对自己的负面评价相联系。

(2)不发生于精神分裂症、带精神病性症状的双相障碍或抑郁障碍、其他精神病性障碍或孤独症谱系障碍患病过程中。

注:如果此标准先于精神分裂症的诊断标准,则增加"先发",例如分裂样人格障碍(先发)。

(四)鉴别诊断

A 组人格障碍中的三种均存在类精神病性症状,有人因此将其认为与精神分裂症是同一谱系内的疾病。但总体来看,其他精神病性障碍患者的精神病性症状(如妄想和幻觉)是持续存在的,而 A 组人格障碍患者的精神病性症状却大多是因某些应激性生活事件所致,因此多数是一过性的。

A 组人格障碍之间,以及与其他人格障碍常常会共病,但各种障碍之间还是有所区别的。例如尽管 A 组人格障碍或多或少地都存在社会隔离与情感限制的症状,但分裂样人格障碍最为典型。与分裂型人格障碍患者相比,分裂样人格障碍患者缺少认知或感知扭曲,与偏执型人格障碍相比,分裂样人格障碍患者则缺少猜疑和偏执观念。分裂样与回避型人格障碍患者都存在明显的社会隔离,但是后者的隔离往往是因为担心被别人为难、怕自己不够优秀或过度担心被别人拒绝所致,而前者则缘自广泛的社会兴趣缺乏。此外,强迫型人格障碍患者也可能出现类似症状,但他们有形成亲密关系的能力。

猜疑、人际疏离以及偏执观念在偏执型人格障碍与分裂型人格障碍患者身上都存在,但是,分裂型人格障碍患者还存在奇异的想法、罕见的认知体验以及怪异的想法和言语,而偏执型人格障碍患者则经常因一些小事而生气。同样的情况亦会发生在边缘型和反社会型人格障碍患者身上,但是,后者一般没有普遍的猜疑。回避型人格障碍患者对他人也不太信任,但是他们更多是因为害怕被为难或担心自己不能满足他人的愿望而担心所致。

偏执型人格障碍患者也可能出现反社会行为,但是与反社会型人格障碍不同的是,偏执型患者多是基于报仇的愿望,而不是一种人格特征。自恋型人格障碍亦可能表现出猜疑、社会退缩以及疏离,但是这种隔离主要是因为害怕自己的不完美或弱点被暴露出来。

三、B 组人格障碍

B 组人格障碍以戏剧化、情绪化、怪僻行为为特征,亦被称为戏剧化情绪人格障碍。情绪方面的特异性是 B 组人格障碍的核心特征。极端情绪或缺乏必要的情绪反应,以及因这些情绪上的大起大落导致的行为异常是这类障碍患者的特点。B组患者有更多的自我伤害行为或想法、经常出现在急诊、更容易与物质滥用共病。DSM-5 将反社会人格障碍、边缘型人格障碍、表演型人格障碍、自恋型人格障碍归入 B 组人格障碍的范畴。

(一)反社会型人格障碍

1.症状及特征

对他人基本权益的广泛忽视或故意侵害是反社会型人格障碍的典型特征。他们对社会和他人冷酷无情,对他人的痛苦或求助信号无动于衷,甚至会享受与他人的争斗或侮辱他人。袭击、谋杀和强奸等伤害他人的行为在反社会型人格障碍患者身上很常见。这些行为并不是为了逃避他人的伤害,或因某种社会不公,而仅仅是一时冲动。反社会型人格障碍患者很少信守承诺、不服从社会道德、有暴力倾向,另外,他们往往缺乏目标和计划、行为冲动,并因此而长期失业,或出现婚姻问题、吸毒或酗酒等。

对反社会型人格障碍患者来说，人际只是他们达到自身目的一种工具。他们似乎缺乏与他人建立积极关系的兴趣。在需要的时候，他们也会表现得优雅或令人愉悦。但一旦达到目的，他们就会立即恢复其无礼和傲慢的特点。本质上，他们并没有兴趣建立和维持长期稳定的人际关系。

反社会型人格障碍患者对危险情境的焦虑水平较正常人低，他们缺乏罪恶感，行为冲动、习惯于冒险、追求刺激而不考虑危险，他们不习惯于稳定的生活，容易从一段关系转向另一段关系。尽管这类人常常以进监狱或死亡而告终，但还有许多人可有较为稳定的职业。

2.流行病学资料

反社会人格障碍的患病率为 $1\%\sim4\%$，DSM-Ⅳ报告的临床样本中的患病率介于 $3\%\sim30\%$，其中在物质成瘾治疗机构、监狱、法律机构中的发生率更高。在对英格兰与威尔士在押犯人的调查中发现，44.9%的 18 岁以上犯人符合反社会人格障碍的诊断。一项对中国海洛因吸食者的调查中发现，反社会型人格障碍占 41.4%（其中 54.2%为男性，15.4%为女性）。男性患反社会型人格障碍的可能为女性的 $3\sim5$ 倍，年轻以及受教育水平较低的群体更容易出现这一障碍。研究发现，反社会性症状随年龄增长呈下降趋势，其原因可能是患者的死亡率较高以及人格特质改变的共同作用。

3.诊断标准

（1）从 15 岁开始就出现的一种对漠视并侵犯他人权益的普遍的行为模式，有下列 3 种或以上的症状：

①不遵守法律及社会规范，例如反复出现足以导致其被捕的行为。

②欺诈，例如反复说谎，使用假名，或者为个人利益或者仅仅为了高兴而操纵他人。

③冲动或难于制订计划。

④易怒和攻击性，例如经常打架、斗殴。

⑤极度漠视自己或他人的安全。

⑥一贯不负责任，例如不能长期保持稳定的工作状态，或反复违反财务制度。

⑦缺乏愧疚感，例如漠视对他人的伤害、虐待或者偷盗行为或者为这些行为狡辩。

（2）患者至少 18 岁。

（3）患者 15 岁之前，有品行障碍的证据。

（4）当前出现的反社会行为可能与精神分裂症或者双相障碍同时发生。

4.鉴别诊断

反社会型人格障碍不在18以前进行诊断,并且必须存在15岁前存在品行障碍的证据。如果反社会型人格障碍合并物质滥用,除非反社会型人格障碍亦出现于童年期,并且持续到成年期,否则不能做出诊断。如果两者同时在童年期出现,并一直持续到成年期,即使一些反社会行为是物质滥用的结果(如非法买卖毒品,偷钱买毒品),两者都需要诊断。

其他人格障碍:反社会型人格障碍与自恋型人格障碍患者都存在固执、油嘴滑舌、肤浅以及缺少同情心,但是自恋型人格障碍患者并不具有冲动、攻击以及欺骗的特征。与自恋型人格障碍相比,反社会型人格障碍患者并不渴望赞美或嫉妒他人,另外后者则通常没有童年期品行障碍或成年期犯罪行为的历史。反社会型人格障碍和表演型人格障碍患者亦同时具有一种类似的特征,例如冲动、肤浅、寻求刺激、行为不计后果、引人注意等,但是表演型人格障碍患者更倾向于对情绪夸大,而不是专注于反社会的行为。表演型人格障碍与边缘型人格障碍通过操纵而获得养分,而反社会型人格障碍患者则通过操纵来获得财富、权力或其他物质上的满足。与边缘型人格障碍患者相比,反社会型人格障碍患者的情绪相对更稳定,但攻击性会更多。另外,反社会行为亦有可能出现在偏执型人格障碍患者身上,但是这些行为很少像反社会型人格障碍患者那样是因个人的某种物质利益或试图利用他人所导致的,而更多是由复仇的愿望所带来的。

犯罪行为:犯罪人群中反社会型人格障碍的发生率很高,但普通罪犯的犯罪行为只是为了获得某种实物,并不伴随人格异常。

(二)边缘型人格障碍

1.症状及特征

不稳定是边缘型人格障碍的主要特点。患者在人际关系、自我意象、情绪等多方面表现出来不稳定的特点,以及因难于控制的冲动而导致的许多极端的行为问题。

边缘型人格障碍患者在认知、情感和行为方面均表现出明显的不稳定。在情绪上,常常处于抑郁、焦虑或愤怒等负面情绪中。其人际关系亦常常在极端亲密与极端对立之间剧烈变动,因此较难维持稳定的人际关系。患者还有可能出现自我概念不清晰、身份认同紊乱、自我同一性混乱,甚至职业、性别取向模糊。但与精神分裂症患者不同,边缘型人格障碍患者的现实检验能力相对完整。

患者常常处于真实或想象的被抛弃恐惧中。他们对可能的抛弃十分敏感。患者在情绪控制、焦虑和挫折的承受力方面能力较差,这使他们常处于一种弥散性的焦虑状态中。为了缓解焦虑,患者常做一些冲动性的行为,例如酗酒、疯狂购物、物质滥用、性滥交、用自伤等控制他人来缓解焦虑。75%以上的边缘型人格障碍曾经出现过自伤或自杀意向。这些特点都使边缘型人格障碍与双相障碍间关系密切。

2.流行病学资料

边缘型人格障碍在普通人群中的患病率为 0.5%～5.9%,中国大陆大学生人群体的患病率为 0.96%,中国香港的患病率大约为 2% 左右。边缘型人格障碍亦是临床样本中的患病率最高的一种人格障碍类型,其在门诊患者中的患病率为 10%,住院患者中的患病率为 15%～20%,且在男女比率相差不大。一项采用 DSM-5 诊断标准在瑞典进行的研究显示,边缘型人格障碍在缓刑犯与假释犯中的发生率为 19.8%。边缘型人格障碍容易与其他障碍共病,例如与 PTSD 的共病率为 79%,与复杂 PTSD 的共病率为 55%,与重度解离障碍的共病率为 41%。边缘型人格障碍最容易在成年早期被诊断。追踪研究显示患者的冲动性症状会随年龄增加而下降。此外,边缘型人格障碍自杀率较高(10% 的患者最终会选择自杀),经常住院,更容易出现物质滥用以及人际关系差等问题。

3.诊断标准

一种表现为人际关系、自我意象和情绪等方面的不稳定,以明显的冲动性为标志的普遍的行为模式,始于成年早期,出现在各种情境中,具有下述 5 种(或更多种)症状。

(1)疯狂地努力避免真实或想象中的被抛弃(注意:不包括标准 5 中的自杀或自残行为)。

(2)不稳定、紧张的人际关系模式,其特点是在过度理想化与过度贬低之间摇摆。

(3)认同障碍:患者存在明显而持久的、不稳定的自我意象或自我感。

(4)至少在两个存在潜在自我伤害的领域内存在冲动行为(例如花销、性、物质滥用、疯狂驾驶、暴食)(注意:不包括标准 5 中的自杀和自残行为)。

(5)反复出现自杀行为、自杀姿态或自杀威胁,或自残行为。

(6)因明显的心境反应而导致的情绪不稳定(如强烈的间隙性烦躁、易怒或者常持续数小时或不超过几天的偶尔出现的焦虑)。

(7)长期的空虚感。

(8)不恰当、强烈的愤怒或难于控制愤怒(如经常生气、愤怒、斗殴)。

(9)短暂的、与应激相关的偏执观念或严重的解离症状。

4.鉴别诊断

抑郁与双相障碍:边缘型人格障碍常与抑郁或双相障碍共病。因为边缘型人格障碍的典型特征与抑郁或双相障碍发作相似,所以临床工作者需要避免仅根据是否存在这些典型症状,而缺乏这些行为模式早期发作并持续存在史的确凿证据的情况下增加一个边缘型人格障碍的诊断。

其他人格障碍:与边缘型人格障碍一样,表演型人格障碍也存在寻求关注、操纵行为以及情绪多变的特征,两者的区别在于,边缘型患者还存在自我伤害行为、在亲密关系中的愤怒,以及长期的孤独感与空虚感。偏执观念和幻觉都可能出现在边缘型与分裂型人格障碍上,但边缘型人格障碍患者这些症状是一过性的、人际反应或应答性的。另外,偏执型人格障碍患者和自恋型也容易因小事产生愤怒的特点,但是他们的自我意象是稳定的,并且相对缺少自我伤害行为、冲动、被抛弃感,这一点与边缘型人格障碍患者不同。另外,虽然反社会型人格障碍患者与边缘型人格障碍一样,都有操纵他人的行为特征,但反社会型人格障碍患者的操纵是为了获得财富、权力或其他物质的满足,而边缘型人格障碍患者的操纵则直接是为了得到照顾者的关心。依赖型人格障碍患者与边缘型一样,都有被抛弃的恐惧,但是边缘型人格障碍患者对这种被抛弃恐惧的回应是感到情感空虚、愤怒和要求,而依赖型人格障碍患者的反应则是相对缓和、顺从以及迫切地寻找替代性的照顾关系。

(三)自恋型人格障碍

1.症状及特征

自恋是人类的普遍特征,也是健康人格的重要构成部分。自恋能帮助个体对批评和失败进行防护,甚至成为个体成就动机的一种体现。然而,自恋型人格障碍却有对自恋的过度要求,他们对自我价值感过度夸大,并缺乏对他人的共情。患者似乎需要他人不断赞美来证实自己的无所不能及特殊性。自恋型人格障碍患者有一种不切实际的自大感,他们夸大自己的才能、成就等,并要求别人把他们当作特殊人物对待。但这种夸大并没有达到妄想的程度,与患者的实际情况有部分相符。

对他人缺乏基本的共情能力是自恋型人格障碍患者的另一个典型特征。他们往往只能体会和理解自己的感受,但却无法理解、关心他人。在人际关系中,他们更倾向于成为一个情感上的剥削者,与他们靠近的他人往往成为患者满足自身病理性自恋的工具。这使患者难于与他人建立起基于相互依赖的长期稳定的人际关系,而这种孤独感又会进一步强化其剥削性的行为。

2.流行病学资料

自恋型人格障碍的流行病学资料相对缺乏。Dhawan 等人对自恋型人格障碍流行病学调查的结果的综述显示,自恋型人格障碍的平均患病率为 1.06%,其范围位于 0%～6.2%。非临床样本的患病率在 0%～0.4%(中位数为 0.2%),临床样本的患病率在 2%～35%(中位数 6%)。

3.诊断标准

一种以自大(幻想或行为)、对赞美的需要以及缺乏共情为特征的普遍模式,始于成年早期,在多种场景中出现,存在下列 5 种(或更多)种症状。

(1)不切实际的自大感(例如夸大自己的成就和才能;没有相应的条件,却希望被当作"特殊"人物)。

(2)对无限的成功、权利、才华、美丽或理想爱情的非分幻想。

(3)认为自己是"特殊"和独特的,并且只能被其他特殊的或地位高的人(或机构)所理解或与之交往。

(4)要求过度的赞美。

(5)特权感(例如不合理地期待特殊的优待,或他人自动顺从他的愿望)。

(6)人际剥削(例如利用他人达到自己的目的)。

(7)缺乏共情:不愿意了解或认识他人的感受和需要。

(8)经常嫉妒他人,或认为他人妒忌自己。

(9)傲慢、自大的行为或态度。

4.鉴别诊断

其他人格障碍及人格特征:互动模式是自恋型人格障碍与表演型、反社会、边缘型人格障碍区别的典型特点。其他几种人格障碍的人际互动特点是卖弄风情的、无情的以及贪婪、个别化的,而自恋型人格障碍患者则是自我夸大的。自恋型人格障碍患者亦可能出现与表演型人格障碍患者相似的行为,例如情感戏剧化、喜欢性挑逗等,以获得他人对其特殊身份的赞同。但总体来说,表演型人格障碍患者性格常外向、表现得更热情,而自恋型人格障碍患者则更内向、冷漠。同时,自恋型人格障碍患者更容易受到心理伤害,这方面的特征对治疗和预后有较大的影响。相对稳定的自我意象以及相对缺少自我伤害、冲动和放纵的特点使自恋型人格障碍与边缘型人格障碍患者相互区别。对个人成就的过度自豪、相对少的情绪外露,以及对他人关心的蔑视是自恋型与表演型人格障碍患者的区别。尽管边缘型、表演型和自恋型人格障碍患者都需要被关注,但自恋型患者更需要那种带有崇拜性的关注。反社会型与自恋型人格障碍患者亦具有一些共同特点,例如意志坚强、能说会道、猜疑、剥削他人、缺乏同情心,但是,自恋型患者一般不具有冲动、攻击和欺骗的特点。此外,反社会型人格障碍患者可能并不缺少崇拜,以及对他人的嫉妒,而自恋型人格障碍患者则常常没有儿童期品行障碍史和成人期犯罪史。自恋型与强迫型患者可能都会承认有完美主义倾向,并认为别人做不好事情。但与强迫型人格障碍患者伴随相反的自我批判,自恋型人格障碍患者更愿意相信自己是完美的。猜疑和社会退缩常常将分裂型或偏执型人格障碍患者与自恋型人格障碍区别出来,即便自恋型人格障碍患者出现这些症状,也通常是因为担心其缺陷被别人发现。

许多高成就个体都具有一些自恋型人格障碍的特质。但只有当这些特质变得固着、适应不良以及持续存在,并导致明显的功能损伤或主观的痛苦时,才考虑自恋型人格障碍的问题。

躁狂与轻躁狂：白大亦可能在躁狂或轻躁狂发作中出现，但是这些症状与情绪改变或功能损伤间的紧密联系使其与自恋型人格障碍区别。

（四）表演型人格障碍

1.症状及特征

表演型人格障碍以情绪过度，行为夸张为特征。这类患者的行为、情绪富于表演性，常对轻微刺激大惊小怪，情感反应随意，无规律，往往给人一种肤浅、没有真情实感和装腔作势的印象。他们可能有较好的艺术表现才能，其日常言语与日常行为舞台化、表演化，并有一定的感染力。表演型人格障碍患者通常有很强的自我暗示性，同时也容易受他人的暗示。患者常好幻想，把想象当成现实，当缺乏足够的现实刺激时，便利用幻想激发内心的情绪体验。

表演型人格障碍患者喜欢人际交往，特别喜欢别人的注意和夸奖，对他人投其所好的言行往往表现得欣喜若狂，否则就会攻击他人。他们的人际交往以获得关注为目的，女性患者往往天真地展示性感，行为举止轻浮、富于挑逗性，对自己的外貌过度关注。为达到被人关注和赞美的目的，在此过程中，他们往往不顾他人的需要和利益，还经常采用各种花招，例如任性、说谎欺骗、献殷勤、谄媚以及操纵性自杀等，对他人进行控制。患者人际关系肤浅、容易生气、易受暗示、渴望被同情与怜悯，但又以自我为中心。对他人有过度要求。思维肤浅，不习惯逻辑思维，显得天真幼稚。这些特点都使患者难以在其生活中维持长期稳定的亲密关系。

2.流行病学资料

研究显示，表演型人格障碍在非临床样本中的患病率在 $0\%\sim3\%$，中位数为 2.2%；临床样本中的患病率为 $2\%\sim45\%$（中位数为 19%）。住院与门诊患者中这一比例为 $10\%\sim15\%$。在性别、种族及教育水平上未发现明显差异。男性的患病率随年龄增长而下降，女性未见这种特点。独居、离异者较婚姻中的人的患病率更高；女性患者更容易出现抑郁、自杀企图，男性患者更容易出现物质滥用。

3.诊断标准

一种广泛存在的，过度情绪化、寻求他人注意的模式，始于成年早期，在多种场景下存在，并存在下列 5 种（或更多种）症状。

（1）如果他/她不是众人注意的中心，就会感到不舒服。

（2）与人交往时常出现不适当的性挑逗或挑衅行为。

（3）情感易变而肤浅。

（4）习惯用外表吸引别人的注意。

（5）言语风格引人注目，但缺少细节。

（6）舞台化、戏剧化以及过于夸张的情绪表达。

（7）易受暗示（即容易受他人或环境的影响）。

（8）自认为拥有比其实际人际关系更亲密的关系。

4.鉴别诊断

其他人格障碍和人格特质：寻求关注、操纵他人以及情绪转换快速的特点在边缘型人格障碍患者身上亦很常见，但边缘型人格障碍患者的典型特征是自我毁灭（或破坏）、愤怒破坏亲密关系，以及深度的空虚感和认同困扰。反社会型人格障碍与表演型人格障碍患者都存在冲动、肤浅、寻求刺激、不计后果、引人注意、操纵他人等共同特征，但是表演型人格障碍倾向于更夸张的情绪，并不专注于反社会的行为。表演型人格障碍患者操纵他人的目的是获得精神支持，而反社会型人格障碍患者的操纵行为则是为得到现实的利益、权力或其他物质。

此外，表演型人格障碍常常期待着自己的脆弱或无助会引起他人的关注，而自恋型人格障碍患者则往往期待着因自己的"优越"而引起的关注；自恋型人格障碍患者与表演型人格障碍患者一样，都可能夸大他们的亲密关系，但是自恋型患者更强调这种关系的"特殊"性，例如亲密对象的地位或财富等；依赖型人格障碍患者也会对他人的表扬或指导有过多的关注，但却不会像表演型人格障碍患者那样去炫耀或夸大这种表扬。

许多正常人也会表现出表演的人格特征。但只有当这些特征失去灵活性、适应不良或持续存在，并导致了明显的功能性损伤或主观痛苦时，才构成表演型人格障碍。

四、C 组人格障碍

与 A 组人格障碍的认知异常，以及 B 组人格障碍的情绪异常相比，C 组人格障碍更为典型的是行为异常，例如回避型人格障碍在行为上与他人的主动隔离；依赖型人格障碍患者在行为上力图与他人过度靠近；而强迫型人格障碍患者过于严格地遵循行为规范。这三类人格障碍都以焦虑及相伴的行为异常为特点。DSM-5将回避型人格障碍、依赖型人格障碍、强迫型人格障碍归入 C 组人格障碍的范畴。

（一）回避型人格障碍

1.症状及特征

社交回避是回避型人格障碍的典型特征。患者存在明显的人际焦虑，并因此而表现出对社交场合的回避。患者常常感到自己能力不济，对负面评价过度敏感。一项在挪威进行的双生子研究证明，遗传对回避型人格障碍与社交恐惧有共同的影响模式，而社会应激对二者的影响则是有区别的。至少在女性群体中，回避型人格障碍与社交恐惧存在共同的遗传易感性。对 1997—2009 年间瑞典确诊社交恐惧症和同避型人格障碍的患者分析亦发现，二者有着共同的生物易感性。在临床表现上，回避型人格障碍患者回避的场合更为普遍，而社交恐惧的患者则往往仅回避那些需要个人表现的场合。另外,与社交恐惧患者不同的是,对被抛弃的恐惧在回避型人格障碍的形成中扮演着更重要的角色。

患者往往对人际互动中的批评过度敏感,经常处于对人际的焦虑与恐惧中。与正常人群相比,回避型人格障碍患者的状态性焦虑与特质性焦虑都更高,在预期社会负面评价任务中杏仁核的激活水平也更高,这使他们会不断回忆那些批评场景,进而迎合他人的要求,或极力回避人际交往。这使患者很难从他人的批评中解脱出来,在一般性的日常人际活动中亦瞻前顾后,难以决断。他们在社交场合常常选择沉默,不愿意卷入任何与他人可能的交往中,常常逃避那些需要人际交往的社会性活动或工作;除至亲外,基本没有其他亲密关系。虽然许多患者还是希望能够拥有亲密关系,但却因为过度担心而难于与他人建立长久的人际关系。

2.流行病学资料

回避型人格障碍在非临床样本中的患病率为0%～2.3%(中位数1.1%);在临床样本中的患病率为5%～55%(中位数16%。52.9%的回避型人格障碍患者符合社交恐惧的诊断标准,而70%的社交恐惧患者亦符合回避型人格障碍的诊断标准。

3.诊断标准

一种社会隔离、感到不够完美、对负性评价的高度敏感的广泛模式,始于成年早期,出现在各种场景中,存在下列4种(或更多)症状。

(1)因为害怕被批评、遭到反对或被拒绝,所以回避那些有可能被卷入重要的人际联系中的职业活动。

(2)除非确定被欢迎,否则不愿意与人交往。

(3)因为担心被羞辱或被嘲笑,尽量避免与人发展亲密关系。

(4)在社交场合有被批评或排斥的先占观念。

(5)因为感觉不完美,而在新的人际场景中表现拘谨。

(6)认为自己社交无能、没有魅力,或地位比他人低下。

(7)不愿意承担个人风险或参与任何新的活动,因为这会证明自己的笨拙。

4.鉴别诊断

其他人格障碍与人格特征:回避与依赖型人格障碍患者都有不足感、对批评的高敏感以及对反复保证的需要。但是,回避型人格关注的焦点问题是对耻辱和拒绝的回避,而依赖型人格障碍患者则聚焦于是否会受到照顾。但是,回避型人格障碍与依赖型人格障碍特别容易共病。另外,分裂型与分裂样人格障碍患者也有社会隔离的现象,但是,回避型人格障碍患者有与他人建立关系的内在愿望,并且能深深地感受到他们的孤独感,而分裂型与分裂样人格障碍患者则对他们的社会隔离状态感到满意甚至喜欢。最后,偏执型与回避型也都有难于相信他人的特点,但是,对回避型人格障碍来说,这种困难更多是因为担心被羞辱或被发现不足,而偏执型则缘自于对他人恶意动机的担心。

(二)依赖型人格障碍

1.症状及特征

依赖型人格障碍的主要特点在于行为上对他人的过度依赖。患者往往对依赖对象过分顺从或粘着。他们似乎对分离有极度的恐惧,常常担心自己的任何一种让他人感到不愉快的行为都会导致对方毫不犹豫地抛弃自己。患者对人际交往充满着恐惧,许多依赖型人格障碍患者存在社交焦虑。与单纯的社交焦虑不同之处在于,依赖型人格障碍患者焦虑的来源主要是担心关系的断裂,而不仅仅是害怕因自己的表现不佳而被别人笑话。

患者对批评极度敏感,充满着对被拒绝、被抛弃的恐惧;他们常因为害怕被拒绝而被迫服从他人的要求,甚至答应一些过分或会用自己受到伤害的事来取悦他人;他们不敢承担任何责任,哪怕今天吃饭做什么菜这样小事,他们也希望由别人来替自己做出决定。

2.流行病学资料

1.6%～6.7%的人可能在一生中的某个时候被诊断出依赖型人格障碍。在临床条件下,女性的患病率更高,患者还常常出现重度抑郁与慢性焦虑。

3.诊断标准

一种广泛存在的、过度需要别人照顾的行为模式,这导致患者表现出顺从、粘着行为和对分离的恐惧,始于成年早期,并表现在各种场合中,有下列 5 项(或更多)症状。

(1)如果没有他人大量的建议和反复的保证,难于做出日常决定。

(2)需要让他人为其生活中的大事做决定。

(3)因为害怕失去支持或赞同,难以表达与他人不同的意见(注:不包括有现实依据的恐惧)。

(4)难以独自制订计划或采取行动(因为对自己的判断或能力缺乏自信,而不是因为缺乏动机或精力)。

(5)过度需要他人的照顾与支持,甚至因此主动去做一些自己不愿意做的事。

(6)独处时感到不舒服或无助,因为过分担心自己不能照顾好自己。

(7)当一段亲密关系结束时,会急切寻求建立另一段关系,作为关心和支持的来源。

(8)不现实地沉浸于害怕被人抛弃,以致不得不自己照顾自己的恐惧中。

4.鉴别诊断

其他人格障碍:尽管许多人格障碍患者都有依赖性的特质,但依赖型人格障碍的顺从反应、黏着行为更典型。与依赖型人格障碍一样,边缘型人格障碍患者亦有对被抛弃的恐惧,但边缘型患者用空虚感、愤怒感以及主动诉求来对抗,而依赖型患者采用增加忍耐和顺从行为的方式来处理,或以急切地新的关心或照顾者的方式来处理。边缘型患者还在不稳定、紧张的关系上与依赖型患者相互区别。表演型人格障碍患者与依赖型患者一样,也对反复保证和赞许有要求,并会因此而表现儿童化或黏着,但是,与依赖型患者表现出谦卑、温顺的行为不同,表演型人格障碍患者则通过社交中的张扬行为以要求他人的关注。依赖与回避型人格患者都有自身的不足感,对批评的高度敏感以及对反复确认的需求。但是,回避型人格障碍患者对羞辱与拒绝极度担心,因此,除非他们确信将被接纳,否则就会回避社交场所。相反,依赖型人格障碍患者则有一种寻找并维持与重要他人物良好关系的模式,而不是从这种关系中回避或退缩。许多正常人亦会有依赖的人格特征,但只有当这些特质是固着的、非适应性的以及不断持续并导致明显的功能损伤或主观痛苦时,才会被考虑为依赖型人格障碍。

(三)强迫型人格障碍

1.症状及特征

强迫型人格障碍是一组以对秩序、完美以及控制的先占观念为特点的人格障碍。患者的这些特点导致其在生活中过分谨小慎微、严格要求、完美主义,这些过高的标准使患者往往关注于细节,而最终常常无法完成重要的任务。他们的工作往往过于拘泥,缺乏变通性,同时亦与依赖型人格相似,因为害怕出错,他们往往难于做出决定。患者很难表达自己的情感。在生活中,他们严肃,并过于谨慎、严格。

自我控制、关注细节往往为社会所提倡,但是过度注重这些特点会使人变得僵化、教条、完美主义,这将导向强迫型人格障碍。强迫型人格障碍患者的许多特点与强迫症有类似之处。但强迫型人格障碍的强迫特征表现得更为普遍,而强迫症则往往是针对某些具体或局部对象的强迫思维与强迫行为。

由于对规范的过度强调,强迫型人格障碍患者在日常生活中往往缺乏灵活性。他们看起来严厉、冷酷、固执、吝啬甚至专横。他们似乎不需要日常的休闲与娱乐,也缺乏友谊,他们最好的朋友就是工作。因为即使在与人交往中,他们也希望能按照固定的流程进行,这些特点使他们难于与人维持长期稳定的关系。同时,因为过于同守秩序,他们也难于完成工作。

2.流行病学资料

流行病学调查显示,非临床样本报告的强迫型人格障碍患病率在 1.7%~6.4%(中位数 2.0%)。在临床样本中报告的患病率在 1.0%~20%(中位数 9%)。男性(3.0%)患病率高于女性(0.6%);白人的患病率高于黑人;未见年龄与患病率间的相关;强迫型人格障碍患者受教育水平、被雇佣率及结婚率均较高;在控制了年龄与性别因素后,强迫型人格障碍患者的收入水平亦较高。强迫特质与广泛性焦虑障碍、特定恐惧症高相关,而与酗酒低相关。另外,强迫型人格障碍与强迫症的共病较为常见,强迫型人格障碍在 OCD 患者的患病率为 22.9%,在人格障碍中的患病率为 17.1%,而对照组正常人群中则仅为 3%。西班牙的一项对门诊患者的调查中,26%的患者存在强迫型人格障碍。并且发现,完美主义与刻板的人际关系对强迫型人格障碍的影响最大。其中人际刻板与攻击性、愤怒感明显相关,而完美主义则与抑郁与自杀意念关系密切。

3.诊断标准

一种以牺牲灵活性、开放和效率为代价的,专注于秩序、完美以及精神和人际控制的普遍模式,始于成年早期,表现在各种场景中,存在下列 4 种或以上的症状:

(1)专注于细节、规则、条理、秩序、组织或日程安排,以致失去主要的行为目标。

(2)阻碍完成任务的完美主义(例如因为过于严格的标准,而导致任务无法完成)。

(3)对工作过分投入,导致闲暇活动和交友减少(非因明显的经济原因所致)。

(4)在道德、伦理或价值观上过度谨慎、认真、不灵活(非因文化或宗教原因所致)。

(5)即使已经没有情感价值,也不能丢弃那些破旧、无用的东西。

(6)不愿将任务安排给他人,也不愿意与他人一起工作,除非其他人能够严格遵从他/她做事情的方式。

(7)对自己和他人的消费都非常吝啬,钱被认为需要存起来应付将来可能的灾难。

(8)显得古板、僵硬。

4.鉴别诊断

强迫症:尽管名称很相似,但是强迫症通常有明显的强迫症状,且停留于特定的症状或事件上。而强迫型人格障碍的强迫症状则广泛地存在于个体的生活的各个方面。

其他人格障碍:自恋型人格障碍也会承认有完美主义倾向,并且他们常认为别人做不好事情,但自恋型患者更愿意相信他们能够达到完美,而强迫型人格障碍患者对此则常常怀疑。自恋型或反社会型人格障碍患者通常不大方,但是会纵容他们自己,而强迫型人格障碍患者对自己或他人都很吝啬。分裂样人格障碍与强迫型人格障碍都表现出拘谨和社会隔离,但是,强迫型患者这一症状缘自情绪上的不舒服以及对工作的过度投入,而分裂样人格障碍患者则根本没有对亲密关系的愿望。虽然许多正常人亦存在强迫现象,只有当这种特征变得固化、不适应、持续,并导致明显的功能损害或主观上的痛苦时,才有必要考虑强迫型人格障碍。

第二节　性心理障碍

性心理障碍指行为人满足性欲的行为方式或性质对象明显偏离正常,并以此类性偏离作为性兴奋、性满足的主要或唯一方式。此类精神障碍患者的一般精神活动并无其他明显异常。主要包括以下几种类型。①性身份障碍:长期对自己的生理性别有强烈的厌恶和排斥感,同时具有强烈的转变性别的心理要求和实际行为,如异性癖。②性偏好障碍:长期或唯一的采用不同于正常人的性欲满足方式。如恋物癖、露阴癖、性施虐癖、性受虐癖、恋兽症、恋尸症等。③性指向障碍:指起源于各种性发育和性定向的障碍。

如何评价性行为的正常或异常是难以确切的作出回答的,因为还没有正常与否的绝对标准,区别只是有条件,相对的。下面列出可区别的要点:

(1)凡是符合社会所公认的社会道德准则或法律规定的,并符合生物学需要的,即可看做正常性行为,否则即可看做是异常的性行为。

(2)某些特殊性行为可是性对象遭受伤害,患者本人也为这种行为感到痛苦,或在某种程度上蒙受伤害。例如受到严重指责,地位名誉受到损害,甚至遭受惩罚。所以它被看做是一种适应不良的行为。

(3)长期时间反、持续发生的,一种极端变异方式的性行为。性行为由正常到异常可以看成是一个连续体,其两极是正常和异常,其间存在的正常变异方式属于正常的变异。只有明显的,极端的变异形式才被看做是性变态的类型。

性变态旧称性倒错它包括:露阴癖、窥淫癖、恋物癖、异性装扮癖、恋童癖等多种类型,其共同特点是性兴奋的唤起、性对象的选择以及两性行为方式等出现反复、持久性异乎常态表现。

一、疾病分类

露阴癖、窥淫癖、恋物癖、异性装扮癖、恋童癖、性摩擦癖、性施虐癖、性受虐癖、恋兽癖、恋尸癖。

二、病因

19世纪早期学者通常把性变态看成是一种先天性异常。人们往往假设性变态具有生物学基础。但是经历较长时期研究,虽有若干有意义的研究结果,迄今对生物学原因不能得到大家公认的确切证明和结论。多数学者普遍认为性变态是通过后天经验获得的。多年来在理论探讨上以精神分析、精神动力学派理论和行为主义学派理论影响较大。几十年的治疗时间理论检验证明,二种学派理论观点虽对少数病例可以说明解释,并在治疗上有积极作用,但任何一个学派都不能信服的解释和治疗多数患者。由于成因复杂,现仅就主要是心理-社会因素方面,由实际病例出发概括较多见因素如下:

（1）正常的异性恋适应遭受阻挠、挫折

①较多见的是遭受恋爱挫折,如失恋、单恋,在交异性朋友时痛遭或屡次失败、挫折。

②与妻子或妇女的相互关系的困难、不满意、不融洽。

（2）存在心理社会因素、重要生活事件。

（3）儿童少年早期受到家庭环境中性刺激、性兴奋经验的作用、影响。

（4）淫秽、色情物品的作用、影响。

（5）由儿童少年早期即有特殊兴趣。性偏好、性偏见如幼年时即开始对异性萌发特殊的兴趣,偏好,如特别喜欢衣着爱好,即有异性特有的兴趣、或性偏见,如热爱同性,但对异性直到青春期没有兴趣或偏见,如热爱同性,但对异性知道青春期没有性吸引力甚至厌烦。如存在对性的卑劣感,恐惧感,把性视为不洁之物的偏见,对性施虐癖的偏见。

另外值得一提的是:某种性格特征突出的或某种人格障碍的人更易于产生性变态。一般性格突出特征是各种类型变态患者多数是内向的,害怕的,安静少动,不喜与人交流,性格较温和,孤僻,具有女性气质他们缺乏与别人的交往能力。

三、临床表现

1.露阴癖

主要表现是反复、强烈的,涉及在异性生人面前暴露本人性器官的性渴求和性想象,并付诸行动于行为,一般至少持续半年,绝大多数见于男性。以这种露阴行为缓解性欲的紧张感和取得性满足的主要或唯一来源,患者对受害者没有进一步的性接触。这与强奸犯以露阴作为性挑逗的一种手段,进而实行强奸行为时有明显区别的。露阴的频率因人而异,可有明显差别,少的可数月或一年仅发生数次,多则可数日、数周一次,有的患者可累积发生数百次露阴行为。大多数发生于青年早期。

2.窥阴癖

是反复的、强烈性渴求和唤起想象涉及的是窥视异性裸体或性交行为,并付出行动,至少持续半年。见于男性。露阴癖,窥淫癖患者多数没有异性恋,但少数异性恋者,已娶妻生子,但以窥淫等偏离访视作为性满足的主要或唯一的来源。

3.恋物癖

是指反复出现以某种非生命性物品或异性躯体某部分作为性满足的刺激物。

抚摸、闻嗅这类接触性敏感区的物品,或在性交时患者本人或性对象持此类物品即能取得性满足。此类性渴求、性想象反复出现不少于半年才能诊断为恋物癖。此类物品称为眷恋物,他们都是带有特殊的性刺激意味的东西,一般都是男性患者,此类眷恋物如女人的乳罩、内裤、卫生带等,异性的头发、足趾、腿等可能归入其中。多数患者时异性恋者。

4.异性装扮癖

反复、强烈性渴求、性想象涉及异性装扮,并付出于行动,至少持续半年。绝大数是异性恋者。但一般女性穿着男性衣着者毫无例外都是女性同性恋者。后者以异性装扮吸引同性恋者为目的。而异性装扮癖患者是以此种行为模式以获得性满足。通常开始于 5 到 14 岁这一年龄阶段着异性装束并在此时往往还有手淫行为,并通过它加强性兴奋。大多数患者的性生活上没有困难,有的患者只表现为性欲低。少数患者穿着女装是为了获取舒畅感。

5.性窒息

是多伴发于异性装扮癖或性受虐癖,恋物癖,同性恋等的一种特殊类别。患者本人故意地应用致成大脑缺氧的方法以增强兴奋程度,一般是选择一个隐秘的地方如浴室、地下室、寝室以避开被人发现。少数被报道是用塑料袋、面具、绷带或吸入有害燃气等工具或方法。致死案都是由于不能自我解救时导致窒息死亡,死亡年龄多在 12～17 岁,大多数是未婚者。已经证实轻度缺氧早期阶段出现性欲亢进。

6.恋童癖

以青春前期儿童作为性对象。把恋童癖分成两个亚型:一是假性神经症型,通常以异性恋者出现,对异性恋对象具有不愉快相互关系,患者具有强烈羞辱感、罪恶感;另外是稳定不变的类型,此类型对儿童的性施虐行为是出发于仇恨感情。有案例研究表明青年患者常是智能低下;中年患者多数在家庭关系存在矛盾,母亲在家庭中占优势地位;老年患者多食孤独的,性功能障碍患者。难以明确区别异性恋性恋童癖和乱伦以及一般情况下也难以与强奸幼女案件加以区别。

7.性摩擦癖

是反复、强烈的性渴求、性想象,涉及以男性外生殖器接触不认识的妇女臀部,并付诸行动,至少持续半年。

8.施虐受虐癖

性施虐癖是反复、强烈的性渴求、性想象,涉及性对象施加心理或躯体性伤害行为,已取得性兴奋,性满足,并把它付诸行动,至少持续半年时间。与之相反,性受虐癖是以承受此类伤害或痛苦以获得兴奋和性满足,两者可以单独存在也可以并存。典型的性施虐者常常是怕羞的,被动的,存在对妇女有极端偏见的人和痛恨妇女的人。性施虐癖患者人格特征是"内向的、孤僻的、女性化的、缺乏男性气概、胆怯、羞耻心强、易发窘迫的人，难以相处常在自尊心受到伤害时产生暴力行为"性受虐癖患者多见于阳痿，有的是以性受虐加强性兴奋性的刺激物。性受虐也多见于女性，往往是癔症性人格障碍，这类患者有的是通过这种"象征"的行为方式，以克服或抵消本人性方面的罪恶感情。受虐的方式多见是针刺乳房、捆绑身体、勒颈部等。性施虐癖个别极端的案例是指色杀人狂和偷窃色情狂，后者指偷窃时伴有性兴奋，所偷窃物品可提供性暗示、兴趣味的物品，但并非眷恋物。

9.恋兽癖

是指与动物发生性行为以取得性满足。此型极其罕见。只有反复发生，一般最少在半年以上时间达到的这样严重程度，并作为为以满足性欲手段者，才能下恋兽癖的诊断。

10.恋尸癖

是指以与异性尸体发生性行为已取得性满足。包括猥亵、奸尸和毁伤尸体，也包括残损尸体的恋尸-施虐癖。患者皆为男性，此类别极其罕见，少见于精神发育迟滞者，有的是精神病患者。

四、诊断、鉴别诊断

（一）性身份障碍

1.异性症

渴望像异性一样生活，被异性接受为其中一员，通常伴有对自己的解剖性别的苦恼感及不相称感，希望通过激素治疗和外科手术以使自己的身体尽可能的与所偏爱的性别一致。时间至少持续存在 2 年以上，才能确立诊断，且不应是其他精神障碍的症状，也不伴有雌雄同体、遗传或性染色体异常等情况。

2.双重易装症

个体生活中某一时刻穿着异性服装，以暂时享受作为异性成员的体验，但并无永久改变性别的愿望，也不打算以外科手术改变性别。在穿着异性服装时并不伴有性兴奋，这一点可与恋物性易装症相鉴别。

3.童年性身份障碍

这一障碍通常最早发生于童年早期（一般在青春期前已经充分显露），其特征为对本身性别有持续的、强烈的痛苦感，同时渴望成为异性（或坚持本人就是异性）。持续的专注于异性的服装和（或）活动，而对本人的性别予以否认。通常认为这类障碍相对少见，只有正常意义上的男性或女性概念出现了全面紊乱时，才可以考虑该诊断。仅有女孩子像"假小子"、男孩子"女孩子气"是不够的。而且如果已经进入青春期，则该诊断便不能成立。

（二）性偏好障碍

1.恋物症

以某些非生命体作为性唤起及性满足的刺激物。恋物对象多为人体的延伸物，如衣物或鞋袜。其他常见的对象是具有某类特殊质地的物品如橡胶、塑料或皮革。迷恋物的重要性因人而异：在某些病例中仅作为提高以正常方式获得的性兴奋的一种手段（如要求伴侣穿上特殊的衣服）。恋物性的幻想很常见，但除非它们引起了显著强制性、无法接受的仪式动作，以致干扰了性交，造成了个体的痛苦，否则不足以诊断为此种障碍。

2.恋物性易装症

这一障碍与单纯的恋物症不同：他们所迷恋的衣物不仅是穿戴，而是打扮成异性的整个外表。通常不止穿戴一种物品，常为全套装备，包括假发和化妆品等。恋物性易装症与异性装扮症不同，前者清楚的伴有性唤起，一旦达到高潮，性唤起开始消退时，便强烈的希望脱去异性服饰。在易性症患者中，早期阶段常有恋物性易装症的历史，这种病例可能是易性症的一个发展阶段。

3.露阴症

此障碍的诊断标准及特点已经在临床表现中明确阐述了。对这些患者来说，露阴是其性欲的唯一出路，但其他人则同时在长期性关系中有活跃的性生活，尽管他们的露阴冲动在性关系发生冲突时会变得更加强烈。大多数露阴症者发现这一冲动难以控制并且为自我所排斥。如果目击者表现出震惊、恐惧或深为所动时，患者的兴奋性常会增加。

4.窥阴症

此障碍的诊断标准及特点已经在临床表现中明确阐述。

5.恋童癖

此障碍的诊断标准及特点已经在临床表现中明确阐述。

6.施虐受虐症

此障碍的诊断标准及特点已经在临床表现中明确阐述。

7.性偏好多相障碍

有时在一个人身上可以同时存在一种以上的性偏好障碍，其中无论哪种也不占优势。最常见的是恋物症、易装症和施虐受虐症的结合。

8.其他性偏好障碍

包括性摩擦癖，恋兽癖，恋尸癖等。性欲活动变化千万，许多很罕见或属个人症性，以致无法一一命名。如喝尿、涂抹粪便或刺穿阴茎包皮或乳头都可视为施虐受虐症中的行为模式。各种类型的手淫方式更为常见，但更极端的手段，如将物体插入直肠或阴茎尿道，或部分的自我窒息，一旦这类行为取代了正常的性接触，并达到了异常的程度，就可以确立为该诊断。

五、治疗与预后

目前尚缺乏根本性的防治措施,以心理治疗为主,常用方法有领悟、疏导等心理治疗、厌恶疗法、认知—行为治疗等。有人同时采用厌恶疗法治疗,并鼓励其正常的异性恋行为,取得较好效果。在患者主动配合下,行为治疗可改变患者的变态性行为。药物治疗仅起对症治疗或辅助治疗的作用。电抽搐与精神外科治疗收效甚微。

性心理障碍一旦形成,不易彻底纠正。但至更年期以后有可能渐趋缓和。

(侯华成)

第七章　睡眠障碍

睡眠紊乱在普通人群中十分常见,与行为和不良健康后果相关。失眠,在一般人群中是最常见的睡眠紊乱,通常和精神心理疾病相关。日间过度嗜睡在睡眠门诊就诊是很常见的主诉,往往提示患者存在器质性障碍,睡眠呼吸障碍、发作性睡病和原发性嗜睡是与日间过度嗜睡关系最为密切的疾病。睡眠呼吸障碍主要发生在中年男性和绝经后的女性,其发生与肥胖和心血管并发症相关;发作性睡病和原发性嗜睡是慢性脑疾病,往往年轻时起病。异态睡眠,包括睡行症、梦魇、夜惊,在幼年时期发生是良性的;但是发生在青少年或成年人,则往往提示存在病理性或明显的应激事件,发生在老年人身上则提示存在器质性病变。

第一节　睡眠生理

一、概述

睡眠是哺乳动物维持体内平衡的一个重要组成部分,对自身和物种的生存至关重要。人类有 1/3 的时间在睡眠中度过,但是,目前对于睡眠需求的原因和睡眠对于体能和精神的恢复作用机制认识尚不足。根据行为学和多导睡眠图描记的特征,人类睡眠分为快眼动睡眠期(REM)和非快眼动睡眠期(NREM)。依据脑电波的频率和振幅,NREM 睡眠分为 NREM1 期、2 期和 3 期睡眠,其中 NREM 1 期也称浅睡眠,NREM 3 期也称慢波睡眠或深睡眠。在 REM 期睡眠,除了眼肌和膈肌,其余肌肉的张力消失。正常的情况下,一夜睡眠由 4～6 个 NREM 和 REM 睡眠组成的睡眠周期组成,每个周期约 90 分钟。睡眠时间与居住纬度和年龄等相关,大多数在非热带地区的成年人每天的睡眠时间是 6.5～8 小时,儿童和青少年的睡眠时间比成人多,青年人的睡眠时间比老年人多。随着年龄的增长,REM 期睡眠比例轻微下降,NREM 3 期睡眠(慢波睡眠)下降明显。此外,老年人入睡后觉醒时间和次数都会增加。

第一次世界大战期间脑炎流行,大多数患脑炎的患者出现了嗜睡和睡眠增多的现象,患者只有在强刺激下才能被短暂唤醒。维也纳的神经学家 Baron Constantin Von Economo 发现这种睡眠增多的脑炎患者的下丘脑后部和延髓受损。与此相反，一部分脑炎患者则出现与嗜睡/睡眠增多相反的症状——失眠，这部分患者则被发现视前区和基底前脑受损。基于这些发现，Baron Constantin VonEconomo 提出下丘脑靠近视神经交叉区域可能包含促睡眠神经元，下丘脑后部可能包含促觉醒的神经元。Baron Constantin Von Economo 关于掌管睡眠和觉醒的脑区，在随后的研究中均被进一步证实。

二、睡眠生理调节

哺乳动物的睡眠和觉醒都是一个由多种神经调节系统复杂融合调控的主动过程，是脑部进入不同的激活模式（"睡眠"和"觉醒"）的过程。神经调节系统包括：存在于脑干的 5-羟色胺、去甲肾上腺素、乙酰胆碱、多巴胺和谷氨酸；存在于下丘脑的组胺和下丘脑分泌素；还有存在于大脑的腺苷、乙酰胆碱和 γ-羟基丁酸（GABA）。除此之外，还有很多其他神经活性物质对睡眠产生影响（例如：多肽类、免疫分子和激素），但是目前我们对这些神经活性物质对睡眠影响的认识甚少。调节睡眠的主要神经活性物质包括以下几种：

1.5-羟色胺

在人类的睡眠中，从觉醒到 NREM 再到 REM 睡眠，5-羟色胺的释放逐渐减少。由于 5-羟色胺随着 NREM 睡眠的加深而分泌逐渐减少，在 REM 期睡眠基本没有 5-羟色胺的分泌。因此，药理性地增加 5-羟色胺的浓度使睡眠变浅（REM 期和 NREM 3 期睡眠的减少或消失）是意料之中的改变。

2.去甲肾上腺素

蓝斑是分泌去甲肾上腺素的最主要部位，继而转运到丘脑和大脑皮层，对丘脑和大脑皮层脑电波有去同步化作用。

3.组胺

结节乳头核是在下丘脑中分泌组胺的神经核团，分泌组胺的神经核团广泛投射，支配在脑干中促进觉醒的神经调节系统。这些结节乳头核神经核团在觉醒时活跃。组胺本身有促进觉醒的作用，抗组胺药物有促眠的作用，常用药物有苯海拉明。

4.下丘脑分泌素

正常的情况下，在觉醒时下丘脑分泌素分泌增加，对巩固睡眠或觉醒，日间睡眠发作和抑制 REM 期睡眠有重要的作用。下丘脑分泌素神经元的缺失会引起发作性睡病。

（一）上行网状激活系统

Baron Constantin Von Economo 发现，因脑炎而出现过度嗜睡的患者，毫无例外地全都在中脑和间脑的连接处出现了病损。因此他推测，在脑干中存在一个上行激活系统来唤醒大脑皮层。随后，Moruzzi 和 Magoun 等科学家证实上行网状激活系统起始于脑桥尾侧并上行穿越过中脑网状结构。

上行网状激活系统信号通路主要由两条通路组成。第一条通路上行到丘脑，负责激活丘脑中继神经元，这些中继神经元是信息传递到大脑皮层的中继站，功能非常重要。这条上行通路主要源自上位脑干部位的乙酰胆碱神经元，乙酰胆碱神经元主要位于脑桥脚（PPT）和被盖背外侧核（LDT）处。在人体处于觉醒和 REM 期睡眠时，这两个部位的神经元快速被激活；NREM 期睡眠时 PPT/LDT 部位的神经元活性降低，同时大脑皮层的活性也降低。第二条通路不通过丘脑，而是激活外侧下丘脑部和基底前脑处的神经元细胞，进而激活大脑皮质细胞。这条通路起于上位脑干和下丘脑尾部的单胺能神经元细胞，包括包含组胺的结节乳头体核细胞、含多巴胺的 A10 细胞、含 5-羟色胺的中缝背核和正中脊核细胞，以及包含去甲肾上腺素的蓝斑细胞。该信号通路还接受含有食欲蛋白或黑色素聚集激素的外侧下丘脑（LHA）肽能神经元的信息，以及含有乙酰胆碱或 GABA 的基底前脑处神经元细胞的信息。如果这条通路受损，尤其是外侧下丘脑和中脑背侧受损，则会造成长时间的昏睡或昏迷。每一个参与该通路的单胺能神经元核团内的神经细胞在觉醒时都会被激活，在 NREM 期睡眠活性降低，在 REM 期睡眠时则完全丧失活性。在外侧下丘脑部位的食欲素蛋白神经元也是在觉醒时被激活，而黑色素聚集激素神经元则是在 REM 期睡眠期被激活。很多基底前脑神经元，包括大部分胆碱能神经元在觉醒期和 REM 期睡眠都处于激活状态。

（二）下丘脑

下丘脑被认为是调节睡眠-觉醒的最关键部位。下丘脑可以大致分为 5 组神经核团，即：位于外侧下丘脑分泌下丘脑分泌素的神经核团，视交叉上核（SCN，调节昼夜节律部位）神经核团，组胺神经核团，腹外侧视前核（VLOP）和位于下丘脑前部的热敏神经核团。

（三）睡眠的调节机制

1.昼夜节律调节

人体的昼夜节律钟（生物钟）位于视交叉上核，具有与地球物理日接近同步的 24 小时周期性特征。在正常的情况下，视交叉上核细胞会在白天根据视网膜的光线信号和夜间根据松果体分泌褪黑素的情况进行重置。人类的昼夜节律调节机制被认为可以控制觉醒和睡眠两个独立的现象：促进睡眠的信号在清醒时不断累积，峰值出现在习惯性就寝时间之前；促进觉醒信号在睡眠起始后开始增加，峰值出现在习惯性觉醒时间之前。

2.稳态调节

睡眠的稳态调节可以理解为觉醒的时间越长，机体越疲劳，不断累积疲劳的信号,提醒我们该睡觉了;睡眠时间越长,这些信号不断减少,疲劳越少。NREM 睡眠和 REM 睡眠似乎具有不同的稳态调节机制,在睡眠时间不足的情况下,NREM 睡眠总是最先被补足。

稳态调节和昼夜节律系统相互调节形成每日单一而稳定的睡眠-觉醒周期。随着觉醒时间增加,稳态调节驱动睡眠和通过增加昼夜节律驱动抵消清醒,从而使清醒时间稳定地维持在 16 小时左右。在习惯性就寝时间前,稳态调节对睡眠的驱动开始超越昼夜节律对于觉醒的驱动,驱动睡眠起始;随着睡眠的持续,稳态调节对于睡眠的驱动逐渐减少,但是昼夜节律可抵消这种下降,因此睡眠可以持续大约 8 小时。

(四)睡眠的触发开关

下丘脑腹外侧视前区(VLPO)与促进睡眠相关。VLPO 含有 γ-氨基丁酸(GABA),在入睡时首先被激活,抑制大多数促醒神经核团(如 TMN,LC,中缝核和中脑导水管周围灰质)的放电。动物研究发现:VLPO 细胞受损后,NREM 和 REM 睡眠均显著减少,减少超过 50%,并指出 VLPO 细胞核团受损最早波及的是 NREM 睡眠,而弥散 VLPO 细胞受损最先受到影响的 REM 睡眠。同时,VLPO 细胞也接受各个单胺能神经核团的传入信号,例如:去甲肾上腺素和 5-羟色胺能抑制 VLPO 的活性。

研究结果提示,VLPO 是决定睡眠或觉醒状态的关键部位,并提出睡眠"触发开关"学说。即在觉醒状态下,单胺能神经元抑制了 VLPO,因此减轻了单胺神经元本身以及下丘脑分泌素蛋白神经元的被抑制情况。在睡眠状态下,VLPO 神经元的活化抑制单胺能神经元,因此也就减轻了 VLPO 神经元被抑制的程度。同时,下丘脑分泌素蛋白神经元也被抑制,进一步减弱了单胺能神经元的活性。VLPO 和单胺能神经元之间这种直接的相互作用形成了一个典型的触发开关。这种触发开关非常不稳定,能够迅速改变"开"和"关"的状态,这可以解释为何人类只有睡眠和觉醒两种状态,而且这两种状态可以迅速转化。在此,下丘脑分泌素蛋白神经元有稳定该"开关"的作用。发作性睡病明显缺乏下丘脑分泌素神经元蛋白,因此发作性睡病的患者或动物的睡眠时间并不比正常者更多,而是在白天非常容易入睡,晚上又非常容易从睡眠中觉醒。

(五)内分泌系统

目前有大量研究提出很多激素对睡眠有直接的影响。褪黑素主要由松果体分泌,是与睡眠关系最为密切的激素之一。褪黑素的分泌是一个简单的,类似方波的血药浓度模式,在习惯性就寝时间之前几个小时开始分泌增加,在习惯性觉醒时间大约一小时内下降。褪黑素的分泌南视交叉上核严格控制,并且光输入参与调节,例如:光能强烈抑制褪黑素的分泌。褪黑素对人类的睡眠有重要的调节作用,外源性增加褪黑素有轻度的镇静作用,可缩短入睡潜伏期;由于松果体手术切除或颈脊髓神经完全损伤引起的内源性降低褪黑素缺失,会引起睡眠结构的改变。

另一个与睡眠密切相关的激素是皮质醇。皮质醇呈脉冲式分泌,在夜晚和睡眠前段皮质醇水平较低,从睡眠后段开始分泌增加,习惯性觉醒时间之后达到分泌顶峰。早在 1983 年,Weitzman 教授就已经发现,睡眠,尤其是慢波睡眠对 HPA 的活性和皮质醇的分泌有抑制作用。脑室内注射 CRH 或者全身使用糖皮质激素会引起觉醒和睡眠减少。在正常个体中,清醒期和 NREM 睡眠 1 期(浅睡眠)时皮质醇水平较高,然而在慢波睡眠或深睡眠时皮质醇水平降低。

此外,促炎症因子(如 IL-1a,IL-6,TNF-a),激素(如催乳素,肾上腺素,促甲状腺激素释放激素,生长激素),多肽类(如胆囊收缩素)和神经肽(如神经肽 S,生长激素抑制素)都和睡眠调节相关。

第二节 失眠症

一、概述

失眠症是最常见的睡眠障碍,根据对失眠的不同定义,失眠在普通人群中发病率为 4%～48%。在符合失眠症诊断的患者中,31%～75% 为慢性失眠症,其中 2/3 以上的患者病程大于 1 年。失眠障碍的主要表现是:在适当的睡眠机会和环境的情况下个体对睡眠质量的不满,主要表现为入睡困难和(或)睡眠维持障碍,同时伴随对白天功能有显著的影响。

和很多其他的睡眠障碍不一样,失眠障碍的诊断主要依赖于自我汇报,而睡眠障碍的生物学指标(例如:多导睡眠监测,PSG)或者过度觉醒的指标(例如:体温、心率、EEG 等)并没有常规用于失眠障碍诊断。睡眠障碍国际分类第三版(ICSD-3)中,失眠定义为在合适的时机和环境下,仍存在持续的睡眠起始、睡眠时间、睡眠连续性或者睡眠质量障碍,且伴随所引起的日间功能受损。在成人失眠患者中,睡眠起始障碍和睡眠维持障碍最常见,通常表现为夜间觉醒时间过长、夜间睡眠不足和睡眠质量差。如果个体只存在夜间症状但缺乏日间功能受损,我们不把这类型的个体归为失眠障碍。儿童失眠患者通常由照看者(例如:父母)汇报,以睡前抵抗、频繁夜间觉醒和(或)不能独立入睡为特征。白天症状主要包括疲劳、情绪低落/烦躁不安、全身不适和认知功能受损。在成人,慢性失眠可能引起社会或职业功能受损,生活质量下降;在儿童,慢性失眠可能会引起学习成绩不好、注意力下降和行为障碍。部分慢性失眠的患者存在一系列的躯体症状,例如肌肉紧张、心悸和头痛。失眠和躯体疾病、精神疾病和其他睡眠疾病共病率较高;失眠也可能与接触、使用或滥用某些物质相关。当失眠和这些情况共病时,且失眠持续而显著,失眠障碍的单独诊断是必要的。

二、慢性失眠症

慢性失眠的本质特征是因频繁而持久的入睡困难或睡眠维持障碍而对睡眠不满意。尽管晚上都有恰当的时间和环境来获得足够的睡眠,但是睡眠困难和与此相关的白天症状仍会发生。夜间的睡眠困难通常伴随着家庭、社会、职业、学业或其他重要领域的功能受损。在人群中约有 10% 的人满足所有慢性失眠的临床症状;短暂性失眠的流行率更高,人群中的发病率为 30%~35%。慢性失眠在女性、患有躯体疾病、精神疾病和物质依赖的患者以及社会经济阶层较低者中更为常见。慢性失眠可以发生在任何年龄,但是在老年人中更为常见,这最有可能是由于年龄相关的睡眠连续性的恶化和躯体共病的增加以及药物的使用增加了失眠的发生风险。

大约 10%~30% 的儿童在父母或照看者不在身边时或环境限制因素改变时发生失眠。患有慢性疾病或者神经发育性疾病的儿童,失眠障碍发病率更高。由于儿童在 3~6 个月之前没有整夜规律的睡眠,因此 6 个月被认为可首次考虑诊断慢性失眠的年龄,除非患儿的失眠症状在早期已经非常明显。根据不同的失眠诊断定义,青少年的失眠发病率是 3%~12%,在青春期后女孩的发病率较男孩高。

(一)病因及发病机制

目前对于失眠的病理生理学机制还没有一个公认的模型,以下将介绍几种学界较为认可的失眠障碍的可能病理生理学机制。

1.遗传学机制

睡眠时长和睡眠节律等睡眠-觉醒特征,是被许多基因调控和可遗传的。动物和人类的研究结果均提示遗传机制是失眠的病因学之一。用严格的标准定义失眠障碍,人类失眠障碍的遗传性为 31%~58%。候选基因研究指出,Apoε4、PER3、HLADQB1 * 0602、纯合子生物钟基因 3111C/cClock 和短(-s)等位基因 5-HTTLPR可能和失眠的发生相关。

2.分子生物学机制

很多内源性分子可被归类为促进觉醒/抑制睡眠(例如:儿茶酚胺、食欲素和组胺)和促进睡眠/抑制觉醒物质(例如:γ-氨基丁酸、腺苷、5-羟色胺、褪黑素和前列腺素 D2)。例如,慢性失眠障碍患者 24 小时皮质醇水平增高,HPA 轴活性增加,提示慢性失眠可能和心血管、代谢类疾病的发生有密切关系。

3.睡眠-觉醒调节和睡眠的神经环路

从整体而言,睡眠由负责觉醒和睡眠的大脑神经网络协调调节。失眠可能是由于负责觉醒和睡眠的神经网络失调引起。

4.结构和功能

神经影像学结构和功能:神经影像学研究结果提示,失眠可能与特定脑区病变或受损相关。动物研究发现,丘脑、中缝核或基底视前区病变会引起失眠。vonEconomo 发现患流行性脑炎的患者的失眠症状和下丘脑前部的受累相关。结构神经脑影像学研究发现,失眠患者的左侧前额、前额叶、楔前叶、颞皮层灰质体积下降。这些脑结构的改变可能提示失眠患者睡眠-觉醒调节神经网络节点的功能失调。功能神经影像学研究结果提示,和正常睡眠者相比,失眠患者 NREM 睡眠期相对清醒休息时颞叶、丘脑、扣带前回、方回和脑干唤醒神经网络活动度下降程度更小。

5.电生理和生理失调

睡眠和觉醒时电生理(例如:EEG)和生理指标(例如:体温、新陈代谢等)测量常被用于评估觉醒程度。高频率 EEG(beta 和 gamma)活动增加、delta 活动减少和 REM 期 EEG 觉醒增加是大脑皮层过度觉醒的指标。生理测量指标方面,体温增加,皮肤电阻增加,代谢率增加和心率增加等都提示生理性过度觉醒。目前认为,慢性失眠障碍患者存在夜间大脑皮层过度觉醒和 24 小时生理性过度觉醒。

(1)大脑皮层过度觉醒:对于成年慢性失眠的研究一致发现,慢性失眠患者睡眠潜伏期和入睡后 NREM 睡眠时 EEGbeta 能量较正常睡眠者显著增加;最近一项对青少年失眠患者的研究也得到类似的发现。这种高频脑电频率能量的增加可能和慢性失眠患者睡眠知觉障碍相关。

(2)生理性过度觉醒:大量的研究结果提示,生理性过度觉醒是失眠,特别是慢性失眠病理生理学机制之一。早在 1967 年,Monroe 教授就发现睡眠不良者的体温、血管收缩、躯体活动和皮肤电阻较正常睡眠者显著增高。随后多项研究发现慢性失眠患者 24 小时新陈代谢率、心率、24 小时促肾上腺皮质激素和皮质醇水平较正常对照组升高,日间多次小睡潜伏期测试(MSLT)潜伏期较正常对照组显著延长。这些研究结果提示,失眠障碍并不单是夜间睡眠时的过度觉醒,而是一个 24 小时睡眠-觉醒存在生理性过度觉醒的疾病。

6.行为和认知对失眠的作用

行为和认知机制(例如:一些引起特定行为的信念)可以调节睡眠,引起失眠甚至加重失眠。正常睡眠到慢性失眠进程的累积模型,称为"3P"模型。"3P"指的是失眠的易感(predisposing)、诱发(precipitating)和维持(perpetuating)因素。易感因素包括:年龄、性别、失眠易感性;诱发因素:可以理解为失眠起始的诱因,例如重大的应激事件;维持因素是"3P"模式的最重要因素,指的是不良行为和信念对于失眠状态的维持,例如:增加卧床时间试图补偿睡眠。然而,这种延长在床上的行为会引起觉醒时间增加,睡眠片段化,不固定的睡眠时间和使睡眠环境和觉醒联系起来。因此,这种起始意图用于改善失眠的行为会逐渐演变成失眠维持的因素。

(1)刺激控制模式:在1972年,Bootzin教授提出"刺激"(例如:安静和黑暗的卧室)和睡眠相关。失眠可能是由于不良的睡眠刺激因素或者由于与睡眠对立的刺激因素引起,例如:电话、阅读、过分的担心和使用智能手机等。失眠的刺激控制治疗主要目的在于分离与失眠相关的刺激源和建立利于睡眠的刺激源与睡眠的条件反射关系。

(2)认知模式:容易出现与睡眠不足或睡眠障碍相关的过度担心和不愉快的侵入性思维是慢性失眠患者认知模式的主要表现。这种过度担心可能会发展成为睡眠相关的焦虑,引起与失眠相关的警觉度增加(例如:看时钟),最终导致夸大实际睡眠障碍的程度。失眠的认知治疗目的在于改善这些适应不良的认知过程和限制维持无益信念和失眠的行为。

(二)临床表现

慢性失眠的临床症状主要包括睡眠起始障碍和睡眠维持障碍。睡眠起始障碍表现为入睡困难;睡眠维持障碍包括半夜觉醒后再次入睡困难和早醒。慢性失眠障碍可以单独表现为睡眠起始或睡眠维持障碍,但是两种症状同时存在更为常见。随着时间的推移,患者的睡眠症状可能改变,例如从原来单一的睡眠起始障碍发展为睡眠维持障碍。睡眠质量差和无法恢复精力的睡眠通常和睡眠起始障碍和睡眠维持障碍共存,但是当睡眠质量差和无法恢复精力的睡眠是唯一的睡眠不良主诉时,并不足以诊断为失眠障碍。

由于睡眠的质和量与需求和年龄密切相关,因此,根据不同年龄,失眠严重程度有不同的定义。在儿童和青年,睡眠潜伏期和入睡后觉醒时间>20分钟通常意味着具有临床意义;在中年和老年人,睡眠潜伏期和入睡后觉醒时间>30分钟通常意味着具有临床意义。早醒不易被明确定义,通常指较预期觉醒时间提前至少30分钟,且与发病前正常睡眠模式相比总睡眠时间下降。清晨醒来的时间可能根据就寝时间有很大的差异,例如:4:00 AM醒来可能对于习惯性就寝时间是11:00 PM的人来说是有临床意义,但是对于习惯性就寝时间为9:00 PM的人来说并没有明显的临床意义。

慢性失眠患者常见的白天症状包括:疲劳、积极性下降、注意力不集中、记忆力下降、烦躁不安和情绪低落。虽然主观感知的日间嗜睡也十分常见,但是多数抱怨日间嗜睡的失眠患者在给予睡眠机会时却不能入睡[例如:日间多次睡眠潜伏期测试(MSLT)平均睡眠潜伏期较正常睡眠者显著延长]。

在年幼的儿童,入睡困难和睡眠维持困难通常由不适当的睡眠关联和不充分的限制环境所引起。不恰当的睡眠关联起因于儿童依赖于一些特定的刺激形式来起始睡眠或在夜间觉醒后重新入睡;在缺乏这些特定刺激时,睡眠起始显著延迟。这类儿童主要表现为:入睡的过程和一些特定的刺激形式(例如:摇摆,看电视)、物品(例如:奶瓶、过度喂食、毛娃娃)或者环境(例如:开灯的房间,父母在房间或者在父母的床上)相关。当上述的这些条件不存在时,这些儿童会出现在常规就寝时间延长和在随后睡眠时的夜间觉醒。如果和入睡相关的条件恢复,通常能很快入睡。由于睡眠起始关联在幼年儿童中广泛存在,只有这种现象满足以下3种表现时,才被定义为疾病:这种关联已经成为儿童过分的要求(例如:延长摇动);睡眠起始显著延迟或者在缺乏关联条件刺激时睡眠受损;通常需要照料者的介入,帮助睡眠起始或者重新恢复睡眠。限制环境问题的特点是照料者不适当的环境限定强化了就寝时间拖延或者使儿童拒绝就寝。当照料者没有制定或只是制定部分或制定的限制环境不一致时,睡眠问题就会发生。需要指出的是,一些儿童的睡眠需要特定的条件,这可能提示患儿的就寝抵抗可能是潜在的焦虑或恐惧的表现:恐惧单独睡觉,恐惧黑暗或者梦魇都可能引起这些儿童要求一定的睡眠促进条件(例如:需要父母在房间)或者一再推迟就寝时间。

(三)慢性失眠的分型

ICSD2中,根据失眠的不同临床表现和病理生理特点,将失眠分为原发性失眠和继发性失眠。

1.原发性失眠

(1)生理心理性失眠:生理心理性失眠主要以觉醒程度增加和习得性睡眠关联的破坏为特征。这类型的失眠患者通常在习惯性睡眠环境下(例如:家里)入睡困难,但是在一个新的睡眠场所或者不刻意尝试睡眠时很容易入睡。这类型失眠患者通常过分关注和担心自己的睡眠,在就寝时尤为明显。

(2)特发性失眠:特发性失眠以从婴儿或者幼年儿童隐匿起始并且长期存在的睡眠困难为特征的慢性失眠。由于特发性失眠的早发性、稳定性和终身性,因此这种疾病的发生被认为是由基因决定或者是大脑促进睡眠或觉醒系统的先天性缺陷所致。但是到目前为止,对于原发性失眠还没有发现一致的基因标志物或神经病理改变。

(3)矛盾性失眠:矛盾性失眠,也称主观性失眠。主要表现为患者主观抱怨的失眠严重程度远远超过客观检测结果,例如患者显著低估实际睡眠时间和高估入睡时间。本质上,他们把过多的实际睡眠时间感知为觉醒。例如一名患者,多导睡眠脑电图(PSG)检测提示总睡眠时间是7小时,入睡潜伏期是15分钟,入睡后觉醒时间是15分钟。但是次日晨起患者主诉昨夜睡眠很差,最多只是迷迷糊糊睡了

2小时,躺在床上一直睡不着,感觉都知道周围发生的事情。这是典型的矛盾性失眠的表现。有研究提示矛盾性失眠与大脑皮层过度觉醒相关。

(4)睡眠卫生行为:不良不恰当的睡眠卫生行为被认为是和保持良好睡眠和正常日间警觉不一致的日常行为,包括:白天小睡,睡眠时间表紊乱,在靠近就寝时间时常规使用干扰睡眠的物质(例如:咖啡、香烟和酒精),睡眠前从事强烈的心理或体力活动或影响情绪的活动,在卧室和床上进行和睡觉无关的行为(例如:看电视,玩手机,用电脑,看书、学习等)或者不能保持一个舒适的睡眠环境(例如:黑暗、安静、安全和温度适中)。这种亚型的失眠患者纠正上述不良的睡眠卫生习惯能改善失眠。

(5)行为性失眠:儿童的行为性失眠被认为是由于父母或看管人不恰当的睡眠训练或者限制环境引起。行为性失眠包括:①睡眠起始相关型:儿童睡眠的起始或者觉醒后恢复睡眠需要依赖于特定的刺激、物质或者环境。在缺乏这些条件时,睡眠起始会显著延迟。②环境限定类型:由于照看者不适当的限制环境而就寝时间拖延或拒绝就寝。③混合型指的是同时存在睡眠起始困难和就寝抵抗。

2.继发性失眠

(1)精神障碍引起的失眠:这类型失眠被认为是继发于同时发生的精神疾病。失眠常见于那些精神疾病谱中的疾病和各种人格障碍,在情感障碍和焦虑障碍患者中更为常见。在这些被推定为由于精神疾病引起失眠的患者,失眠通常被认为是精神疾病引起的继发症状。

(2)躯体疾病引起的失眠:躯体疾病引起的失眠被认为是继发于一个同时存在的躯体疾病。和精神疾病一样,很多躯体疾病患者会有持续的失眠症状,尤其是那些持续的疼痛或不适,行走困难,和呼吸困难的患者。在这些被推定为由于躯体共病引起失眠的患者,失眠通常被认为是由于躯体疾病引起的继发症状。

(3)药物或物质引起的失眠:药物或物质引起的失眠被认为是继发于药物或物质使用或撤药引起的失眠。很多形式的处方药和非处方药,毒品和其他常用的物质在使用期或者撤药期都会造成失眠。在这些被推定为由于药物或物质引起的失眠的患者,失眠通常被认为是由于药物或物质本身引起的继发症状。

3.其他客观失眠分型

除了以上不同的失眠亚型,最近提出了一个新的失眠亚型:客观短睡眠时间型失眠。这类型的失眠患者有典型的失眠主诉,同时客观睡眠监测(PSG)的睡眠时间短于6小时。研究发现,客观短睡眠时间型失眠患者心血管事件、2型糖尿病、认知功能受损的发病风险和死亡率显著增加,提示客观短睡眠时间(客观总睡眠时间<6小时)可能是失眠障碍生理性过度觉醒和临床严重程度的一个重要的指标。随后,我国学者应用MSLT作为生理性过度觉醒的评估工具,发现失眠伴随生理

性过度觉醒的患者(MSLT 潜伏期＞14 分钟)高血压发生率较正常睡眠者增加 3倍。此研究进一步说明了生理性过度觉醒型失眠是慢性失眠的一个更为严重的亚型,对于此类型的失眠治疗不应只考虑改善夜间的失眠症状,而应该同时改善失眠患者全天 24 小时的过度觉醒状态。

(四)实验室检查

1.整夜睡眠呼吸监测(PSG)

对于慢性失眠障碍的诊断主要依赖患者的主观报告,PSG 并不作为失眠的常规检查手段,但是 PSG 可以用于排除/鉴别表面上满足慢性失眠障碍诊断的患者潜在的其他睡眠障碍(例如:睡眠呼吸障碍)。在没有和其他睡眠障碍共病的情况下,和年龄配对的正常睡眠者相比,慢性失眠患者的 PSG 结果可能表现为:睡眠潜伏期延长和(或)入睡后觉醒时间延长,同时存在睡眠效率下降;一部分失眠患者客观睡眠时间缩短,每夜的睡眠时间短于 6 小时;一部分患者存在频繁的睡眠转期,表现为 NREM1 期比例增加,慢波睡眠比例下降。那种在家庭环境存在明显睡眠困难的慢性失眠患者在睡眠实验室检查时可能会出现反首夜效应(例如:首夜的睡眠较第 2 夜好)。连续的 PSG 或者 Acitgraphy(体动记录仪)检测结果通常显示失眠患者较正常睡眠者每夜之间的睡眠参数变异较大。失眠患儿当有照看者陪伴和合适的限制环境情况下,PSG 检查结果是基本正常的。

2.日间多次小睡潜伏期测试(MSLT)

MSLT 用于评估日间过度嗜睡或者警觉程度,平均 MSLT 潜伏期越短,表示日间嗜睡程度越明显(例如≤8 分钟提示客观嗜睡);相反,平均 MSLT 潜伏期越长,表示警觉程度/生理性觉醒程度越高。慢性失眠患者的平均 MSLT 潜伏期较正常睡眠者显著延长,提示慢性失眠患者处于过度警觉或者过度觉醒状态。一小部分失眠的患者,尤其是老年患者,MSLT 潜伏期缩短,提示这类型失眠患者嗜睡程度增加。当出现这种情况时,应及时考虑是否合并其他的睡眠障碍,例如:睡眠呼吸障碍。失眠患儿当有照看者陪伴和合适的限制环境情况下,PSG 检查结果是基本正常的。

尽管 PSG 和 MSLT 对于慢性失眠障碍诊断的成立并没有直接的帮助,但是一些情况下这些检测手段可选择性应用于某些患者:当患者自我报告或者床伴发现有睡眠呼吸暂停或者周期性肢体运动的症状时,应该考虑进行 PSG 监测,以排除睡眠呼吸障碍的共病;当患者同时存在失眠症状和日间过度嗜睡时,应该考虑进行PSG 和 MSLT 监测,以排除发作性睡病和睡眠呼吸障碍;当患者依从性良好地执行失眠治疗方案后却缺乏疗效时,此时 PSG 监测可能有助于排除与失眠共病的其他睡眠障碍。

（五）诊断

ICSD-3 和 DSM-5 对于慢性失眠/失眠症的定义基本一致，以下以 ICSD-3 为例，列出慢性失眠障碍的诊断标准。

必须满足以下(1)～(6)每一条件标准：

(1)患者自我汇报，或者患者的父母/看护者发现，以下一个或更多现象：

①睡眠维持障碍。

②入睡困难。

③早醒。

④在恰当的时间抵制上床就寝。

⑤在没有父母或看护者的情况下睡眠困难。

(2)患者自我报告，或者患者的父母/看护者发现，以下一个或更多与夜间睡眠困难相关的症状：

①疲劳或不适。

②注意力、集中力或记忆力受损。

③社会、家庭、职业或学习成绩受损。

④不良情绪或烦躁不安。

⑤日间嗜睡。

⑥行为障碍（例如：多动、冲动和易激惹）。

⑦积极性下降或体能下降或主动性下降。

⑧易于犯错或发生事故。

⑨对睡眠担忧或不满。

(3)对于睡眠或觉醒的主诉不能单纯由睡眠的不恰当的时机（例如：足够分配给睡眠的时间）或不恰当的环境（例如：睡眠环境是安全的、安静且黑暗和舒适的）而解释。

(4)睡眠困难和相关的白天症状至少每周出现 3 次。

(5)睡眠困难和相关的白天症状至少已经存在 3 个月。解释。

说明：

①主观报告的入睡困难、睡眠维持障碍和早醒可在各个年龄组呈现。但是，在恰当的睡眠时间抵制上床就寝和在没有父母或看护者的情况下入睡困难则多数见于儿童和存在严重功能障碍（例如：痴呆）需要看护者照顾的老人。

②有一些慢性失眠患者可能在多年内反复出现的睡眠困难，每次持续几周，但是没有一次发作超过 3 个月。尽管如此，由于这类患者长时间存在断断续续的睡眠困难，因此仍然应该诊断为慢性失眠障碍。

③一些患者在服用镇静催眠药物后能睡眠满意，因此当他们在服用镇静催眠

药的情况下不满足失眠障碍的诊断标准。但是,在不服用药物辅助睡眠时,这类人符合慢性失眠障碍的诊断标准。当这类患者存在不使用镇静催眠药物出现睡眠困难的临床症状或者对于睡眠困难的出现表现过分担心时,应该诊断为慢性失眠障碍。

④很多躯体疾病的共病(例如:疼痛和胃食管反流)可能会引起睡眠困难。当这些躯体情况是睡眠困难的唯一原因时,此时失眠障碍不应作为一个独立的诊断。但是,很多患者的这些症状是慢性的且不是睡眠困难的唯一原因。因此,失眠障碍是否作为独立诊断的决定因素是:"有多少次失眠的发生是直接由于这些共病因素而引起的?"或者"是否在这些共病因素不存在的时候失眠仍会发生?""是否存在持续的认知或行为的原因(例如:负性预期结果,条件性觉醒,干扰睡眠的不良习惯),提示存在自主方面的进行性失眠?"如果有证据证明患者的失眠并不是由躯体共病单一的因素引起,同时睡眠/觉醒的抱怨似乎值得单独的治疗和关注,此时独立的失眠障碍诊断应该成立。

(六)鉴别诊断

1.睡眠时相延迟综合征

表现为入睡困难的慢性失眠需要与睡眠位相延迟障碍鉴别。睡眠时相障碍,表现为睡眠起始一贯比预定的睡眠时间延迟,因为患者的内源性生物节律比预定的睡眠时间表相对延迟。这类患者当选择和内源性生物节律不协调的过早的就寝时间和起床时间时,睡眠起始障碍会持续存在,同时总睡眠时间会缩短。但是,睡眠时相延迟的患者在延迟就寝时间和起床时间以达到与内源性生物节律一致时(晚睡-晚起),他们的入睡困难程度减轻,睡眠总量能达到正常水平。相反,慢性失眠患者通常在预定的就寝时间感到困倦但是却不能入睡。此外,失眠障碍患者的睡眠问题在每夜之间有更大的变化。由于在睡眠时相延迟综合征在青少年和青年中比较普遍,因此对这个年龄段存在睡眠起始困难主诉的患者应该给予特别的注意。给予患者1~2周的睡眠日志记录和体动记录仪检测,可有效进行睡眠时相延迟综合征的鉴别。

2.睡眠时相提前综合征

表现为睡眠维持障碍和早醒的慢性失眠需要和睡眠时相提前障碍鉴别。睡眠时相提前障碍常见于老年人,这类患者由于内源性生物节律较预定的睡眠时间表提前,所以睡眠起始时间一贯地早于预定的时间。但是,当患者选择和内源性生物节律一致的就寝和起床时间时,能保持充足的总睡眠时间。给予患者1~2周的睡眠日志记录和体动记录仪检测,可有效进行睡眠时相提前综合征的鉴别。

3.不良睡眠环境引起的失眠

慢性失眠也应该和由于不良睡眠环境引起的睡眠困难鉴别。这些不良的环境因素包括:过度的噪音或者光线、极端的温度(过冷或过热)、不安全、床伴鼾声过度和床伴的过度活动(异态睡眠)。如果当个体报告睡眠困难是由于环境因素造成,当这些不利因素消失,睡眠恢复,此时不应该诊断为慢性失眠。只有在适当的睡眠环境下仍表现出睡眠困难或者失眠症状是独立于这些不利的环境因素时才能诊断为慢性失眠。

4.其他睡眠障碍

失眠症状可能和其他睡眠障碍共存,例如睡眠呼吸障碍或者不安宁腿综合征。只有当符合以下的情况时,慢性失眠的诊断才能成立:①失眠症状在起病阶段已表现出独立性;或者②当与失眠共存的另一睡眠障碍经过恰当的治疗明显好转后,失眠的症状仍持续。如果对于共病的睡眠障碍有效治疗后,失眠症状也随之好转,此时不能诊断为慢性失眠障碍。

此外,儿童失眠可能发生在当儿童独自在一个房间睡觉,但是在父母的陪伴下或者在父母房间时则不存在睡眠困难。后一种情况即便儿童不存在睡眠障碍,但是并不代表失眠的问题已经解决。只有当儿童可以独立在自己的房间连续正常的睡眠才能算不存在失眠问题。在一些儿童中,持续地存在离开父母时睡眠困难,可能提示存在潜在的分离焦虑或者焦虑障碍。

三、短暂性失眠症

短暂性失眠症也称为急性失眠症。短暂性失眠可以发生在任何年龄除了婴儿期,因为在婴儿期很难将压力因素和睡眠障碍联系起来。短暂性失眠确切的发病率目前并不清楚,成年人中,一年期的短暂性失眠的发生率是 15%～20%。和慢性失眠一样,女性短暂性失眠的发病率高于男性,年龄大者高于年轻者。和慢性失眠症一样,一般在儿童 6 个月以后才考虑诊断短暂性失眠。

(一)诊断

根据 ICSD-3,短暂性失眠症诊断标准必须满足以下(1)～(5)每一个条件:

(1)患者、患者的父母或看护者报告以下一条或多条症状:

①睡眠起始障碍。

②睡眠维持障碍。

③早醒。

④在适当的时间上床就寝抵抗。

⑤在没有父母或照看者干预时睡眠困难。

(2)患者自我汇报,或者患者的父母/看护者观察到以下 1 条或多条与夜间睡眠困难相关的症状:

①疲劳/全身乏力。

②注意力、集中力或者记忆力受损。

③社会功能、家庭功能、职业功能或者学业成绩受损。

④情绪障碍/易激惹。

⑤日间嗜睡。

⑥行为问题(例如:多动、冲动和攻击性)。

⑦动力下降/活力下降/主动性下降。

⑧易于犯错/发生事故。

⑨对睡眠的不满或者担忧。

(3)报告的睡眠/觉醒主诉不能单纯由不充分的睡眠机会(例如:分配给睡眠足够的时间)或者不恰当的睡眠环境(例如:安全、黑暗、安静和舒适的睡眠环境)来解释。

(4)睡眠障碍和相关的白天症状持续时间短于3个月。

(5)睡眠/觉醒困难不能由其他睡眠障碍更好地解释。

说明:

①睡眠起始障碍、睡眠维持障碍和早醒可发生在任何一个年龄组别。在合适的睡眠时间就寝抵抗和在缺乏父母或照看者干预时睡眠困难常见于儿童或者由于严重功能受损(例如:痴呆)而需要照看者照顾的老年人。

②短暂性失眠患者可能睡眠困难症状平均在一周内少于3次,但是存在对失眠症状的明显担心和需要得到临床的关注。

③很多情况,例如悲伤、急性疼痛或者其他急性压力事件通常与睡眠不良相关。当这些情况是睡眠障碍的唯一因素时,应给与单独的失眠障碍诊断。对于短暂性失眠诊断确定的关键因素是:在很大程度上睡眠困难已经成为患者焦点和(或)需要得到临床的独立关注。

(二)鉴别诊断

(1)慢性失眠症:短暂性失眠和慢性失眠症有很多共同的特征,两者的主要区别是短暂性失眠达不到慢性失眠发病周期和发作频率的诊断条件。

(2)由于倒班工作或者时差问题引起的睡眠节律障碍这类型睡眠节律障碍是由于个人选择的睡眠时间和内源性生物节律不一致引起,例如:不得不在白天睡觉。短暂性失眠并不存在这种内源性和外源性生物节律的不一致的问题。

四、失眠的治疗

失眠治疗的选择主要依据不同的失眠症状、严重程度、预期的睡眠时间、共存的其他疾病、患者对行为治疗的意愿和患者对于药物治疗不良反应的耐受程度而决定。在短时间内急性起病的患者一般有一个明确可辨认的诱因(例如:至亲的去世或者离婚)。这种情况下,美国食品和药物管理局(FDA)批准的药物制剂推荐短期使用(下文会详细提及)。在继发于精神疾病或者躯体疾病的慢性失眠,对于原发疾病的治疗是改善睡眠的根本措施。

慢性失眠的治疗方式有两大类:认知行为治疗和药物治疗。

(一)失眠的认知行为治疗(CBT-Ⅰ)

失眠的认知行为治疗主要是针对纠正失眠的维持因素中的不良行为和信念,被认为是失眠障碍的一线治疗方案。失眠的认知行为治疗主要包括睡眠限制、刺激控制、认知治疗、放松治疗和睡眠卫生 5 个组成部分。经典的 CBT-Ⅰ 治疗周期是 6～8 周的一对一治疗或者团体治疗,能有效缩短入睡潜伏期、入睡后觉醒时间,但是对于总睡眠时间增加较少,这可能是由于限定了卧床时间有关。CBT-Ⅰ 的治疗疗效可延续 6～12 个月。但是对于短期效应,和苯二氮䓬类相比,CBT-Ⅰ 起效较慢,但是在 4～8 周后,对于睡眠潜伏期和总睡眠时间的改善是一致的。

(二)药物治疗

目前临床治疗失眠的药物主要包括苯二氮䓬类受体激动剂、非二氮䓬类受体激动剂、褪黑素受体激动剂、具有催眠效果的抗抑郁药物和其他类。酒精(乙醇)不应用于治疗失眠。

1.苯二氮䓬类药物

20 世纪 60 年代,苯二氮䓬类药物进入临床,因其安全性和疗效方面的优势逐渐取代巴比妥类药物,成为治疗失眠领域应用最广泛的药物。苯二氮䓬类药物主要通过非选择性与 γ-氨基丁酸-苯二氮䓬类 ω1、ω2 受体结合而发挥改善睡眠作用。多导睡眠图显示,此类药物可以缩短入睡潜伏期和提高失眠患者的睡眠效率,但会改变基本的睡眠结构,具体表现为慢波睡眠和 REM 期睡眠比例下降。长期或高剂量服用会产生戒断现象、反跳性失眠、耐受、依赖等不良反应。

2.非苯二氮䓬类药物

新型的非苯二氮䓬类药物,主要通过选择性与 γ-氨基丁酸-苯二氮䓬类 ω1 受体复合物特异的结合而发挥改善睡眠作用。不同于传统的苯二氮䓬类药物,此类药物对睡眠结构影响很小,无快速眼球运动睡眠反跳现象,同时其不良反应(如耐受现象、依赖性、认知损伤、戒断现象等)相对较轻。

(1)唑吡坦:一种咪唑吡啶类的药物,镇静作用较强,但抗焦虑、惊厥及松弛肌肉作用较弱,对入睡困难效果显著。唑吡坦缓释制剂,在缩短入睡潜伏期的同时,还可有效延长睡眠时间。多导睡眠图显示,唑吡坦能明显缩短失眠患者的入睡潜伏期,延长 NREM 2 期睡眠时间,对慢波睡眠和 REM 期睡眠无明显影响。

(2)佐匹克隆:环吡咯酮类的药物,具有类似苯二氮䓬类的镇静、抗焦虑、肌肉松弛和抗惊厥的作用半衰期 3.5～6 个小时左右,能有效地治疗失眠,并具有较好的安全性和耐受性,亦可改善失眠患者生活质量,药物依赖和滥用现象的风险明显较苯二氮䓬类药物低。

(3)右旋佐匹克隆:佐匹克隆的右旋异构体,也是一种非苯二氮䓬类环吡咯酮类镇静催眠药,是首个可长期用于改善睡眠起始困难和睡眠维持障碍的药物。右旋佐匹克隆对成人或老年失眠患者具有很好的治疗效果,作用起效快,药效可持续6个小时,且具有很好的耐受性,停用后无反跳现象和戒断现象。右旋佐匹克隆在改善老年失眠患者主客观睡眠的同时,可能伴发口干、头昏、欲睡等不良反应。

(4)扎莱普隆:属吡唑并嘧啶类化合物,具有入睡快,日间"宿醉作用"、成瘾性、认知损伤和反弹性失眠较少的特点。由于其半衰期较短,不能有效地延长睡眠持续时间,夜间醒后难以入睡时,可以再次应用。主要不良反应为嗜睡、恶心、口干、头晕、头痛及消化不良等。

3.抗抑郁药

低剂量的具有镇静作用的抗抑郁药物常被用于慢性失眠的治疗。小剂量多塞平是首个被美国 FDA 批准用于治疗失眠的处方药物。曲唑酮,虽然不是 FDA 批准用于失眠的药物,但是在美国是用于失眠治疗处方量第二大类药物。由于多数有镇静作用的抗抑郁药物(例如:多塞平和曲唑酮)有调节 HPA 轴功能的作用,因此有学者提出可能这类药物用于治疗生理性过度觉醒型失眠(例如:客观短睡眠时间<6个小时的失眠)疗效可能较使用 CBT-I 更好,但此假说需要进一步验证。

(1)三环类抗抑郁药:小剂量的三环类抗抑郁药,如多塞平、阿米替林、曲米帕明等,常被用于治疗失眠。小剂量多塞平可以有效地改善成人和老年失眠患者的主客观睡眠质量,且无明显的苯二氮䓬类药物的不良反应,仅见头痛和嗜睡不良反应。连续使用多塞平4周,睡眠效率显著提高,停药后无反跳性失眠,对快速眼球运动睡眠几乎没有影响。

(2)曲唑酮:曲唑酮为5-羟色胺和去甲肾上腺素再摄取抑制剂,曲唑酮可以明显改善失眠患者的主客观睡眠,表现为延长慢波睡眠时间,减少睡眠觉醒次数和觉醒时间,对快速眼球运动睡眠期和睡眠起始无明显影响,无"宿醉"反应。在缩短睡眠潜伏期方面,作用不如唑吡坦。另有研究表明,失眠患者持续应用3个月曲唑酮(25~150mg),主观睡眠潜伏期显著缩短和睡眠时间显著延长,无明显戒断现象。

(3)米氮平:米氮平为 NaSSA 类具有镇静作用的抗抑郁药,起效快,同时具有抗焦虑,改善睡眠作用。

4.褪黑素类药物

褪黑素是松果体分泌的一种神经内分泌激素。雷美尔通是一种高选择性的褪黑素 T1/T2 受体激动剂,褪黑素 T1/T2 受体主要位于丘脑下部的视交叉上核,参与昼夜节律的调节与维持。雷美尔通于2005年通过 FDA 批准,被用来治疗失眠,雷美尔通是唯一的没有作为管制药控制的催眠药物。无论对于短暂性失眠还是慢性失眠患者,雷美尔通(8mg)能明显缩短患者主观的睡眠潜伏期,延长总睡眠时间,且对正常睡眠结构没有明显的影响,尤为适用于睡眠起始困难患者。雷美尔通(8mg)连续应用6个月,尚未发现苯二氮䓬类催眠药物常见的宿醉效应、戒断现象和反跳性失眠等不良反应,偶有头痛、疲劳、嗜睡等不良反应。

5.食欲素受体拮抗剂

2014年,FDA批准suvorexant用于失眠成人患者。suvorexant是FDA批准的首个新一类失眠药物,该药是一种高度选择性食欲素受体拮抗剂。食欲素是存在于大脑特定部位的一种神经递质,可帮助一个人保持清醒,suvorexant通过阻断食欲素来促进睡眠。在临床试验中,从客观的多导睡眠仪监测和主观的患者估计的睡眠潜伏期2方面评估,suvorexant对睡眠潜伏期和睡眠持续期的疗效均明显优于安慰剂。

6.其他类

(1)抗组胺药物:选择药物进行治疗的失眠患者中,有近18%的患者求助于非处方药药物,目前尚缺乏OTC药物治疗失眠的效率及安全性研究。第一代抗组胺药,苯海拉明为常用的帮助失眠的OTC药品。苯海拉明半衰期为4~8小时。苯海拉明服用后,主观的睡眠潜伏期和觉醒次数等睡眠参数得到了一定程度改善,但作用强度不大,且易产生耐受。通过正电子发射断层扫描技术亦证实,夜间服用苯海拉明,第二天会出现宿醉效应,其主要不良反应还包括认知损伤和妄想、口干、尿潴留等,伴有青光眼或老年患者应慎用。

(2)中医、中药传统中医学:经几千年的临床实践,对睡眠及失眠(不寐)有着独到的认识,运用辨证论治方法来治疗失眠,积累了大量对失眠疗效确切且不良反应较少的方剂,例如酸枣仁汤、砂安神丸、五味子、刺五加等。针灸作为一种有悠久历史的自然疗法,因其不良反应少,长久以来一直被应用于失眠的治疗,并取得了很好的效果。

第三节　睡眠相关呼吸障碍

睡眠相关呼吸障碍(SDB)是以睡眠时呼吸异常为特征的最常见睡眠障碍之一。根据呼吸异常的特征,分为阻塞性睡眠呼吸暂停、中枢性睡眠呼吸暂停、睡眠相关低通气障碍和睡眠相关低血氧障碍。

一、阻塞性睡眠呼吸暂停

阻塞性睡眠呼吸暂停是以睡眠时反复发作的上气道全部阻塞(呼吸暂停)或部分阻塞(低通气)为特征的疾病,通常伴有响亮的鼾声和日间嗜睡。阻塞性睡眠呼吸暂停会引起睡眠时血氧饱和度下降和微觉醒,同时呼吸事件随着微觉醒的出现而终止。

(一)成人阻塞性睡眠呼吸暂停障碍

1.概述

阻塞性睡眠呼吸暂停可以发生在任何年龄,一般人口学调查结果提示,伴随白天过度嗜睡的阻塞性睡眠呼吸暂停成年男性的发病率是 3%～7%,成年女性为 2%～5%。由于有部分患者不存在日间嗜睡,因此阻塞性睡眠呼吸暂停的发病率更高。单纯使用呼吸暂停/低通气指数(AHI)≥5 次/小时为诊断标准,成年男性的发病率高达 24%,成年女性为 9%。

在青年到中年,阻塞性睡眠呼吸暂停的发病率随着年龄的增加而上升,65 岁达到顶峰。尽管阻塞性睡眠呼吸暂停在老年人中很常见,但是通常表现出的症状较少。此外,一些研究证据提示阻塞性睡眠呼吸暂停和心血管事件的发生风险在老年人中可能不如轻、中年人高,这可能提示了该疾病在老年人中存在临床变异。女性在更年期之前,成年男性的发病率是女性的大约 2 倍;但是在女性更年期后,性别差异缩小或消失。尽管亚洲人身体质量指数(BMI)显著低于欧美白人,但是亚洲人阻塞性睡眠呼吸暂停的发病率与白种人相当,这可能和亚洲人特殊的颅面部特征有关。

2.病因和发病机制

(1)睡眠时上气道狭窄阻塞性睡眠呼吸暂停:患者颈部由于过多的软组织(舌头、软腭和侧咽壁)和(或)颅面部畸形,上气道的横断面面积降低很常见。入睡后患者咽、舌部肌肉松弛以及吸气时胸腔负压的作用,使软腭悬雍垂、舌根被吸坠入咽腔,紧贴咽后壁,造成上气道的狭窄、塌陷,引起呼吸暂停;呼吸暂停后体内缺氧、二氧化碳潴留,刺激呼吸感受器,使中枢呼吸驱动增加,出现大脑的唤醒反应(即微觉醒),咽、舌部肌紧张力增加,呼吸肌(如:膈肌及肋间内、外肌等胸部参与呼吸的肌肉)收缩,当气道内压力超过上气道周围组织的梗阻时,上气道重新开放,呼吸恢复,体内氧分压上升,二氧化碳排出,患者再度入睡;随后又反复出现上述过程。即睡眠呼吸暂停是由于睡眠时上气道解剖结构异常,上气道肌张力下降和呼吸中枢对呼吸调节引起的反复发作的呼吸暂停和低通气,导致反复发作的低氧、高碳酸血症,引起组织器官缺血、缺氧,进而逐渐引起多器官多系统功能不全或障碍,加速老化的进程,具有相当大的潜在危险,是很多其他疾病共同的病理基础。

(2)阻塞性睡眠呼吸暂停患者：炎性介质水平增加与患者的 BMI 和缺氧严重程度相关。此外，阻塞性睡眠呼吸暂停患者交感神经系统活性增加。这些发现可能是阻塞性睡眠呼吸暂停患者心血管代谢疾病发生的潜在发病机制。

3.易感因素和诱发因素

(1)肥胖：肥胖是阻塞性睡眠呼吸暂停的主要易感因素之一，估计 60% 以上的中、重度阻塞性睡眠呼吸暂停可归因于肥胖。随着体重的增加，阻塞性睡眠呼吸暂停的发生风险增加，阻塞性睡眠呼吸暂停和肥胖的共病率最高。正常体重或者低于正常体重的阻塞性睡眠呼吸暂停多与局部结构异常相关：例如上下颌畸形或者腺样体扁桃体肿大。降低体重有助于减轻疾病的严重程度，但是降低体重对于阻塞性睡眠呼吸暂停的改善程度没有体重增加恶化该疾病明显。体重增加对于阻塞性睡眠呼吸障碍加重在男性中更为敏感。

(2)通气控制不稳定：通气控制不稳定增加阻塞性睡眠呼吸暂停的发病风险。由于呼吸紊乱引起过度通气反应的患者更易于发生阻塞事件。

(3)更年期：更年期是女性阻塞性睡眠呼吸暂停发生的独立于年龄和 BMI 的风险因素。

(4)解剖结构异常：头部和颈部骨性组织和软组织的结构异常可能是阻塞性睡眠呼吸暂停的易感因素。这些异常可能是遗传的（例如：下颌的大小和位置，上腭的高度）或者获得性的（例如：腺样体和扁桃体肥大）。

(5)内分泌疾病：肢端肥大症、甲状腺功能减退和多囊卵巢综合征都会增加阻塞性睡眠呼吸暂停的发生风险。

(6)神经系统疾病：阻塞性睡眠呼吸障碍常见于外周肌肉的神经系统疾病，例如：肌强直性营养不良。

(7)其他：睡前饮酒或者服用镇静催眠类药物会加重阻塞性睡眠呼吸暂停；鼻塞也会加重阻塞性睡眠呼吸暂停。

4.临床表现

(1)疾病特征：呼吸暂停/低通气事件的判读必须满足事件持续时间最少 10 秒，而且随后出现血氧饱和度较基线水平下降 3% 以上或者出现呼吸事件相关的微觉醒。阻塞性呼吸事件的特征是胸、腹呼吸努力存在，但是口鼻气流消失或者减弱。多数呼吸暂停/低通气事件维持 10～30 秒，但是偶尔也会长于 1 分钟或者更长。呼吸事件可以发生在任何一个睡眠周期，但是在 NREM 1、2 期和 REM 期更为常见。一般来说，发生在 REM 期的睡眠和平卧位睡眠时呼吸事件的持续时间更长和血氧饱和度下降程度更严重。血氧饱和度在恢复正常呼吸后一般会恢复到基线水平，但是当呼吸事件频发且延长时，或者患者伴随潜在的呼吸疾病史，血氧饱和度可能会保持低下。

（2）常见症状

①夜间症状：a.打鼾，打鼾是阻塞性睡眠呼吸暂停患者最常见的伴随症状，床伴通常报告患者睡眠时存在影响睡眠的响亮的鼾声，并且伴随喘气、窒息或者躯体运动。b.胃食管反流。c.频繁觉醒。

②日间症状：a.白天过度嗜睡：日间过度嗜睡是阻塞性睡眠呼吸暂停最常见的主诉之一，在普通人群中，16%～22%阻塞性睡眠呼吸暂停患者抱怨有日间过度嗜睡，而在临床患者中比例更高，高达40%～70%。目前更有大量研究支持，阻塞性睡眠呼吸暂停伴随日间过度嗜睡的患者，心血管、代谢类疾病发生风险较无嗜睡的患者和正常睡眠者显著增加。日间过度嗜睡男性较女性患者常见，女性患者更常见的症状是失眠、睡眠质量差和疲劳。白天嗜睡常与日间功能受损相关，包括：工作表现不佳、失业、不良的家庭关系，生活质量下降和交通事故发生率增加。b.晨起后疲劳和无恢复性睡眠：尽管在有充分的睡眠时间/机会，但是晨起仍存在疲劳或无恢复性睡眠。c.头痛。d.注意集中困难。e.抑郁。

③常见主诉：国内一项以阻塞性呼吸暂停门诊患者为研究对象的研究发现，患者首诊最常见的第一主诉依次为：睡眠时被床伴观察到的呼吸暂停（33%），打鼾（29%），睡眠时窒息/喘气（13%），白天嗜睡（5%）和其他（20%）。和欧美国家相比，我国阻塞性睡眠呼吸暂停门诊就诊患者重度阻塞性睡眠呼吸暂停比例更高，年龄更小，睡眠质量更差，但是肥胖和高血压共病的发生比例较低。

（3）常见相关疾病和症状

①心血管代谢类疾病：高血压在阻塞性睡眠呼吸暂停中十分常见，大量的临床和流行病学证据表明阻塞性睡眠呼吸暂停是高血压病发生的独立风险。在冠心病、房颤和卒中的患者中，阻塞性睡眠呼吸暂停的发生率也很高。阻塞性睡眠呼吸暂停和2型糖尿病的发生有密切关系，是预测2型糖尿病发生的独立的风险因子。一项国内以阻塞性睡眠呼吸暂停门诊患者为研究对象的大规模临床研究发现，客观嗜睡（MSLT≤8分钟）是阻塞性睡眠呼吸暂停患者发生高血压的独立风险因子，伴随客观嗜睡的患者高血压发生率是正常对照组的2倍。

②肺动脉高压：由于其他共病（例如：肥胖或者慢性阻塞性肺病）引起白天高碳酸血症的重度阻塞性睡眠呼吸暂停的患者，肺动脉高压和肺心病的发生风险可能增加。

③抑郁症阻塞性睡眠呼吸暂停：可能会加重抑郁症的严重程度。

④胃食管反流综合征、遗尿症、情绪障碍和男性的勃起功能障碍也在一些阻塞性睡眠呼吸暂停患者中存在。

5.实验室检查

（1）PSG：PSG是诊断阻塞性睡眠呼吸暂停的金标准。PSG检查发现，阻塞性睡眠呼吸暂停表现为口鼻气流中止但是存在胸、腹呼吸努力,多表现为胸、腹部的矛盾呼吸。睡眠 EEG 发现微觉醒增加;麦克风记录到响亮的鼾声;阻塞性呼吸暂停或低通气事件可能伴随心动过缓、心律失常。

疾病严重程度

轻度:5≤AHI<15

中度:15≤AHI≤30

重度:AHI>30

(2)经食管测压:经食管测压通常发现吸气和呼气努力之间的压力波动增加。阻塞性呼吸事件实际上是均有呼吸努力的同时气流的降低而不是中止。增加呼吸努力但气流恒定或降低,提示存在上气道受阻。经食管测压是定量识别气流和食管压力最精确的方法,用此方法可以用于准确鉴别阻塞性和中枢性呼吸事件。但是经食管测压不是阻塞性睡眠呼吸暂停的常规检查工具。

6.诊断

成人阻塞性睡眠呼吸暂停的诊断主要依靠 PSG 监测结果和伴随症状。ICSD-3 对于成人阻塞性睡眠呼吸暂停的诊断标准如下。

同时满足以下(1)和(2),或者满(3):

(1)出现以下一条或多条:

①患者抱怨存在日间嗜睡、无恢复性睡眠、疲劳或失眠。

②患者由于呼吸暂停、窒息或者喘气而醒来。

③床伴或者其他人报告患者睡眠时有习惯性打鼾、呼吸中断或者两症状同时存在。

④患者已被诊断为高血压、情感障碍、认知障碍、冠心病、卒中、充血性心力衰竭、房颤或者 2 型糖尿病。

(2)多导睡眠监测(PSG)或者在睡眠中心以外执行的睡眠监测(OCST)结果提示:每小时出现 5 次或者以上明显的阻塞性睡眠呼吸事件(阻塞性和混合性呼吸暂停、低通气或者呼吸事件相关的微觉醒)。

或者

(3)多导睡眠监测(PSG)或者在睡眠中心以外执行的睡眠监测(OCST)结果提示:每小时出现 15 次或者以上明显的阻塞性睡眠呼吸事件(呼吸暂停、低通气或者呼吸事件相关微觉醒)。

7.鉴别诊断

(1)单纯性打鼾:PSG 检测未发现单纯性打鼾存在阻塞性呼吸暂停、低通气或者呼吸事件相关的微觉醒。

(2)中枢性睡眠呼吸暂停:PSG 检测结果提示中枢性呼吸暂停是以中枢性呼吸

事件为主,而不是阻塞性呼吸暂停、低通气或者呼吸相关微觉醒为主的呼吸障碍。如果以混合性呼吸事件为主,则应该诊断为阻塞性睡眠呼吸暂停。

(3)肥胖低通气综合征:肥胖低通气综合征表现为白天高碳酸血症。打鼾可能不是一个显著的特征,尽管有部分肥胖低通气综合征的患者存在日间嗜睡。

(4)睡眠相关低通气综合征:睡眠相关低通气综合征患者睡眠时可发现发作性的血氧饱和度降低,但是血氧饱和度降低和气流阻碍无关。

(5)与过度嗜睡相关的睡眠疾病:阻塞性睡眠呼吸暂停需要和表现为过度嗜睡的其他睡眠疾病鉴别,例如:发作性睡病、特发性嗜睡和睡眠不足相鉴别。这种情况通常经过详细的病史询问可以鉴别,但是此时需要进行 PSG 和(或)MSLT 检测确诊。

(6)其他睡眠时的呼吸困难:例如夜间惊恐发作、夜间胃食管反流、哮喘、充血性心力衰竭引起的夜间阵发性呼吸困难和夜间的心绞痛发作。在很多情况下,当缺乏典型的打鼾和日间嗜睡可以提示夜间的呼吸困难是由其他疾病引起,而不是阻塞性睡眠呼吸暂停。但是,PSG 检查缺乏阻塞性呼吸暂停、低通气或者呼吸相关微觉醒才能确切排除阻塞性呼吸暂停的诊断。

8.其他

治疗阻塞性睡眠呼吸暂停是否需要进行干预,取决于临床症状和实验室检查结果。只当 AHI 大于 15 次/小时或者血红蛋白氧饱和度下降大于 10% ,并且同时存在日间过度嗜睡或心脑血管疾病(如高血压、心律失常和卒中)时,需要进行治疗。但是,即使是单纯性打鼾,但伴随明显的睡眠片段化和日间嗜睡,也需要进行干预治疗。阻塞性睡眠呼吸暂停的治疗方法包括器械治疗(包括持续气道正压通气(CPAP)和口腔矫治器),手术治疗,药物治疗和保守治疗(包括减重和改善生活方式)。

(1)持续气道正压通气(CPAP):CPAP 被认为是一个安全和有效的治疗方式。CPAP 的主要组成部分是一个可控制压力鼓风机,通过对患者进行压力滴定确定压力后,睡眠时通过管道持续从鼻部或者口部给予持续的正压通气,以防止睡眠时上气道的塌陷。CPAP 能有减轻阻塞性睡眠呼吸暂停和日间过度嗜睡的程度。CPAP 治疗的耐受性和依从性较高,大约 70% 的患者在 5 年内持续使用。CPAP 的不良反应包括口干、流涎和下巴或牙齿疼痛;临床上的不良反应包括:咬合改变、颞下颌关节问题、肌肉疼痛和头痛。有研究指出,在使用 CPAP 后可能会出现一过性地或者持续性的周期性肢体运动障碍,当周期性肢体运动严重影响睡眠时,需要进行干预治疗。

(2)手术治疗:手术治疗的目的在于扩大上气道横截面积。鼻部和咽部是通常干预的部位。常见的鼻部手术包括:鼻中隔矫正术和鼻息肉切除术。单纯的鼻部手术可以缓解打鼾,但是对于呼吸暂停基本无效。常见的咽部手术包括腭咽成形术(UPPP)和扁桃体和腺样体摘除术(多用于儿童)。但是咽部手术对中-重度患者疗效欠佳。UPPP一般不推荐使用于儿童。此外,舌减容术适用于巨舌患者。骨骼框架手术包括颏舌肌前移舌骨悬吊术和上下颌骨前移手术。

(二)儿童阻塞性睡眠呼吸暂停

1.概述

儿童阻塞性睡眠呼吸暂停发病率在1%～4%,儿童和青少年的发病率目前尚不清楚。青春期前的儿童,男孩和女孩的发病率无明显差异;在青少年期,男孩的发病率较女孩稍高。该疾病可以发生在从新生儿到青少年任何的年龄,但是在学龄前儿童(生理性腺样体扁桃腺肥大相关)和青少年更为常见(与肥胖相关)。

2.病因及发病机制

儿童阻塞性睡眠呼吸暂停的病理和病理生理机制与成人类似,是神经肌肉控制异常和上气道可塌陷部分解剖结构狭窄的共同作用造成的。这种睡眠时反复的缺氧、高碳酸血症和睡眠中断可引起神经行为、心血管和发育的异常。和成年人一样,儿童阻塞性睡眠呼吸暂停与代谢异常和炎性反应有关。

在多数健康的儿童中,上气道狭窄主要是由于腺样体扁桃腺肥大引起。其他引起上气道狭窄的原因包括:颅面部畸形(尤其是面中部发育不全、小下颌畸形和下颌后缩)。此外,上气道肌肉张力下降或者上气道呼吸肌功能下降(例如:脑瘫和肌营养不良患儿)会增加阻塞性睡眠呼吸暂停的发生风险。儿童和青少年的阻塞性睡眠呼吸暂停和肥胖相关。

3.易感因素和诱发因素

腺样体扁桃腺肥大和肥胖是最常见的易感因素和诱发因素。同样,颅面部畸形、唐氏综合征、患有神经肌肉疾病、脑瘫的儿童阻塞性睡眠呼吸暂停发生风险增加。婴儿胃食管反流引起呼吸道的水肿或喉痉挛可能会发展为阻塞性睡眠呼吸暂停。此外,有研究指出,暴露于二手烟的环境可能和打鼾和阻塞性睡眠呼吸暂停的发生相关。

4.临床表现

儿童阻塞性睡眠呼吸暂停以间歇性完全或部分阻塞(呼吸暂停或低通气);部分上气道阻塞延长;或者同时存在延长和间歇性阻塞而扰乱睡眠时正常的通气和(或)睡眠模式为特征。

很多阻塞性睡眠呼吸暂停的儿童有打鼾和睡眠时呼吸困难的病史。鼾声通常很响亮,有时会被中断和喘气打断,通常伴随躯体运动和从睡眠中醒来。但是在一些患儿,尤其是在婴儿和神经肌肉无力的患儿,可能不打鼾。阻塞性低通气的患儿通常表现为连续的鼾声但没有中止或觉醒。由于儿童的胸廓顺应性很好,因此,矛盾性呼吸是阻塞性睡眠呼吸暂停患儿的一个突出的表现。但是需要注意的是,3岁之前 REM 期睡眠时的矛盾呼吸是正常的现象。此外,患儿可能还会出现奇怪的睡姿,例如坐着睡觉或者脖子过度伸展。睡眠时发汗和晨起头痛同样会出现。日间过度嗜睡症状没有成年患者普遍,在年龄较大的儿童或者青少年中可能存在。发育问题、行为问题和学习问题则经常出现,包括:注意力障碍、多动、喜怒无常、易激惹和学习成绩下降。

睡眠时缺氧和高碳酸血症十分常见,而且可以很严重。此外,明显的窦性心律不齐在睡眠中也比较常见。继发性遗尿也会发生。继发于腺样体肥大的张口呼吸。

儿童和青少年阻塞性睡眠呼吸暂停的并发症十分常见,而且可以很严重。在童年早期,阻塞性睡眠呼吸暂停可引起发育障碍,尤其是合并了遗传性疾病或颅面部畸形的患者。认知和行为相关的并发症非常常见,可引起发育迟缓、学习成绩不好、注意力缺陷多动障碍和攻击性行为。心血管相关的并发症包括肺动脉高压、肺心病和高血压病。

5.实验室检查

PSG 检查结果发现阻塞性和混合性呼吸暂停、低通气或反复发生的阻塞性通气不足。在儿童,阻塞性呼吸暂停事件需要满足持续 2 个呼吸周期或以上。可能是由于儿童和青少年的觉醒阈值更高,呼吸暂停一般对睡眠结构影响不大。呼吸暂停和低通气事件主要发生在 REM 期,在 NREM 期的呼吸一般完全正常。阻塞性事件通常和血氧饱和度下降和高碳酸血症相关。

上气道的内窥镜、X 光、CT 或 MRI 检查结果可能发现患儿存在扁桃体和腺样体肥大和上气道狭窄,但是这并不是常规的检查手段。

6.诊断

儿童阻塞性睡眠呼吸暂停的诊断标准和成人有所区别,以下为 ICSD-3 对于儿童阻塞性睡眠呼吸暂停的诊断标准,适用于年龄小于 18 岁的儿童和青少年。

诊断标准必须满足(1)和(2)条件

(1)存在以下一个或多个症状:

①打鼾。

②睡眠时出现努力呼吸、矛盾性呼吸或者呼吸阻塞。

③嗜睡、多动、行为问题或者学习困难。

(2)PSG 监测结果提示符合以下一条或者全部表现:

①每小时有一次或者更多的阻塞性呼吸暂停、混合型呼吸暂停或者低通气事件。

②存在阻塞性通气不足的模式,定义为最少 25% 的睡眠时间存在高碳酸血症($PaCO_2 > 50mmHg$),并且与以下一条或更多症状相关:

a.打鼾。

b.吸气相时鼻腔压力管气流平直。

c.矛盾的胸腹努力呼吸。

7.鉴别诊断

(1)单纯性打鼾:单纯性打鼾的患儿可伴有或不伴有阻塞性睡眠呼吸暂停的先关症状,PSG 监测时鉴别二者最可靠的工具。

(2)中枢性睡眠呼吸暂停:两者的区别在于中枢性睡眠呼吸暂停缺乏胸/腹部呼吸运动。混合性呼吸暂停可能存在,应该诊断为阻塞性睡眠呼吸暂停。

(3)上气道阻塞:由于解剖结构异常引起的上气道阻塞,在清醒时和睡眠时均存在,而且睡眠时发出的是喘鸣而不是鼾声。

(4)肺部或胸廓疾病:肺部或胸廓疾病的儿童可能在睡眠时出现血氧下降和高碳酸血症。对于非阻塞性通气不足和由于阻塞性睡眠呼吸暂停引起的睡眠时血氧下降的鉴别比较困难,特别当二者同时存在时。一般来说,非阻塞性通气不足的患儿不存在打鼾和吸气相时胸廓回缩的矛盾运动。

(5)嗜睡的其他睡眠疾病:阻塞性睡眠呼吸暂停必须和发作性睡病、特发性嗜睡和睡眠不足鉴别。

(6)睡眠相关癫痫:有时睡眠相关癫痫的症状和阻塞性睡眠呼吸暂停类似,只有使用适当的脑电图监测才能将两者区分。

二、中枢性睡眠呼吸暂停

1.概述

中枢性呼吸暂停以睡眠时反复出现呼吸驱动缺乏,引起通气和气体交换不足或缺失为特征。与阻塞性睡眠呼吸暂停不同,中枢性睡眠呼吸暂停在呼吸气流中断的同时,呼吸努力也消失。和阻塞性睡眠呼吸暂停一样,中枢性睡眠呼吸暂停通常引起睡眠时频繁的觉醒、日间嗜睡和增加心血管疾病的发病率。中枢性呼吸暂停的诊断需要同时满足以下两个条件:PSG 检测发现每小时中枢性呼吸暂停≥5次;不能用其他现存的睡眠障碍所解释。

中枢性呼吸暂停的发病率根据不同的亚型差别很大。很多健康的人在高海拔地区会出现周期性呼吸。由于现代社会中肥胖越来越普遍,因此肥胖低通气综合征的发病率也随之增加。特发性中枢性睡眠呼吸暂停并不常见,一般占睡眠门诊<5%的患者。相反,在一些特定的人群中,例如在心力衰竭和左心室射血分数<45%的患者中,25%～40%的患者存在中枢性睡眠呼吸暂停。有趣的是,约12%的中枢性睡眠呼吸暂停患者同时存在阻塞性睡眠呼吸暂停。只有当中枢性呼吸事件占据≥50%时,才能把中枢性睡眠呼吸暂停作为主要诊断。

2.临床分型

根据引起中枢性呼吸事件的不同发病机制,可分为过度换气后中枢性呼吸暂停和继发于肺通气不足的中枢性呼吸暂停。根据不同的临床特征,ICSD-3将中枢性睡眠呼吸暂停分为8个亚型:陈施呼吸,躯体疾病所致中枢性睡眠呼吸暂停(不伴陈施呼吸),高海拔性周期呼吸所致中枢性睡眠呼吸暂停,药物或毒品所致的中枢性呼吸暂停,原发性(特发性)中枢性呼吸暂停,婴儿期原发性中枢性睡眠呼吸暂停,早产儿相关的中枢性睡眠呼吸暂停和治疗引起的中枢性睡眠呼吸暂停。中枢性睡眠呼吸暂停有不同的临床特征,但是通气驱动不稳定是其最主要的潜在特征。

(1)陈施呼吸:陈-施呼吸常见于60岁以上的患者,呼吸由浅慢变为深快又由深快变为浅慢,随后出现一段呼吸暂停,如此周而复始为特征。陈-施呼吸较长的周期(>40秒,典型的是45～60秒)可与其他类型的中枢性睡眠呼吸暂停鉴别。此呼吸的出现是呼吸中枢兴奋性降低,呼吸中枢对呼吸节律的调节失常的表现。当呼吸暂停时,二氧化碳潴留,浓度升高,刺激呼吸中枢,使呼吸恢复加快加深,二氧化碳排出,呼吸中枢失去刺激物质,又出现浅慢呼吸,既而停顿。在心力衰竭的患者中,陈,施呼吸的发病率为25%～40%。

诊断需要满足①或者②+③+④。

①存在以下一项或多项:

a.嗜睡。

b.入睡困难,睡眠维持障碍,频繁觉醒或者无恢复性睡眠。

c.觉醒时呼吸急促。

d.打鼾。

e.呼吸暂停的证据。

②房颤,充血性心力衰竭或者神经系统疾病。

③在诊断性PSG或者CPAP滴定时PSG检测发现:

a.每小时中枢性呼吸暂停/中枢性低通气大于等于5次。

b.中枢性呼吸事件占整夜所有呼吸事件的50%以上。

c.通气节律呼和陈施呼吸的条件。

④不能被其他现存的其他睡眠障碍或者使用的药物、毒品(鸦片类)更好地解释。

a.如果不能满足条件③,那么中枢性睡眠呼吸暂停将在PSG检查报告中列为检查发现,不作诊断。

b.中枢性睡眠呼吸暂停的诊断并不代表排除阻塞性睡眠呼吸暂停的诊断。

(2)躯体疾病所致的不伴陈-施呼吸的中枢性睡眠呼吸暂停:躯体疾病所致的不伴陈-施呼吸的中枢性睡眠呼吸暂停是指中枢性呼吸暂停由于躯体疾病或神经

系统疾病引起,但缺乏陈-施呼吸节律的中枢性睡眠呼吸暂停。这类中枢性睡眠呼吸暂停的患者多为脑干受损,包括发育异常、血管疾病、肿瘤、变性、脱髓鞘疾病和创伤等。

诊断必须满足以下①~③的每一项标准:

①存在以下一项或多项:

a.嗜睡

b.入睡困难,睡眠维持障碍,频繁觉醒或者无恢复性睡眠。

c.觉醒时呼吸急促

d.打鼾

e.呼吸暂停的证据

②PSG检测发现:

a.每小时中枢性呼吸暂停/中枢性低通气大于等于5次。

b.中枢性呼吸事件占整夜所有呼吸事件的50%以上。

c.不存在陈-施呼吸。

③中枢性呼吸暂停是由于躯体疾病或神经系统疾病引起,而不是由药物或毒品的使用所致。

(3)高海拔所致的中枢性呼吸暂停高海拔所致的周期性呼吸以最近上升到高海拔地区后在睡眠时交替出现的中枢性呼吸暂停和低通气为特征。周期性呼吸被认为是上升到高海拔地区的生理性反应,只有当伴随显著的临床症状,如嗜睡、失眠、觉醒时呼吸急促、晨起头痛和呼吸暂停时,才诊断为高海拔所致的中枢性呼吸暂停。这类型中枢性呼吸暂停的呼吸模式周期一般短于40秒,通常比较短,12~20秒居多。周期性呼吸的发生随着海拔的上升而增加,海拔2500米的发病率为约25%,海拔4000米时几乎100%。

诊断必须满足以下①~④的每一项标准:

①最近到高海拔地区

②存在以下一项或多项:

a.嗜睡。

b.入睡困难,睡眠维持障碍,频繁觉醒或者无恢复性睡眠。

c.觉醒时呼吸急促或者晨起头疼。

d.呼吸暂停的证据。

③这些临床症状归因于高海拔相关的周期性呼吸,或者PSG发现反复主要出现在NREM期的中枢性呼吸暂停/低通气事件每小时≥5次。

④中枢性呼吸暂停不能由其他现存的睡眠起病、躯体或神经系统疾病、药品的使用(例如麻醉剂)或者毒品使用解释。

说明：

a.高海拔所致的中枢性呼吸暂停一般发生在海拔 2500 米以上，也有部分患者发生在海拔 1500 米以上的地方。

b.高海拔引起的周期性呼吸十分常见，必须引起相关临床症状时才能做出高海拔所致的中枢性呼吸暂停的诊断。没有一个确切的 AHI 值区分生理性和病理性高海拔所致的中枢性呼吸暂停。

c.高海拔所致的中枢性呼吸暂停的诊断并不代表排除阻塞性睡眠呼吸暂停的诊断。

（4）药物或毒品相关的中枢性睡眠呼吸暂停：麻醉药或鸦片类药物所致的中枢性睡眠呼吸暂停：指使用强长效的鸦片类药品可引起中枢性睡眠呼，吸暂停，最常见的药品是美沙酮。同样，使用长效吗啡、羟考酮和芬太尼贴片也会引起中枢性呼吸暂停。

诊断必须满足以下①～⑤每一项条件：

①患者正在使用鸦片类或者其他呼吸抑制剂。

②存在以下一项或多项：

a.嗜睡。

b.入睡困难，睡眠维持障碍，频繁觉醒或者无恢复性睡眠。

c.觉醒时呼吸急促。

d.打鼾。

e.呼吸暂停的证据

③在诊断性 PSG 或者 CPAP 滴定时 PSG 检测同时发现以下三项：

a.每小时中枢性呼吸暂停/中枢性低通气大于等于 5 次。

b.中枢性呼吸事件占整夜所有呼吸事件的 50% 以上。

c.不存在陈-施呼吸。

④中枢性呼吸暂停的发生是由于鸦片类药物或者呼吸抑制药物使用的结果。

⑤不能被其他现存的其他睡眠障碍。

说明：药物或毒品相关的中枢性随眠呼吸暂停的诊断并不代表排除阻塞性睡眠呼吸暂停的诊断。

（5）特发性中枢性呼吸暂停：特发性中枢性呼吸暂停病因未明，较少见，多发生于中年和老年人，男性较女性更为常见。以贯穿整夜反复出现的中枢性呼吸暂停为特征。特发性中枢性呼吸暂停可引起睡眠片段化、白天过度嗜睡和频繁的夜间觉醒等症状。特发性中枢性呼吸暂停患者在清醒时动脉 $PaCO_2$ 水平倾向正常偏低值（低于 40mmHg）。

诊断标准必须符合以下①～④的每一项标准：

①至少符合以下一条：

a.嗜睡。

b.入睡困难或睡眠维持障碍或无恢复性睡眠。

c.觉醒时呼吸困难。

d.打鼾。

e.观察到的呼吸暂停。

②PSG 检查结果提示：

a.每小时 5 次或以上中枢性呼吸暂停或中枢性低通气。

b.中枢性呼吸暂停/低通气事件占>50%总呼吸是暂停/低通气。

c.没有陈施呼吸

③白天和晚上没有肺通气不足的证据

④疾病不能由当前存在的其他睡眠障碍、躯体共病或神经系统疾病、药物使用或物质依赖解释。

3.治疗

对于中枢性睡眠呼吸暂停推荐治疗方案为：持续气道正压通气（CPAP），夜间氧疗，伺服式通气治疗（ASV），双水平正压通气治疗（BPAP）。对于气道正压通气不能耐受或无效的患者，口服乙酰唑胺和茶碱可能有效。在没有呼吸抑制风险的情况下，可使用唑吡坦和三唑仑治疗特异性中枢性睡眠呼吸暂停。

（莫海祥）

第八章　心理治疗

第一节　精神分析

一、心理治疗的起源和发展

现代心理治疗是从西格蒙德·弗洛伊德创始的精神分析开始的,时在19世纪末。因此,现代心理治疗已有一百多年的历史。从后面的介绍就会看到,除行为治疗以外,其他各种心理治疗大多直接源于精神分析或深受精神分析的影响。狭义的精神分析指一种特殊的心理治疗实践及其所蕴含的理论假设,广义的精神分析指一种特殊的心理学甚至超出心理学范围的理论系统。但不论含义的广狭,都与弗洛伊德本人直接相联系。其他人对弗洛伊德理论和实践之修正或变通引申,便不是严格意义的精神分析。

精神分析起源于弗洛伊德和布洛伊尔对一位歇斯底里女患者的催眠治疗。患者在治疗中的表现引起了弗洛伊德强烈的兴趣,激发了他的创造性想象和理论思考。他开始放弃催眠而自创新的治疗方法,在实践中逐渐发展了他的理论。这种新的治疗方法和理论便是精神分析。

初期,弗洛伊德提出了心理的地形学说。他将心理分为无意识、前意识和意识三大区域。

无意识的概念并不是弗洛伊德首先提出来的。这个概念的历史可参看M. Prince所著的《无意识》一书。但是,弗洛伊德赋予了无意识以独特的含义,他视无意识为一心理之实体,并且强调意识是由无意识所决定。最好的说明是弗洛伊德本人的比喻:他把无意识比作摄影的底片,而意识则是这底片冲洗出来的照片。

与此同时,自由联想和梦的解释成为精神分析的主要方法或手段。移情概念和独特的本能学说也发表了。

后来,学说进入所谓结构时期。弗洛伊德将人的心理视为由自我、他我(德文das Es,英文id,此词的本义为"它")和超我所构成。

1936年,为了纪念父亲80寿辰,弗洛伊德的女儿安娜出版了《自我及其防御机制》一书。这本书的出版标志着自我心理学研究的开端，以及自我取向的心理治疗之发展。但它们成为一种成熟的理论和技术那是弗洛伊德去世以后的事了。

二、本能学说

在介绍作为一种治疗方法的精神分析以前，先简单介绍一下弗洛伊德的本能学说。

性驱力之全部能量，弗洛伊德称之为力比多。由于"死亡本能"是弗洛伊德晚年才提出来的，所以一般将攻击本能也视为力比多之一种表现。

按与客体的关系而言，性的发育有下述五个阶段：

（1）躯体阶段，从出生起到 3 岁左右。

（2）自恋阶段，大约从 3 岁到 6 岁。

（3）同性恋阶段，大约从 6 岁到青春期。

（4）异性恋阶段，即青春期。

（5）成熟阶段，青春期以后。

按性驱力本身之变化而言，力比多本身经历不同的时期才完成全部发育过程。总的说，可分为三个时期。

（1）超我前性欲期，大约从出生到 6 岁左右，又可再分为 3 期：

①口腔期，出生到 2 岁。

②肛门期，大约 2～4 岁。

③阴茎期，大约 4～6 岁。女孩没有阴茎，那该怎么说呢？天下事难不倒弗洛伊德。所谓女孩阴茎指的是，阴茎之无意识的象征性等价物。

（2）潜伏期，大约从 6 岁到青春期。

（3）生殖期，青春期以及成熟期。

在弗洛伊德心目中，整个心理之发育也就是（至少主要是或起决定作用的是）性本能之发育。弗洛伊德视他的关于性的学说为他全部学说之核心部分之一。因此，这是理解精神分析之必要的知识。

三、精神分析方法

（一）准备阶段

在正式开始分析以前，有必不可少的准备阶段，在这段时间里，分析者要做以下的事：

（1）确定患者是不是可分析的，这相当于一般医生的诊断和确定某患者是否是某治疗的适应证。弗洛伊德规定的细节这里不介绍。根本无法进行言语沟通的患者显然不适合于精神分析治疗。患者对情感的冲击必须具有一定程度的承受能力，否则，一分析患者就爆发冲动性攻击行为，分析者岂不是搬起石头砸自己的脚。当然，患者还得有改变自己的动机，尽管相当脆弱，这动机总得有，换言之，毫无改变自己之动机的人不适合于分析。至于患者相信不相信精神分析，弗洛伊德认为那倒不碍事儿，只要患者按时按规定接受分析就行。

（2）分析者要把对患者的要求向患者说清楚，这样，患者才知道躺在躺椅上如何做。分析者须将自由联想是怎么回事告诉患者。通俗地说，就是患者想到什么就说什么，尽可能做到诚实直率，无需字斟句酌，无需考虑前后是否连贯和是否符合逻辑，也无需考虑应不应该说和值不值得说，即使是偶然浮现的无关念头或荒唐的想法，也都把它说出来，那就最好。分析者得体谅患者，这样做，一开始患者会不习惯，做不到，那不要紧，也不必担心着急，慢慢地就会习惯起来。在自由联想开始前，弗洛伊德对患者说："我必须对你有很多的了解才能对你说些什么，所以先请你把所知道的有关你自己的情况告诉我。"

（3）在正式分析前，一定要向患者说清楚，患者在治疗过程中会遇到困难，需作出一定的牺牲。弗洛伊德认为，患者还没有想好以前，不要开始分析，这比分析到半截患者感到上当受骗（至少是付出太多而获益太少）要好得多。患者常在正式分析前就问：我的病治多久才能好？弗洛伊德喜欢用伊索寓言里哲人回答旅行者的话对患者说："往前走！"因为只有弄清楚了旅行者走路的速度，哲人才能估计到达目的地所需要的时间。分析者不能强求患者，患者有权随时中止治疗。但弗洛伊德事先向患者明言，半途中止治疗是不会有成效的，有可能像外科手术只做一半那样陷患者于狼狈的境地。至于治疗的疗效如何，弗洛伊德照例说，事先无法作出可靠的预测，或者说，一切主要取决于患者的努力。

（4）与患者签订治疗合同：日程、时间、费用。弗洛伊德的精神分析是长程的，通常至少一年，分析三年五载的也很多。开始时，每周分析五次，每次50分钟，所以合同规定很具体，某天从几点几分至几点几分。通常至少先预交三个月的费用。顺便一提，精神分析的费用是昂贵的，当年弗洛伊德的治疗对象都是有钱人，尤其是既有钱又不工作的贵妇人，费用和时间都不成问题。

（二）倾听，自由联想，解释

分析者的工作是：倾听，耐心专心地听患者说话；患者说得够多了，分析者便把零星的材料联系起来加以理解；理解得相当深了，分析者便根据他的理解试着与患者沟通，也就是帮助或促进患者的自我理解。当然，在倾听过程中，分析者偶尔也简单地插话，表示听清了，或提醒患者，或做简要的指点。总之，分析者花在倾听和思考上的时间和功夫远比对患者说话花的要多，尤其是在分析的开始阶段。

自由联想的方法现在已很少有心理治疗者采用了，但给患者提供畅所欲言的机会,以及倾听的原则,却是心理治疗者公认的必要方法或手段。

弗洛伊德家里有一间专门用来给患者进行精神分析的房间。这意味着,精神分析是在门诊进行的。显然,住院进行心理治疗容易助长患者的依赖心理,而门诊治疗则可维持和促进患者求治的动机。

弗洛伊德对解释是十分审慎的。他说:"只有当患者已经走近解释,只差一步就可以抓住解释而够不着的时候,给患者点明,才是恰当的。"这很符合我国的古训:"不愤不启,不悱不发。"(《论语·述而》)"引而不发,跃如也。"(《孟子·尽心上》)

(三)移情

弗洛伊德与布洛伊尔合作治疗歇斯底里时,认为无意识的东西一旦变成意识的,症状就会消失。采用自由联想后,弗洛伊德称此为他早期的理智主义观点。这时,重点已由"知道"移到了阻力:"意识的知识,即使此后不再被逐出意识之外,对阻力也是无能为力的。"因为患者缺乏对抗阻力之足够的力量。这种力量从何而来?弗洛伊德认为,只有来自移情。

"移情本身常足以消除症状,但只是短暂的,移情持续多久症状便消失多久。在这种情况下,治疗只不过是暗示,根本不是精神分析。只有当移情的力量已经用来克服阻力,才有资格叫作精神分析。"

在《精神分析运动的历史》(见《弗洛伊德全集》标准版第 14 卷,第 1~66 页)一文里,弗洛伊德写道:"任何研究路线,只要它承认移情和阻力并且把它们作为工作的出发点,那么,它就有权自称为精神分析,即使得出了与我本人不同的结果。"

可见,移情和阻力是精神分析(指经典的)这种治疗的两个关键性的技术概念。

在精神分析的治疗过程中,患者把他的情感、思想和欲望投射于分析者的现象叫作移情。这样一来,分析者便成了患者过去的"客体"的代表或替代者。当患者对分析者非现实地给予过高过好的评价或爱上了分析者,叫作正移情,而当患者在并无现实的恰当理由的情况下而不喜欢、厌恶、敌视、仇恨分析者,则叫作负移情。负移情当然对治疗不利,但正移情也不总是有利于精神分析之进行的。精神分析的一个要点,是要把固定在移情里的力量变成活动的和患者可以利用的力量。可见,精神分析是一个辩证的过程:既要培养移情,又要防止移情固定化。弗洛伊德的态度和做法是,只要不妨碍精神分析的进行和逐渐深入,对移情就不必干预,随它发展;一旦开始阻碍精神分析的进行,分析者就必须马上和患者"摊牌",即对移情本身进行分析,使患者体会到这种情感只是过去某种情感之重复,也就是病态情感的重复。

这里有必要跳出精神分析的具体治疗处境来看看弗洛伊德对移情之一般性的观点。

1925 年,弗洛伊德在他的自传(《弗洛伊德全集》标准版第 20 卷,第 1～74 页)里写道:"移情是人类心理的一种普遍现象,它决定所有医学治疗的成功,并且事实上支配着每个人与他的人类环境之间的整个联系。"实际上,早在 1909 年,在《精神分析五讲》(《弗洛伊德全集》标准版第 11 卷)里,弗洛伊德就认为"移情是无所不在的"。这就是为什么在本书第一章里作者说所有重视心理治疗关系的观点都直接或间接来自弗洛伊德的理由。

如何处理移情,是精神分析的一个重要的技术性课题,本书不予细说。

(四)阻力

早在 1896 年,弗洛伊德在讨论慢性偏执性障碍的防御机制时,就提到了阻力。

阻力系对精神分析而言。凡是来自患者的和妨碍分析进行下去的力量或因素,可统称之为阻力。患者主动求助于精神分析者,同时他又阻碍精神分析的进行和深入,这显然是患者心理冲突的一种表现。按精神分析的理论,患者借助于防御机制而形成症状,但这一过程同时又有缓解痛苦的作用。精神分析要去掉病态的防御机制,当然会遇到阻力。格林森认为,精神分析区别于所有其他心理治疗的地方,就在于它对付阻力的特殊方法。精神分析的特殊之处在于,它启发和帮助患者自己去克服阻力,把从移情里释放出来的力量用以克服阻力。因此,要而言之,精神分析的特点在于,利用移情克服阻力。可见,克服阻力是贯穿于精神分析全过程的任务。

第二节　支持性心理治疗

支持性心理治疗起源于 20 世纪初,是一种相对与精神分析来说治疗目标更为局限的治疗方法,它的目标是帮助自可学会应对症状发作,以防止更为严重的心理疾病的出现,对于相对健康的人来说,支持性心理治疗师帮助他们处理一些暂时的困难。而精神分析则旨在帮助咨客人格得到成长,使其意识到潜意识冲突所产生的症状,通过修通得以消除。

支持性心理治疗的狭义定义为是一种基于心理动力学理论,利用诸如建议、劝告和鼓励等方式来对心理严重受损的患者进行治疗。治疗师的目标是维护或提升咨客的自尊感,尽可能减少或者放置症状的反复,以及最大限度地提高咨客的适应能力。咨客的目标则是在其先天的人格、天赋与生活环境基础上保持或重建有可能达到的最高水平。其广义定义是一种有广泛适用性的治疗方法,是最常用的一种个别心理治疗。

一、基本原则

支持性心理治疗的基本原则是二元治疗，即一方面直接改善症状；另外维持、重建自尊或提高自信、自我功能和适应技能。为了达到目标，治疗师需要检查咨客的现实或移情性人际关系，以及情绪或者行为的过去和当前模式。通过对患者的直接观察而支持患者的防御（通常应对困难处境的方式），减轻患者的焦虑，增加患者的适应能力。

通常将咨客的心理功能受损程度分为严重受损，中度受损和轻度受损，相对应的心理治疗方式为支持性，支持-表达性，表达-支持性和表达性心理治疗。

支持性与表达性心理治疗之间的一个重要区别是：支持性心理治疗一般不讨论移情，视移情为一种关系；治疗师会鼓励患者表达积极感受，如果咨客表达了一种积极感受，治疗师会接受而不会试图帮助患者理解他为何会出现这种感受。而表达性心理治疗中，分析移情是理解咨客内心世界的一个主要方法。

案例

咨客：你考虑事情的思路总是很清楚。我总惹麻烦，而你总能知道问题在哪，如何解决。

治疗师：谢谢。每个人总是说得容易做的难。（支持性心理治疗）

咨客：我觉得准时到这里似乎越来越难了。总是到最后一刻会冒出一些事情。我很抱歉我迟到了。

治疗师：我们能改变一下你的治疗时间，让你能更容易准时来这儿，但是我觉得也许真正的越来越难以准时到这儿的原因，是你开始犹豫是否要继续接受治疗。（表达性心理治疗）

在支持性心理治疗中，治疗师可以象"好的父母"那样安慰、抚慰、鼓励、养育、包容、限制设置以及面质自我破坏行为。治疗联盟（患者与治疗师的关系）被视为治疗非常有效的要素，但是只有当治疗关系出现了问题，治疗可能受到破坏时，才需要讨论治疗联盟。

二、目标与基本模式

支持性心理治疗的对话式会谈是互动性的，治疗师需要倾听或等待咨客接下来要说什么，但不会等待太久。治疗师不但要关心和接纳咨客，还要通过对咨客作出反应，给咨客一些东西。一位智慧、有主见的人给予能让咨客感到满足和放心。

对话式会谈的基本原理是通过咨客与治疗师之间的互动性关系做为治疗的工具之一。在支持性心理治疗中，咨客与治疗师之间的关系是一种两个有着共同目标的成人只见的关系，作为专业人员的治疗师要有对咨客的尊重和充分的关注、诚信和努力,治疗师运用专业知识与技能完成设定的目标。积极的治疗关系以及治疗师让咨客感觉到治疗师在指导咨客获得改善,会直接减轻咨客的无助感。在支持性心理治疗中,通常会支持或者忽略为潜意识目标服务的防御,以保护焦虑或有其他不愉快情绪的咨客。而不像表达性治疗,治疗师会对质咨客的不适应性防御方式。支持性心理治疗通过教育、鼓励、劝告、示范和预期性指导等方法来帮助咨客达到改善自我功能和适应性技能的治疗目标。

在心理动力学理论是指人的精神生活中意识与潜意识部分的相互作用,是对人的行为意义的解释。治疗师通常从症状与功能失调中去理解患者。例如:一位健康、在读大学一年级的学生,第一次从大学回家为母亲过母亲节,离开家时因为一件小事与父母发生了一场大争执,临走时感到很愤怒。他没有意识到其实自己的一部分是想继续呆在家里(依赖家人)。通过带着愤怒的情绪离开家里,保护了想待在家里的那一部分自己不会因为不得不离开家而感到难过。

在这个案例中,心理动力学治疗的一个重要假设是:未被意识到的情感导致当前不愉快的感受或不适应性行为,认为到这些情感有助于减轻这些不愉快感受与不适应性行为,但通常只认识到这些潜藏的情感还不够,还需要在意识层面作出采取更有效地应对方式的决定,也就是支持性心理治疗的重点,帮助咨客掌握适应性技能。

案例

咨客:我请住我隔壁的那个家伙和我一起去商场,但他说没时间。他比我更不想做。

治疗师:你感觉如何?

咨客:我还可以。他不必如此。(推脱,否认自己的情绪反应)

治疗师:你说得对,他不必如此。你分析的对。(表扬)不过我是问你有什么感受,而你给了我你的分析。(对峙;含蓄地提问)

咨客:我没有任何感觉。

治疗师:许多人会对你所说的那件事感到失望或愤怒——虽然这种感觉并不能控制别人,但是了解你自己有什么感觉却很重要,否则你对影响自己的事情就不能做出一个好的决定。

三、常用技术

精神分析心理治疗要求治疗师保持中立的态度和立场,与之相反,支持性心理治疗则要求治疗师与来访者建立并保持完全的情感投入、鼓励和支持性的联盟关系,并将其作为一种方法来强化来访者健康的防御机制,尤其是对于那些存在处理人际关系困难的来访者。来访者与治疗师之间的信任尤为重要,它有助于来访者取得更好的治疗效果。有了这样基本的、积极的治疗关系,就能施展治疗的措施。常用的治疗技巧和治疗技术如下。

1.倾听

心理治疗的首要技巧是能细心地聆听患者的诉说,充分了解病情。倾听也分不同层次,从支持性治疗的角度来说,治疗者要以共情的心态来听取并理解患者的处境,是很重要的工作。共情与常人说的"同情"不同。当一个人以情感的层次去同情他人时,往往会卷入激动性的情感圈子里,失去其客观性,减少以旁人角色供给协助的功能。而共情则要求治疗者以情感与理智兼备的层次去体会,站在对方的立场去理解对方的感受,并将这些感受反馈给对方。治疗者让患者倾诉内心的痛苦和烦恼之事,可以产生情感的宣泄作用。治疗者要给患者提供安全的会谈环境,尊重其隐私,让患者能敞开心扉谈内心的事。有些人性格要强、爱面子,羞于向别人表达自己的内心感受,或者表达后又感尴尬、后悔,治疗师需要循循善诱,慢慢引导,不要急于一次就让对方完全暴露内心的感受。精神分裂症或者边缘型人格障碍的患者,对原本精神活动驾驭欠佳,不要过分探索其潜意识的东西,会破坏心态的稳定性,支持性心理治疗要做到适可而止。

2.支持与鼓励

当一个人面对心理上的困难或痛苦时,最需要的,莫过于他人的同情、安慰、支持与鼓励。特别是一个人单独面对问题,心理负担很大;或者长期应付困难,丧失信心;或者面对的应激很大,难于应付时,特别需要旁人的协助或鼓励。支持性心理治疗能适当给患者支持和鼓励。治疗师不是一味地支持,还需要评估患者的自我能力,判断所需要的支持程度,适当提供帮助。要能发挥患者的潜在能力,自行康复,不过分保护、让患者依赖治疗师,而失去自行努力适应的机会。

3.说明与指导

有些患者的烦恼源于缺乏相关知识,或是受到不正确观念的影响。这时治疗师可以提供所需的知识,纠正错误的想法,可减除烦恼的来源。例如,有的年轻人对心身发育不了解;有的患者对疾病不了解;有的家属不知如何对待患精神疾病的患者;有的老人不能适应老年阶段等。治疗师可以给予相关医学知识的说明和指导,帮助其减少或消除烦恼。

4.培养信心与希望

支持性心理治疗通过鼓励与协助,来培养信心和希望。治疗师可以指出患者具有的优点和长处,所面临的问题具有可解决性,并承诺供给支持,共同去处理困难。但治疗师不能凭空保证,或夸大事实,要就实际情况加以说明,建立可行的出路。

5.调整对应激的看法

挫折的轻重可因主观的看法而有所不同。支持性治疗的技巧之一是协助患者对应激或挫折重新做评估与了解,经由感受层次的改变,减轻对挫折的反应。重构是家庭治疗常用的技巧,也是支持性心理治疗使用的治疗要领之一。

6.控制与训练有的患者

缺乏适当的自我控制,随心所欲、为所欲为。特别是成长中的年轻人,容易不加思考、冲动行事。需要治疗师加以劝导和训练,帮助他们能自我管理,选择相对成熟的适应方式。有的人缺乏生活经验,需要帮助他们采取行动,从实际生活里获得处理问题的能力。善用行为治疗的原则来改善行为,也是支持性心理治疗使用的治疗要领之一。

7.善用资源

治疗师协助患者去发现自己内在或外在的各种资源,看看是否充分运用了可用的资源。特别是别人可提供的协助常常被忽略,或者不愿意去使用,减少了应付困难的力量与资源。治疗师可就此方向入手,帮助患者去获得来自家人、朋友或社会的支持。

8.改变环境

当困难超出患者的处理能力时,治疗者可把工作范围做大,替患者去改变外在困难,好让患者能应付。如年纪小的学生,无法适应学校的环境,包括跟同学或老师相处的问题,有时可以经由治疗师与老师联系探讨,让小孩可以应付。

9.鼓励功能性的适应

心理治疗的最终目标是协助患者养成习惯,能够以比较有效、较有功能、较成熟的方式去处理问题或解决所面对的应激。这也是支持性心理治疗的主要原则,包括帮助患者采取预防性的措施,能防患于未然,减少应激的扩大。

四、疗效与临床运用

一般来说,支持性心理治疗经常与药物治疗联合治疗处于危机的患者或者慢性躯体、精神疾病的患者,支持性心理治疗的确切疗效已经为循证医学所证明。

早在 20 世纪八十年代,人们研究支持性心理治疗和探索自我为导向的心理治疗方式,治疗精神分裂症患者,随访两年发现支持性心理治疗在减少住院、改善职业功能方面略胜一筹。考虑到住院费用,支持性心理治疗的成本效益更显著,因此对这类患者群体可以提供特定的治疗方案。相对常规治疗、其他形式的治疗,支持性心理治疗到底效果如何? 医生能否下决心对精神分裂症患者提供支持性心理治疗? 带着这个疑问,2015 年有研究者进行了对从 20 世纪 80 年代至今发表的有关支持性心理治疗对精神分裂症疗效的文献的 Meta 分析。20 项研究比较了支持性心理治疗与其他心理治疗在治疗精神分裂症的差异,其他形式的治疗包括认知行为治疗、家庭治疗、心理教育和技能训练,发现在预防复发、短期改善阳性症状、阴性症状、生活质量、死亡、随诊、服药依从性等方面结果无差异,而在症状缓解率、降低住院率、达到显著临床改善、长期改善阳性症状、短期改善社会功能、满意度、行为、短期治疗依从性、对治疗的态度等方面,CBT 和其他心理治疗方法比支持性心理治疗有优势。虽然临床指南鼓励医生给精神分裂症患者提供家庭和认知治疗,减少住院次数,改善一般精神症状和情感症状,但是这篇大综述认为目前研究数量有限,而且各研究缺乏一致性,所以很难说家庭和认知治疗比支持性心理治疗疗效好。遗憾的是由于支持性心理治疗与常规治疗比较的研究数量少,规模小,无法显示支持性心理治疗比常规治疗更有优势。同样的原因,研究者认为也得不出支持性心理治疗疗效就像常规治疗一样的结论。

1989 年美国 NIMH 抑郁治疗项目组研究发现支持性心理治疗对抑郁障碍有效。受试者分别接受为期 16 周的四组治疗。其中两组采用临床管理合并药物治疗,临床管理近似于"简单的支持性心理治疗",因为它包括支持、鼓励和直截了当的建议。结果发现在重度抑郁的患者中,丙咪嗪合并临床管理组疗效要优于人际治疗组、认知治疗组、安慰剂联合临床管理组。而对于轻度抑郁的患者,安慰剂联合临床管理组的疗效与丙咪嗪合并临床管理组、人际治疗组、认知治疗组并无差异。尽管研究者认为支持性心理治疗发挥的作用大于安慰剂的作用,但仍有人可能会质疑安慰剂联合临床管理(支持性心理治疗)是不是安慰剂发挥了作用。20 年后,英国在 2009 年开展一项比较 SSRIs 药物联合支持性心理治疗和单用支持性心理治疗对轻中度抑郁患者的疗效的研究,并做成本效益分析,发现两组改善抑郁症状均有效,但联合治疗组成本效益更显著。因此建议在药物治疗的基础上联合支持性心理治疗。与此同时人们也发现支持性心理治疗对冠状动脉搭桥术后、围生期、脑外伤等躯体疾病共病的抑郁及日间医院的抑郁患者均有效。此外,美国的研究者还探索了支持性心理治疗对老年抑郁障碍是否有效,2010 年发表在美国精神病学杂志上的一篇研究证实,支持性心理治疗对伴有认知损害(尤其是执行功能障碍)的老年抑郁患者也有效。这类患者通常使用抗抑郁药治疗效果不佳。该研究采用支持性心理治疗和问题解决疗法进行为期 12 周的个体化治疗,每周由临床心理学家和有经验的社工做治疗。在支持性心理治疗中,治疗师创造一个舒适、非评判的治疗环境,不评判患者的决定,而是给予真诚、共情和接纳,借此来帮助患者处理问题。治疗师鼓励患者谈论自己的抑郁体验,以及与之相关的生活事件。治疗师只是积极地聆听,对患者所谈及的问题和担忧给予支持。疗效评定采用缓解率和有效率来评价,"缓解"定义为 HAMD<10 分持续 2 周以上,"有效"定义为 HAMD 减分率>50%。结果发现在治疗的前 6 周,两组抑郁症状的改善齐头并进,随后,问题解决治疗组开始领先。在 12 周治疗结束时,支持性心理治疗组的有效率为 34.0%,缓解率为 27.8%。但问题解决疗法比支持性治疗的缓解率更高。

研究者乐观地建议对于首发的老年抑郁患者,不妨试试看似具有"安慰剂"作用的支持性心理治疗。

人们看待支持性心理治疗人格障碍的疗效分歧很大,有人认为支持性心理治疗对严重人格障碍疗效甚微,而有的人则认为接受支持性心理治疗,人格功能会发生结构改变。这个分歧焦点在于人们倾向把支持性心理治疗中人格的变化归功于分析性心理治疗。

另外支持性心理治疗在治疗恐惧症方面与行为治疗疗效相当。

有人曾尝试采用团体支持性心理治疗的形式来治疗患者,在节省人力成本上使更多患者获得收益,但效果并不乐观,人们发现团体的环境对于没有接受药物治疗的患者来说是一种刺激,反而会导致症状恶化,人们的初衷觉得治疗环境下的团体社会化是患者参与社会活动的替代品,但实际上并不能帮助患者适应社会。

人们还研究过表达性心理治疗与支持性心理治疗的疗效差异。表达性治疗包括艺术、舞蹈、写作、绘画、园艺、心理剧、戏剧、音乐等治疗,两者本身在疗效方面没有太大差异,但是支持性心理治疗的运用范围更广,成功的支持性心理治疗比表达性心理治疗,对治疗师的要求更高些,治疗师需要具备高超的技能。

总之,支持性心理治疗是基本的心理治疗模式,操作简便,技术单纯,初学者容易学习使用。如果治疗师学习了分析性心理治疗和认知行为治疗后,善用各种理论与技巧,更能深入浅出,熟练实施支持性心理治疗。

第三节　认知行为治疗

认知行为治疗由 A.T.Beck 在 60 年代发展出的一种有结构、短程、认知取向的心理治疗方法,主要针对抑郁症、焦虑症等心理疾病和不合理认知导致的心理问题。它的主要着眼点,放在患者不合理的认知问题上,通过改变患者对己,对人或对事的看法与态度来改变心理问题。

一、概述

认知是指一个人对一件事或某对象的认知和看法,对自己的看法,对人的想法,对环境的认识和对事的见解等。

认知行为治疗认为:人的情绪来自人对所遭遇的事情的信念、评价、解释或哲学观点,而非来自事情本身。正如认知法的主要代表人物贝克所说:"适应不良的行为与情绪,都源于适应不良的认知"。

例如,一个人一直"认为"自己表现得不够好,连自己的父母也不喜欢他,因此,做什么事都没有信心,很自卑,心情也很不好。治疗的策略,便在于帮助他重新构建认知结构,重新评价自己,重建对自己的信心,更改认为自己"不好"的认知。

认知行为治疗认为治疗的目标不仅仅是针对行为、情绪这些外在表现,而且分析患者的思维活动和应付现实的策略,找出错误的认知加以纠正。

二、基本概念

"ABC"理论:由 Ellis 提出。

A 指与情感有关系的事件;B 指信念或想法,包括理性或非理性的信念;C 指与事件有关的情感反应结果和行为反应。

事件和反应的关系:通常认为,事件 A 直接引起反应 C。事实上并非如此,在 A 与 C 之间有 B 的中介因素。A 对于个体的意义或是否引起反应受 B 的影响,即受人们的认知态度,信念决定。

举例:对一幅抽象派的绘画;有人看了非常欣赏,产生愉快的反应;有人看了感到这只是一些无意义的线条和颜色,既不产生愉快感,也不厌恶。画是事件 A,但引起的反应 C 各异,这是由于人们对画的认知评估 B 不同所致。

认知评估或信念对情绪反应或行为有重要影响,非理性或错误认知导致异常情感或行为,而不是事件本身。

(一)自动思维

遇到事件后的脑子出现的想法称作自动思维。

举例:看到狗便产生恐惧,在看到狗与恐惧反应之间有一个想法是这狗会咬我,还可能有狗咬人的恐怖的想象。狗会咬我就是自动思维。

自动思维没有好坏之分,只有适应和非适应之分。非适应部分也称歪曲思维或错误思维。

歪曲和错误的思维包括主观臆测,以"自动思维"的形式出现,即这些错误思想常是不知不觉地、习惯地进行,因而不易被认识到。

不同的心理障碍有不同内容的认知歪曲,例如:抑郁症大多对自己,对现实和将来都持消极态度,抱有偏见,认为自己是失败者,对事事都不如意,认为将来毫无希望。焦虑症则对现实中的威胁持有偏见,过份夸大事情的后果,面对问题,只强调不利因素,而忽视有利因素。

常见的认知歪曲。

1.主观臆想

缺乏根据,主观武断推测。如某患者某件工作未做好,便推想所有的同事会因此看不起她。

2.一叶障目

置总体前后关系和背景不顾,只看细节或一时的表现而做出结论。如某学生一次考试中有一题答不出,事后一心只想着未答的那道题,并感到这场考试全都失败了。

3.乱贴标签

即片面的把自己或别人公式化。例如某一患者将孩子学习不好归于自己,并认为自己是个"坏母亲"。

4.非此即彼的绝对思想

认为不白即黑,不好即坏,不能容错误,要求十全十美。例如某位患者有一次考试未达到预定目标,便认为自己是个失败者,一切都完了。

(二)核心信念

核心信念是支持每个自动思维的核心部分,类似于世界观、价值观等,它们是指导和推动生活的动力。这些信念被人们认定是绝对的真理,认为事情就应该是这个样子。

大多数人会维持比较正向的核心信念,如"我是有价值的"。

有心理苦恼的人多有负性的核心信念,例如,如果一个人的核心信念是"我是没有能力的",那么在生活中他就会倾向于选择性地注意与此核心信念有关的某些信息,即使有积极的信息,他也倾向于消极解释,会持续相信和维护这一信念。

负向核心信念大多数和早年的成长经历有关。与自动化思维不同的是,核心信念深藏在人的内心,不容易被清楚的表达,一般在治疗中和治疗师持续探询,才能了解。

三、临床技术

(一)识别自动思维:三栏记录表

日期	事件	想法(自动思维)	情绪和行为反应

(二)检验假设

认识并矫正认识歪曲、错误思想的一个方法是检验支持和不支持某种错误假设的证据。

例如,某一患者在受到挫折后,认为自己"一事无成""别人都看不起我"非常抑郁,实际上,他成功地做过很多事,大学毕业,并曾经是企业经理。

检验假设这一过程不仅帮助患者认识事实,还能发现自己对事物的认识歪曲和消极偏面的态度。

(三)检查证据

例如:检查信念:我是个失败者

支持的证据	反对的证据
他不喜欢我	我有许多喜欢我的朋友
上次工作报告中我做的很糟	我诚实而且正派
	我比人们的平均水平要做的好的多了

（四）替代思维：五栏记录表

事件	自动思维	反应	替代思维	反应

例如消极想法；积极想法；我很愚蠢；我会聪明些的；我从不知道如何讲话；我能够思考一些总是并表述清楚；我没希望了；只要努力，我会改变的；我太软弱了；我会坚强起来的。

（五）辩护律师

"在挑战你的想法时，你可以想象自己被带到一次审判中，原告（自动思维）一直在起诉你，给你贴上你是无能者，懦弱者等标签。你的任务就是扮演辩护律师，抨击这些证据。你必须认真对待这份工作。"

（六）挑战错误的两极化思维

全或无思维	证明思维不正确的事例	有时候我会
我总是被人拒绝	上次他没有拒绝我	有时候我不被拒绝

（七）家庭作业

根据治疗进程，给当事人留家庭作业，一般包括个人资料的收集，验证假设以及认知治疗技术的练习等。

四、适应证

认知行为治疗可以用于治疗许多疾病和心理障碍，如抑郁症、焦虑症、神经性厌食症、性功能障碍、药物依赖、恐怖症、慢性疼痛、精神病的康复期治疗等。

其中最主要的是治疗情绪抑郁患者，尤其对于单相抑郁症的成年患者来说是一种有效的短期治疗方法。

（一）抑郁症

认知主题：剥夺、挫败、失落。

不合理认知：

极端化：抑郁者受挫后会无端地自罪自责，夸大自己的缺点，缩小自己的优点。

自责：把全部责任归咎于他们自己，表现出一种认知上的不合逻辑性和不切实际性。

消极思维:在他眼中的自己和未来,都蒙上了一层厚厚的灰色,他常常坚信自己是一个失败者,并且失败的原因全在于他自己。他坚信自己低人一等、不够聪明、不够称职、不够好看、不够有钱等等。总之干什么都不会成功,都没有希望。抑郁症患者的这些观点常常是扭曲的,与现实不相符合的。

核心信念:我不好,我不受欢迎,别人不喜欢我。

核心信念和个人经历、他对重要人物的认同以及对别人态度的感知等因素有关。如童年有过重大丧失体验的人,孩子不能理解事情是跟他无关的,相反会认为和他有关,并且是由于他不好造成的,会形成"我不好"的核心信念。

抑郁症最大的风险是自杀。

自杀的认知主题:

一是高度的绝望感(贝克认为"绝望"指"对未来的消极观念,消极期待或悲观"),绝望程度越高越有可能自杀。

二是感到不能应付生活问题,断定所遇到的问题不可能解决,会感到无路可走。所以危机干预中让他们了解到事情有解决的可能性和可实行性,可以纠正不合理认知,降低自杀风险。

(二)焦虑症

焦虑症出现的认知主题:

夸大危险:对自己知觉到的危险过度夸大的反应;对事物的失控作灾祸性的解释。其认知的内容大部分都是围绕着身体或心理、社会的危险,如怕死去、怕发疯、怕失控、怕晕倒、怕被人注视、怕出错、怕发生意外等,他们会有选择性地注意那些集中筛查身体或心理的威胁性信息。

例如,当事人的一个亲友患心肌梗死死去,她在目睹抢救过程之后,头脑中出现了"要是生心脏病就太可怕了"的想法,当夜睡梦中惊醒,感到心跳、胸闷,于是认为"已经得了心脏病了",这种灾难性的想法和解释将焦虑推向了高峰,形成了第一次惊恐发作。

焦虑患者的核心信念:

我没有信心,我无能,外界是危险的。核心信念中多以"危险"为主题。危险的核心信念在躯体感觉和认知错解中发挥着重要作用。危险的核心信念带来危险的自动想法,进而引起焦虑。

(三)强迫症

1.过高的不适当的责任感

对责任的错误理解这一模式是强迫症特有的表现形式。他们具有对事件的过高的责任感,惟恐失职与过高的使命感、内疚与罪恶感。

2.对威胁的评估

强迫症患者对危险及伤害性后果估计过高及对个人应对能力的估计过低。

3.完美主义

完美主义的思维方式——控制和减少伤害的一种方式,也是强迫症状产生和维持的主要因素,此认知模式会增加对危险的过高评价。强迫症完美主义的形式包括:对事情的了解必须十分完美;什么都必须作到恰到好处;绝对对称,确定并在思想上能控制。

4.思维的至关重要性

强迫症患者因为害怕对不良后果负责,过分关注和控制自己的思维,思维与行为的界限不清,认为有某种思维将导致产生某种行为。

5.过分要求控制

强迫症的核心是他们的生活需要外部的控制,需要绝对地控制他们的环境,通过一切都做的十分完美来减少危险和避免批评的一种方法,强迫症患者还要求自己的思想以避免危险和伤害,强迫观念是过分控制不容许的思维的正常的精神系统的崩溃。

6.万事要求确定

强迫症患者不能耐受对完美和危险知觉的不确定,对自我效能的怀疑是强迫症的认知方式之一。当事人苛求确定性的时候,他会反复说"我可能就是万一出问题的那个人",认知治疗师承认这种存在的可能性而且不能被排除,其实真正的问题是为什么当事人难以接受不确定性?对这一问题的讨论,就会引出其采用确定性来预测事物的需要的探讨,它表明了当事人有完全控制的需要,否则当事人就觉得灾难会降临。

(四)神经性厌食

认知主题:集中在对自身外形、面庞、体重等方面的不合理认知。"我很胖","我不漂亮","瘦就是美"。

核心信念:外形决定一切,我不漂亮,就没有人喜欢我。我没有吸引力。

五、禁忌证

包括患有幻觉、妄想、严重精神病或抑郁症的患者,受到严重的认知损害,不稳定的家庭系统的患者就不适合进行认知行为治疗。

六、治疗流程

(一)设置与结构

CBT 是限定时间的治疗,在治疗开始时就会与患者商谈可行的治疗次数。一般来说,CBT 次数在 12～16 次,但最少的次数在 6 次以上,长者可达 24 次,这完全取决于 CBT 治疗问题的难易程度。每次治疗时间在 50 分钟左右。不论 CBT 次数多少,一般要持续 3 个月以上,对于难治性问题至少需要持续 6 个月以上,如精神分裂症、人格障碍等,否则疗效难以维持。在治疗次数明确后,治疗频度的安排也很重要。治疗开始时治疗频度较高,如每周 1～2 次,治疗中期适当延长治疗间隔,如 2 周 1 次,临近治疗结束时,可以 1 个月 1 次。

CBT 是结构化的心理治疗,主要体现在两个方面:治疗的整体流程和会谈。CBT 整体流程按照任务性质包括治疗关系的建立与巩固,评估与案例概念化,治疗目标设定与治疗计划制订,治疗计划的实施、反馈与调整。按照治疗的过程分为治疗初期、中期和后期三个阶段,每一阶段都有该阶段的主要任务安排。在会谈上,涉及到议程设置和会谈结构。议程设置是针对治疗目标和计划确定每次会谈的主题,制订每次会谈的具体目标和使用的具体方法。每次治疗设定的治疗目标可测量,设置的内容要在一次治疗中能够完成,并取得一定的效果。会谈结构中除初次会谈结构不同外,其余治疗会谈结构基本相同。包括:①回顾上次会谈以来的情况以及心境检查;②建立与上次会谈的联系;③上次家庭作业复习与评估;④设置本次会谈的议程;⑤讨论本次会谈的议程;⑥布置新的家庭作业;⑦总结与反馈。

CBT 治疗的形式多以个别形式出现,也可以以小组的形式进行,同时也有基于认知行为的家庭治疗和夫妻治疗。

(二)主要任务

CBT 操作要遵循心理治疗的基本过程,同时,概括起来把它分为三个阶段,在每个阶段治疗的重点有所侧重。

1.治疗初期

建立合作性的治疗关系,对患者进行资料的收集、评估与诊断以及案例的概念化,心理教育与正常化,治疗目标设定和治疗计划的制订。

2.治疗中期

应用认知和行为技术针对患者评估确定的治疗目标进行干预。包括识别和矫正自动思维和核心信念,矫正非适应性应对策略和行为,训练患者掌握和练习在治疗中所学到的认知和行为应对方法和技巧,缓解患者的情绪和行为问题或精神症状,促进社会功能恢复。

3.治疗后期

患者精神障碍复发的预防、治疗回顾、疗效维持和治疗的终止。一旦患者症状减轻,并且掌握了基本的技能,可以取得患者同意配合逐步减少治疗,以帮助患者做好准备结束治疗,并应对从治疗开始到最后的强化治疗期间可能出现的复发情况。在治疗结束前与患者一起制作一张汇总表,将患者学到的技术都列出来,待日后遇到问题时就可以复习汇总表,帮助患者应用在 CBT 中学到的技术。

七、常用的治疗技术

CBT 的治疗技术有其自身的特点,总体上讲,分为一般技术、认知技术和行为技术。

(一)一般技术

一般技术包括了心理治疗所共用的一些技术,如建立治疗关系、资料收集与评估、案例概念化、治疗目标设定、日程设置、治疗计划、心理教育、治疗反馈、治疗结束、家庭作业等技术。在 CBT 中,相对具有自身特点的一般技术有以下几方面。

1.心理教育与正常化

是 CBT 常用的技术,除了对患者进行疾病本身教育外还要进行认知行为治疗的教育,通过对素质应激理论的教育进行患者症状或疾病的正常化以消除患者的病耻感。心理健康教育的方法有:组织小课;在治疗中记录下练习内容;使用治疗笔记;推荐阅读材料;使用计算机辅助认知行为治疗程序。

2.案例概念化

是通过横向和纵向相结合的方法对患者的疾病的发生、发展和转归变化进行理解。横向分析又称微观分析,理解患者当前症状(认知、情绪、行为和生理)之间的关系;纵向分析又称宏观分析,从毕生发展的观点,探讨患者出现目前症状的核心信念和中间假设。Persons 提出个案概念化的四个要素:①建立一个问题清单,包括主要的症状与问题;②确认产生这些障碍或问题的机制;③确认在当前激活问题的诱发因素;④考察当前问题在患者早期经历中的起源。在个案概念化完成之后,治疗师要制订出治疗计划,将治疗目标加以明确。个案概念化是一个不断演进的过程,必须不断对个案的进展状况进行评估,并调整治疗计划以更好地适应患者的情况。

3.苏格拉底式提问

是 CBT 中最基本的提问技术,可以说贯穿于治疗的全过程。包括:①概念澄清式提问。如,这确切的意思是什么?②探索假设的提问,动摇患者所坚信的想法和假设。如,对此问题还有其他的可能吗?③探究患者对某件事的看似合理的解释和理由。如,你是怎么知道的?你觉得这个理由充分吗?"为什么……"④提问患者的观点。如,是否可以从另外一个角度看待这件事情?你觉得这个合理吗?⑤探索结果,即根据已有逻辑推测将会发生什么。如,这样对你意味着什么?⑥反问患者。如,你问这个问题的目的是什么?这个问题的意思是?

4.家庭作业

又称行动计划,是 CBT 的重要特征之一。这使心理治疗室内的治疗得以延伸到治疗室外,使治疗学习和改变得以延伸,是两次治疗间的桥梁或纽带。它也是治疗效果的评估手段和巩固治疗的重要方法。家庭作业的主要内容包括阅读材料、情绪日记、行为实验、思维日记、行为活动计划表和暴露练习等。每次治疗结束需要布置家庭作业。家庭作业布置时要结合治疗目标,依据一个理论假设进行设计,详细介绍家庭作业步骤和预期的结果,在治疗室内进行必要的演练,让患者反馈成功的概率并与患者达成一致。家庭作业布置后,在每次治疗开始要检查家庭作业完成情况,因为家庭作业完成的质量与认知行为治疗的效果密切相关。

(二)认知技术

认知技术是认知行为治疗的核心技术,又称认知矫正或重组技术。主要用于识别和矫正认知歪曲(包括自动思维、中间假设和核心信念)。常用的认知技术包括以下几方面。

1.苏格拉底式提问

是识别和修饰认知歪曲最常用的基本技术。通过探究式、阐述式、引导式等提问方式来识别患者的认知歪曲,然后再用提问的形式来验证这些认知歪曲的合理性和可信度,从而动摇患者的歪曲认知。苏格拉底式提问运用得当的话,常常可以帮助患者发现其核心信念中的矛盾之处,体会到图式对情绪和行为的影响,从而开始转变。

2.引导性发现

是识别自动思维和核心信念最常使用的技术。以下是处理自动思维的引导性发现中的一些技巧:①引发情绪的询问路线。像悲伤、焦虑或愤怒这样的情绪对患者来说是比较重要的主题的标志;②明确情境。对自动思维的探询总是在针对一个被清楚定义的或难忘的情境时取得较好效果,特定情境的例子可以引出重要的自动思维的发现;③关注近期而非很久以前的事件;④单路线单一主题询问;⑤逐步深入;⑥依靠案例概念化信息引导。

3.思维记录表

通常以三列表或五列表的形式出现,内容包括情境、自动思维、情绪、合理反应、结果。三列表常用来记录事件、情绪、想法的关系,用以发现患者可能出现的自动想法,而五列表是在三列表基础上增加了替代性想法和情绪的再评估用以矫正患者的认知歪曲。记录思维日记的过程将患者的注意力引向重要认知,提供练习识别自动思维的系统性方法,激发对思维模式正确性的质询感。查看记录下的自动想法常常使得患者自发的想要修改或校正适应不良认知。通常建议患者通过规律的家庭作业完成记录思维日记并把这些记录带到治疗会谈中。

4.检验证据

是矫正认知歪曲的常用技术。通过针对歪曲认知的成本-效益、优势-劣势或支持-反对证据等形式的分析,如列出支持和反对自动思维或其他认知真实性的证据,评估这些证据,然后改变这些思想使之与新发现的证据一致,来使患者发现自己歪曲认知的不合理性,促发患者改变的动机。考查图式的证据与考察自动思维的相似,但由于非适应性的核心信念长期存在,并且实际的负性结果、批评、不良的人际关系或创伤等因素往往会增加其强度,因此患者可能会找出大量证据来证实这些信念的正确性,这时治疗师要帮助他们重新解释负性生活事件,找出尽可能多的与其信念相反的证据,努力校正其行为,使患者在将来获得更多的成功。

5.行为实验

是依据患者的歪曲认知观点的理论分析结果设计出可行的行为实验计划,通过行为实验的结果来验证患者歪曲认知的不合理性,从而动摇患者的歪曲认知。也是 CBT 中常用的认知歪曲矫正的技术之一。

6.认知和行为演练

在识别出歪曲的自动想法或核心信念,并经过苏格拉底式提问等以上的技术激发出患者的改变动机,制订了一份尝试新的或矫正的自动想法或图式的计划后实施。该计划在治疗室要经过演练,制订对可能遇到困难的应对策略,并写下修改后的计划,通过家庭作业,让患者在真实环境里练习新的想法或核心信念和适应性行为。在帮助患者矫正其中间信念和图式的过程中,要牢记"练习、练习、再练习"的策略。应用应对卡片可以帮助患者提高认知演练的效果。

(三)行为技术

行为技术是 CBT 中行为干预的核心技术,主要包括在行为学习理论指导下针对焦虑、恐惧情绪和回避行为的暴露技术、放松训练和针对行为迟滞或减少的行为激活技术。

1.暴露

是焦虑障碍治疗中最重要的行为技术,实质是让患者主动接触能引发其焦虑或恐惧的刺激,并且保持着这种接触,阻止采取回避行为或安全行为,直到他们开始认识到他们预期的负性结果并没有发生,这时他们的焦虑便开始减少。暴露技术分现场暴露和想象暴露两种。在暴露实施中,首先要将暴露治疗的原理和操作程序清晰地解释给患者,患者所关心的所有问题都应该拿出来讨论,并反复探讨做暴露治疗的利弊,最终取得患者的同意。然后制订暴露情境等级表,让患者描述并记录能引发他们焦虑的所有刺激线索(症状清单),教授患者对每项刺激线索引发的焦虑用 0(无焦虑)到 100(患者曾有过的最严重的焦虑)的数值进行评分。这些分值被称之为"主观痛苦单位"(SUDs)。布置患者以 SUDs 评估方法对每一项刺激线索根据其激发的焦虑程度进行评分。将这些刺激线索列成条目清单并按照焦虑程度值(SUDs 的得分)从小到大进行排列形成"暴露情境等级表"。最后,从那些能引发中等程度焦虑（SUDs 评≥4 分）的等级情境开始进行首次暴露。在暴露过程中，要让患者定时地采用 SUDs 评分对他的焦虑程度进行评定，直到患者的 SUDs 评分至少减半才考虑停止，在首次暴露之后，要以家庭作业的形式安排患者自行完成每天的重复暴露，直到焦虑情境逐一消失为止。

2.行为激活

是利用强化原理增加患者在某方面获得奖赏行为的频率，或者通过让患者集中于其他活动而减少其抑郁性思维反刍等惩罚行为的频率。行为激活分为四个步骤：监测当前活动、建立一份奖赏活动的清单、制订活动计划安排、完成这些活动安排。通过监测评估当前的活动，让患者看到自己改变的潜力。让患者评估每项活动中患者感受到的愉快感（P 值）和掌控感（M 值）。患者记录每天完成日常活动计划的情况及每一活动的 P 和 M 值（0～10 分），将患者可能参与的有奖赏性活动列成奖赏活动清单。清单中应包括：患者通常喜爱的活动、患者在过去曾经喜欢做的活动、患者曾经想去尝试但从来没有做过的活动。然后制订奖赏活动计划，布置患者每天从活动清单中选择并安排时间进行一些活动。可以让患者采用 0～10 的评分方法预测他们能从活动中体验到的愉快感和掌控感的大小。使用周活动安排工具表计划和安排患者在下一周里每个小时的活动，患者按照活动安排工具表去做这些计划好的活动，记录下他们对参与活动的实际掌控感和愉快感的评分。可以反复使用患者周活动安排工具表来完成每天的活动计划。通过患者按计划行事，患者的自信和愉快感就会增加，从而逐渐增加患者的活动。

3.放松技术

是一种以中和焦虑的生理反应为原理的方法，应当以那些干扰患者最严重的症状（如心悸、出汗、失眠等）为目标，患者通过学习掌握它来更好的控制自己的身体反应。放松技术主要有呼吸放松、渐进性肌肉放松和想象放松三种形式。呼吸放松主要是利用深慢的腹式呼吸来减少过度换气，达到缓解因呼吸困难而引发的焦虑；渐进性肌肉放松法能减轻骨骼肌的紧张，是一种渐进式紧张-松弛放松法，它是通过循序渐进地放松一组一组肌肉群最后达到全身放松的目的；想象训练需要患者选择一个放松的画面或回忆，再现该画面，并应用多种感官处理该场景。应当注意的是虽然放松训练可以减轻焦虑症状，但是它并不会像暴露和认知重建等治疗技术一样那么有效。此外，在暴露练习过程中使用放松技术反而会降低暴露治疗的疗效。当患者通过放松技术来控制他们的焦虑时，他们会失去完整体验焦虑的机会，无法从他们的焦虑经验中认识到焦虑是可耐受的、不危险的。正因如此，放松训练已经不再像其当初一样被看作是 CBT 的核心技术。

第四节 家庭治疗

第二次世界大战以后,西方不少地方开始出现对家庭进行干预的心理治疗者。先驱工作者最著名的有阿克曼、惠特克尔和鲍文,他们都是从精神分析开始职业生涯的。所谓帕洛阿尔托小组(Palo Alto 是旧金山湾西岸的一座城市,科研服务是该市的主要行业)的四位成员在家庭治疗史上享有盛誉,他们是:杰克逊、哈莱、萨提亚和贝特逊。1962 年,《家庭过程》杂志的创刊标志着家庭治疗走向成熟。

尽管家庭治疗者原来所属的学派不同,观点各异,但系统理论终于成了大家公认的最重要的理论。这意味着,每位家庭治疗者都必须面对无情的事实:每个家庭有它自己的历史(可追溯到源家庭)和已经确立的动态结构,以及成员间的相互作用模式;成员们通常居住在一起,因此每天都在互相影响着,有精神障碍的也许只是某一位成员,但这位成员只不过是整个家庭有"病"的一种"症状"。

在正式进行家庭治疗以前,必须有一准备阶段,在这个阶段里,要做好几件事:

(1)家庭治疗者首先要设法解除他们的顾虑。家庭成员的担心和害怕包括:父母害怕因孩子出了问题而受到谴责;大家都害怕整个家庭被看作有"病";害怕配偶会反对;担心公开讨论会给年轻一代的前途罩上阴影;等等。

(2)和每一位成员进行个别晤谈,了解每一位成员的个人情况和他认为对家庭来说最重要的或最关键性的问题是什么,以及希望达到什么目的。

(3)家庭治疗者根据所有成员所谈的情况,概括和推断出最可能为大家所接受的"最重要的家庭问题"和可能达到的目的。治疗者与所有成员要达成协议,协议包括:每一个成员都主动参与每一次家庭治疗,接受治疗者所建议的治疗方案,例如,主要要解决的是些什么问题,解决问题的程序(先讨论什么,后讨论什么),通常每周进行一次有治疗者参加的家庭讨论,整个疗程大约多长时间。一般地,每次讨论时间为 1.5~2 小时,而疗程的长短则取决于每个家庭的具体情况和所要达到的目的。

(4)任何一位家庭成员都不应该要求治疗者为个人保守"秘密"而不在家庭内公开,也许,例外只限于夫妻性生活不在子代中公开。

家庭治疗在与成员进行个别交谈时所遵循的原则与一般个别心理治疗无异,特殊之点只在于:①不在家庭内部为个人保守"秘密";②治疗者把个人看作家庭这个系统的一个组成部分,更多地关心个人与家庭其他成员的关系或相互作用,而较少注意某些几乎纯属个人的事。

与个别交谈截然不同的是,治疗者参加家庭讨论时必须起主导作用,控制交谈的内容和方向,绝不能允许某一位家庭成员在讨论中起"垄断"或"独裁"作用,也不允许任何一位成员随意扯些无关的问题或事件。一个或几个成员有时难免情绪有些激动，但语言应该文明礼貌，否则，家庭治疗就会被迫中断。

不言而喻，家庭治疗者不能偏袒任何一方，也不能批评任何一方。

治疗技术的细节本书不讨论。最重要的技术概念是，在引导家庭发生改变时，必须时刻注意保持以下两方面的平衡：①把问题之解决集中于指向个人心理之外的家庭生活；②把问题之解决集中于指向个人的内心世界。这个平衡如果掌握不好，有可能使家庭矛盾从表面上看似乎解决了，但实际上却隐蔽得更深了，或者，以牺牲某个成员为代价而求得家庭的相安无事，或者，使家庭矛盾升级。家庭问题之合理的和真正的解决应该使所有成员受益，每个人对自己和对整个家庭两方面的理解和洞察都有所提高或深化。

近几年来，我国有两个常见的问题是需要家庭治疗的，一个是子女厌学引起父母严重不安和亲子不和，另一个是子女对父母实施暴力行为。困难在于，人们总是事情已经相当严重才求助于治疗者，并且"冰冻三尺，非一日之寒"，实际上问题早就已经存在了。对于这两种问题，通常是父母积极求助，而子女却并无改变自我的动机。因此，家庭治疗往往需要与个别心理治疗互相结合着进行。

有时，一个问题改善甚至解决了，另一个问题却变得严重而突出起来。家庭治疗者在准备阶段了解情况愈详细深入，愈有可能预见到这种变化，因而在制订家庭治疗计划时就有可能把整个治疗过程分为两个或更多的阶段。按计划结束治疗后一般还需要定期随访。

一、一般原则

（一）对家庭治疗师的基本要求

首先，治疗师应具有的基本要求，如成熟、敏锐、良好的共情能力、客观思考能力等，对一个家庭治疗师来说也同样都需要。其次，任何对支持性心理治疗有用的方法，都能用于家庭治疗，包括接受、保证、说明、解释、教育及环境处理。最后，家庭是一个有规则的系统，每个家庭都有自己的特点，故应给以不同对待。

作为家庭治疗师，除了要掌握心理治疗的基本理论和技术之外，对家庭心理学和家庭治疗的相关理论也要熟悉。这包括家庭治疗理论的基础理论，如一般系统论、控制论、依附理论、建构主义和社会建构主义理论。还要对哲学、社会学、人口学的基本知识有所了解。因为家庭系统根植在广大的社会背景上，社会环境不同会形成独特的家庭文化。因此，要根据每个家庭的特殊情况灵活变换适当的治疗方法。

（二）一般原则

因为家庭治疗是在个体心理治疗发展到一定阶段开展起来的，因此家庭治疗理论的很多概念和治疗方法是建立在个人的精神病理学和个别治疗的基础之上，不同的心理治疗流派也发展出了很多治疗方法模式。故探讨家庭治疗时，需要与个别治疗进行比较，不能认为个别治疗方法对家庭治疗没有用处。相反，个人精神动力学知识和个别治疗的必要技巧可以加强对家庭动力学和家庭治疗的理解。因此，要成为一个家庭治疗师，就必须完成把对个体心理问题及其表现症状、成因和解决问题的兴趣和治疗的关注点转移到对家庭整体人际关系、互动模式上来，这与以前个体心理治疗的观念相悖。因此这个过程可能是一个痛苦的过程，但是是一个必须完成的过程。这里所谈及的治疗原则，只是提供一般性的概念和观点参考，具体不同的家庭治疗模式可能会有不同。

家庭治疗的一般原则是什么呢？

1.需要积极参与，保持对人际关系的敏感性

治疗师在进行家庭治疗时应当积极主动，不应该只坐在那里什么也不干而只是被动地观察。当一个家庭需求家庭治疗师的干预时，通常说明常用的家庭互动模式已经影响了家庭的发展，让一个家庭继续保持功能失调的互动模式是没有好处的。除非在治疗开始时为了充分了解家庭的问题建立假设时，可以允许家庭原有的模式保持一小段时间。例如，这个家庭的问题是成员之间的吵架，治疗的初期阶段，治疗师可能会让家庭在治疗室中呈现吵架的场景，但不是任由他们继续吵架。因此，在治疗时治疗师需要积极主动，通过自己的积极参与，可以防止家庭再度陷入原来的功能失调形式，同时还可以帮助家庭建立起新的更好的相互作用形式。就好比家庭是在跳舞，若治疗师想改变他们的步法，就得参加进去一起跳。

家庭治疗师要对人际关系特别敏感，各个家庭治疗流派的共同假设和基本出发点都是个体的心理问题或心身症状都与家庭成员之间的关系和家庭规则有关，这就要求家庭治疗师在治疗中始终不能离开家庭成员之间的关系，不能脱离家庭的互动规则，不能被问题或症状分散注意力，要能做到"不仅看现象还要看本质，不仅看症状还要看关系"。

有时治疗师可以要求家庭成员当场表演他们在家中的日常行为，尤其是围绕存在的问题进行表演。通过这种表演，可以观察到家庭的言语的和非言语的沟通方式，观察其弹性和灵活性，并和家庭探讨是否有其他的沟通交往模式，这样就能打破原来家庭僵化的规则。例如医生在治疗一个厌食患者时，他和那个家庭一起吃饭，要求父母想办法让患者吃饭、观察他们之间的互动模式。

2.要用系统的观点思考家庭问题

家庭是一个系统，一个部分发生变化，就会影响其他部分的互动和功能。比如一个小孩子打碎了一个玻璃杯，妈妈可能会批评孩子不小心。因为说话的声音大，专心做功课的较大孩子可能嫌吵，可能会骂一声。这让父亲听到了，就很生气，训

斥孩子不许说粗话。一个孩子打碎杯子的行为就引发了全家连锁性反应。如果我们只看到后面的行为,而没有注意前面一系列的行为发生,就会产生偏颇的观念。

家庭治疗师需要用系统的观点思考家庭问题。用这种思考方式,家庭成员的行为被看做是由相互调节(系统循环)的反馈过程所产生和保持的。这就要求家庭治疗师不仅要有直线因果关系的基本思路,还要有循环因果关系的观念,从多个方面思考人际间的相互影响。直线因果关系就是指一件事情是起因,另一件事情只是其结果,有先后之分,因果关系是单向的、直线性的;后者指的是两件或多件事情之间往往是相互影响的,层层作用并互为因果,没有先后或起点与终点、原因和结果之分。家庭是个系统,许多事情的发生涉及多个家庭成员,其相互作用常常为互为因果的。如果用直线性因果论方法进行分析时,个人行为则被看作是由别人的行为所引起,别人应当受指责。若用系统思考方法时,则两个人在这个关系中都负有责任,都必须发生改变。所以在家庭治疗时,治疗师应当指出,家庭成员的行为是互相影响的。

例如,一位母亲诉说儿子对她不尊敬,此时治疗师可以说"我想知道,你为什么能允许他这样对待你呢"。这样,治疗师就指明了儿子方面的不良行为是不尊敬母亲,而母亲方面则是对儿子缺乏管教。将症状冠以相互作用方面的术语,可以帮助母亲认识到,在儿子有问题的行为中她自己所起的作用,并且能使她改变和儿子的相互作用方式,然后通过这个再来改变儿子的行为。

3.着眼于当前,保持中立,注意治疗界限

在家庭治疗时,家庭成员往往爱谈过去的困扰与失望的事。让他们公开讨论这些可以获得暂时的轻松,但是却往往带来更多的痛苦和冲突。反复思考过去的错误也会在问题的解决上消耗宝贵的精力与时间。因此治疗师应该帮助家庭着眼于目前的生活处境和问题以及如何使他们采用不同于以往的方式解决问题。

在个别治疗时,治疗师主要是对一个特殊患者的利益负责,而家庭治疗师则不同,家庭治疗师的责任是对所有家庭成员负责,尽管家庭中通常患者只是一个人。因此,家庭治疗师应当随时随地把所有家庭成员放在心上,邀请每个人都来参加讨论。

治疗师在治疗中要保持中立,也就是面对不同的家庭成员能保证自己不受对方性别、文化程度、个性特征、对治疗的依从性、价值观和行为方式等因素的影响,对所有的家庭成员一视同仁并对治疗效果持谨慎的乐观态度,不尝试做超越规律的事情,也不要把自己"当做"是家庭中的一员,对治疗师在家庭中的地位有清醒的认识。因此治疗中要注意与家庭成员之间的界限,并应遵守与其他心理治疗流派相近的设置(时间、收费、伦理要求等)。

4.重视家庭成员能力,使其抱有希望

治疗师应当重视家庭和家庭成员的能力,而不是他们的病态。正如大多数功能失调的家庭那样,互相指责的倾向常常是很明显的。一有事情发生,家庭成员之间就互相指责。如果重视病态的一面,只能加剧这种形式的功能失调,并使已有的病态更加恶化。再者,由于家庭成员在来求治时已经感到忧郁和没有信心,若再进一步强调家庭的不好的、"负性的"一面,只能使他们更加忧郁和失望。

若治疗师不吝于表扬和肯定家庭表现出来的好的、"正性的"行为的话,就能调动家庭成员的积极性并能影响他们的应对能力,这种方法提供了希望与改变的可能性。有时治疗师可以用积极的字眼去说明不好的、"负性的"行为。例如,形容一个严厉的父亲是"关怀别人",形容一个被动的丈夫是对妻子"随和"。

5.进行家庭干预,促进改变

家庭治疗的目标是打破使"症状"持续存在的不良的动态平衡环路,重构家庭系统,促使家庭内部相互作用形式的失调得到调整,建立良好的信息反馈环路,改善家庭成员之间的交流和互动,提高家庭适应环境、应对问题的能力,从而在根本上消除症状,促进家庭的成长。而不是向家庭解释,让他们对功能失调形式有正确认识,因为在家庭治疗中,对问题的领悟不是特别的重要。告诉家庭成员有关治疗的理论与原理,对家庭治疗并没有多大的帮助。家庭治疗要改变的是家庭成员之间不良的互动关系,建立起积极、相互支持的关系模式,家庭治疗才能发挥良好作用。

例如,一位妻子寻求心理治疗,她说他们夫妻经常发生争吵,发生问题时她往往指责丈夫。妻子可能回答说,"我知道在这个问题上我不该指责丈夫,然而,假如他能更注意些,我们就不会有这些问题了"。现实中,妻子觉察到指责丈夫是一种功能失调形式,但是在行动过程上,她仍然指责了他。家庭治疗的方法就是有针对性地纠正这个指责的过程。这个目标可以通过各种办法去达到。治疗师可以帮助夫妇讨论他们关系中积极的一面,如问尽管他们之间有这么多困扰,但是什么使他俩至今还生活在一起呢?或者治疗师可以用悖论的方法,即完全同意妻子或加倍责备她的丈夫,目的是帮助妻子认识到她的所作所为是多么不合理,从而使她有可能改变。

通过与家庭一起工作,家庭治疗师能够与有"问题"的家庭合作,发现新的思路或者新的选择,帮助家庭发掘和扩展家庭内在资源,并充分利用这种资源,使那些接受治疗的家庭成员感受到在生活中获得支持,建立良好的外在支持系统,改善与家人之间的关系,提高处理生活中各种问题的能力,并与家人建立很好的情感联结。

二、一般策略

（一）推进直接的、积极的、建设性的沟通

功能失调家庭表现出来的一般沟通方式是缺乏坦率的、直接的、积极的沟通。家庭成员之间或是互不交谈，或即使交谈，也是表达得不明确或不认真负责。如果他们确实表达得很明确，通常也只是表达消极的观念和情感。

治疗师需要鼓励并帮助家庭成员以设身处地的态度去倾听，不要替别人讲话或垄断整个治疗时间，要给每个人表达自己意见想法的"说话的空间"。治疗师在沟通上起引导疏通的作用，帮助家庭成员学习怎样用直接的、积极的、建设性的方式进行沟通。

（二）通过围绕特殊具体行为开展讨论，促进冲突的解决

如果治疗师能帮助家庭避开抽象的一般化内容，而围绕具体行为进行讨论以便转入协商过程，使问题得到一定程度的解决，一般说来这样做收获较大。

例如，求治家庭的问题是父亲与违法的少年儿子之间的冲突，那么，与其讨论一个少年是否应当像成人一样受到尊重，不如讨论应当怎样做，以及儿子的行为无法令人容忍时会有什么后果，这样会更有帮助。因此，在治疗时若有少年问："父母是不是应该爱他们的孩子？"或许应当这样回答他"你认为父母应该怎样做才能让你感到他们是爱你的呢"。

治疗师还应该帮助家庭建立适用于他们这个家庭的、所有家庭成员都可以接受的行为规范。一般化地讨论别人怎样做几乎没什么用处，应该讨论家庭成员之间的不同和不一致，并通过协商达成一致意见。往往在有的家庭中，可接受的行为范围相当窄，互动关系显得过于僵化。这时治疗师可以通过建立一些变通性行为模式，或者对问题进行改释以扩大其对行为的理解。例如，父亲指责儿子没有立即回答问题时说："医生问你话时要好好回答，马上回答。"此时治疗师可以改变一种方式，和缓地说："噢，孩子可能有很多话想说，但不知道如何开口。没关系，等你考虑好了以后再讲嘛。"这样，治疗师就给父亲做出一个榜样，对孩子的行为有了积极的理解，就能在回答问题之前允许对方考虑一会儿。

（三）改变僵硬的、失调的相互作用模式

治疗师经常发现，在治疗时家庭成员之间有一种固定的相互作用模式，正是这种模式造成了家庭功能失调。例如，某个家庭的问题是无法限制儿子边写作业边玩的行为，在治疗时治疗师观察到，每当父亲想限制儿子的行为时，儿子就朝向母亲，母亲就替儿子讲话，嫌丈夫对儿子太严厉，于是父亲就作罢了。无论父亲想限制什么，他们总是重复用这种方式。因此，这种相互作用失调是母亲与儿子结盟，使父亲的管教企图失去作用。

治疗师需要改变这种相互作用,帮助父母携起手来而不要互相对立,这样才能有效地管教儿子。治疗师还观察到,每当母亲想限制儿子时,儿子就大哭,于是母亲就作罢了。在这种情况下,治疗师应该帮助母亲换一种限制儿子的方法以使儿子不哭,或者尽管儿子哭喊仍然继续讨论下去,通过以上办法来改变原有的相互作用形式。治疗师可以采用利用自己在场去阻止这种相互作用的办法,或者建立另一种变通的相互作用模式的办法,去改变原有僵硬的、失调的相互作用模式。

三、特点、功能与适应证

(一)特点

家庭治疗的特点是不去注重成员个人的内在心理构造与状态,而把焦点放在家庭各成员之间的人际关系上。它的主要理论观点,是把家庭看成一个私人性的特殊的群体,需要以组织结构、沟通、扮演角色、联盟与关系等观念与看法来了解此小群体;并且依据系统学的观念来体会该家庭系统内所发生的各种现象。即在家庭的系统内,任何成员所表现的行为,都会受到家庭系统内其他成员的影响;个人的行为影响系统,而系统也影响成员的行为。这种系统相关的连锁反应,可导致许多所谓的病态的家庭现象;而一个人的病态行为,也常因配合其他成员的心理需要而被维持。基于此种观点,家庭治疗学者认为,要改变病态的现象或行为,不能单从治疗某一个成员着手,而应以整个家庭系统为其关注对象。

(二)核心理念

家庭治疗的核心理念是:家庭是一个系统和整体,要更有效、更快捷地缓解或消除家庭中某个成员的问题或症状,需要整个家庭共同参与,共同成长。这样,一方面有利于"根除"问题,不会陷入"拆东墙补西墙"的恶性循环;另一方面有利于维持咨询的长期效果。

(三)适应证

哪些家庭适于采用家庭心理治疗呢?这涉及家庭心理治疗的适应证问题。20世纪中叶,美国的家庭治疗师莱曼·温尼就提出,只要家庭中有人认为家庭问题不能由一个人自己去解决的情况,这个家庭就可以接受家庭心理治疗。另外一位美国家庭治疗的先驱者罗宾·斯金纳也曾经指出,当家庭不能应付孩子的问题而出现"替罪羔羊"时,家庭治疗一般是有效的。如果有其他明确诊断的精神心理疾患,如心境障碍、精神分裂症等,家庭治疗也可以作为辅助手段。

因此说,家庭治疗的适应证是很广泛的,可以用于很多方面,没有绝对的禁忌证。下面所有的情况都适合采用家庭心理治疗的方法干预。

(1)家庭成员有冲突,经过其他治疗无效。

(2)"症状"在某人身上,但是反映的却是家庭系统有问题。

（3）在个别治疗中不能处理的个人的冲突。

（4）家庭对于患病成员的忽视或过分焦虑于治疗。

（5）家庭对个体治疗起到了阻碍作用。

（6）家庭成员必须参与某个患者的治疗。

（7）个别心理治疗没有达到预期在家庭中应有的效果。

（8）家庭中某人与他人交往有问题（个体症状与家庭交流互动有关）。

（9）家庭中有一个反复复发、慢性化精神疾病的患者。

（10）家庭中有处于青少年期的成员。

（11）症状主要表现为：情绪-行为问题（抑郁、焦虑等）、摄食障碍、学习问题、独立-依赖问题等。

家庭治疗的相对禁忌包括：

（1）重性精神障碍发作期一般不宜首选家庭治疗。

（2）当家庭主要成员（如父母）不愿意参与家庭治疗时也不要急于实施。

四、操作流程

家庭治疗通常在专用治疗室里进行。治疗师与患者及其家庭成员进行 1~1.5 小时的会谈。治疗室布置优雅、安静，备有玩具，座椅舒适且位置无主次之分。

为了给家庭充足的时间在日常生活中发生改变，家庭治疗的两次访谈中间间隔的时间往往比其他心理治疗疗法要长。开始阶段可以间隔短一些，一般 1~2 周一次面谈，以后可逐步延长至 1 个月或数月面谈 1 次。总访谈次数一般在 6~12 次，亦有单次治疗后即好转而结束的情况。超过 12 次仍未见效时，应检查治疗计划并重新确定该家庭是否适合此种形式的治疗。总时间长度一般在 6~8 个月。若仅仅以解决症状为主，治疗需时较短；若希望重新塑造家庭系统，则需要加长疗程。

按照治疗的时间顺序，可将家庭治疗分成三个阶段：前段——开始阶段；中段——探讨干预阶段；后段——评估、反馈和总结阶段。但是这样的分段并非一成不变，也无绝对的时间界限，只是让治疗师在每个阶段能够意识到治疗的目标和任务。

（一）开始阶段

开始阶段有三个主要任务：一是澄清诊治背景；二是建立治疗关系；三是收集家庭资料。

1.澄清诊治背景

澄清背景指的是访谈开始之初，要了解患者是通过什么途径，怎么找到治疗师的，以及有什么样的问题，对治疗又抱有什么希望等。

在治疗之初,治疗师常常需要了解每一位家庭成员对即将开始的心理治疗的态度和看法。比如:家庭想不想来参加治疗,觉得有没有必要参与治疗,家庭认为哪些成员应该接受治疗,为什么选择现在来接受治疗,为什么是当下在治疗室里的这些成员来参加治疗,等等。

治疗师要澄清家庭既往在相关专业或非专业精神卫生或心理治疗机构就诊时做过的医学检查、得到的诊断、接受过的医学(比如药物治疗等)或心理学干预及其效果。此外,治疗师还会澄清家庭对过去接受过的治疗的看法,了解家庭觉得哪些干预有效,哪些无效,进而为下一步的治疗策略提供参考,避免无效和重复的干预。

治疗师需要澄清家庭对将要开始的治疗会谈的期望,包括:家庭希望以什么样形式开始会谈,希望治疗持续多长时间,大约见面多少次等。在此基础上,治疗师应与家庭商定具体的治疗目标。

2.建立治疗关系

与家庭之间稳定的治疗关系是治疗得以开展的基本前提。因此,在治疗伊始,治疗师需与家庭中的每一位成员建立连接,尽量将参加治疗的每一位成员拉入治疗谈话中。此外,还需消除家庭对治疗的紧张情绪和疑惑,使得治疗可以在一个安全的环境下进行。

在第一次治疗伊始,治疗师与家庭成员握手、打招呼、寒暄,为其介绍治疗的设置,包括治疗时间、次数、治疗间隔、治疗会谈大致形式、保密原则、录像录音设备等,帮助家庭熟悉治疗环境,消除家庭对治疗的神秘感、紧张情绪和疑惑,为治疗会谈营造一个安全、温暖和支持性的环境。

如果在某次治疗会谈中有一位或几位新加入治疗的家庭成员。此时,治疗师要向其简单介绍之前治疗的大体经过、所谈论的问题等,并对家庭在以往治疗中产生的某些误解、问题和不明了之处进行回答、解释和讨论。

3.收集家庭资料

在治疗当中,治疗师需要适当地围绕家庭目前的问题和困境,对家庭成员的成长经历或原生家庭(指核心家庭中父母双方各自成长的家族系统)背景进行简短的、有重点的探讨。包括原生家庭家谱图、人际氛围、传承的观念及愿望,还包括了解核心家庭的夫妻双方在各自原生家庭中的排行,原生家庭中父母的教育程度、职业、性格、对子女的养育管教方式,原生家庭中不同成员目前的居住状况等。

有时治疗师要注意关注家庭中成员出生和成长地区的社会文化风俗习惯,成员的宗教信仰等,以帮助其从社会系统和文化角度对案例进行综合评估。

(二)探讨干预阶段

在治疗的第二个阶段,治疗的重心应逐渐转移到探讨和改变维持问题的家庭互动模式和促使家庭改变发生上。

（三）结束阶段——评估、反馈和总结阶段

在每次治疗的末期或整个治疗的最后一个阶段,治疗师要和家庭一起总结和回顾家庭在本次治疗或整个治疗过程中取得的进步和发生的变化。强化家庭对其所取得进步的印象,使改变在治疗结束后得以维持。

五、常用技术

（一）提问技术

1.循环提问

循环提问指轮流、反复地请每一位家庭成员猜测其他成员对家庭成员之间关系的看法、对家庭成员行为的观察,或是某种观点、感觉,并请被提问的成员代替被猜测的成员去报告这些看法、观察、观点和感觉。这种技术的使用可以为家庭提供多重视角,丰富家庭的认知,并在循环反复的提问中揭示不同成员观点、感受方面的差异。

比如"你说你们儿子经常心情不好,那你能不能估计一下他到底在什么时候心情不好呢?""你觉得你们的女儿快乐吗? 她是怎么看待你们给她的建议的呢?""你猜猜看,你爸爸妈妈希望我们今天谈些什么?""你和爸爸争吵时,妈妈在做什么?"等。

2.差异提问

差异提问是一种直接指向不同的家庭成员对同一件事、同一行为、同一个人或同一问题的看法差异,以及家庭在不同的时间、地点、人物场景下的行为差异,以及不同成员对同一件事、同一个人或问题关注程度差异的提问方式。比如"你发病时谁最关心你?""你在谁面前发病最多?""你生病以后家里人谁最着急?""她在家外面调皮一些还是在家里更调皮一些?""你们家比其他家争吵得更多还是更少?""你们家谁最想来我们这里(接受心理治疗)呢?"等。

3.假设提问

假设提问指治疗师提出某种在家庭的现实生活中不曾出现过的,家庭从未曾思考过的假设情况,并提问家庭设想在这些假设情境下可能发生的一些行为、想法或事件。提问中假设的内容可以是某种情境、问题解决方法、问题的原因或者某种奇迹性的情况。

常用的假设提问如"为什么你后来发作少了呢? 是不是因为你爸爸妈妈投降了?""如果你从没遇到这些问题,你们家现在的生活会是什么样呢?"假设提问也可以类似"前馈提问"的形式出现,在此也可以称为"奇迹提问",即同时指向奇迹性的假设情境和未来。"假如明天早上你起来突然就好了,你的生活会是什么样?"等。

4.例外提问

例外提问指治疗师所使用的一种直接指向与家庭的一贯叙述、行为或观点不

相符的例外情况的提问技术。比如提问家庭回忆没有问题、症状的时间、场合和人事等情景,或是提问请家庭思考一直被认为"一无是处"的某一位或某几位成员的优点。此外,揭示"继发性获益"的提问也属"例外提问"。

例如,"你们总是在说他的缺点,那他又有哪些优点呢?""你说爸爸太老实,那你觉得你爸爸这种性格能给他带来什么好处吗?""我倒是很奇怪,生病在旁人看来又没什么好的,但你老是不想好,我想问问你自己觉得生病有什么好处吗?""你估计在你妈妈眼中你有哪些优点呢?"

5.前瞻性提问

前瞻性提问指一种时态为将来时的提问方式,提问所指向的内容是与家庭相关的未来的人、事、行为或生活情境。治疗师认为,"前瞻性提问"一方面可以评估家庭的观点,另一方面还可以通过让家庭设想未来的美好情境而诱导这些设想变成现实。

例如"你有没有想过你十年以后会是什么样子?""你现在已经有些进步了,那你以后会不会像这样一直好下去呢?""你估计他(被家庭认定的患者)要多久才会好起来?""假如这些问题都解决了,你觉得你们家庭生活应该是什么样子的?"

(二)隐喻

隐喻指治疗师运用暗示性的比较和类推,将原先用于指代某一事物或含义的语句、故事或概念转移到另一事物上,以此将治疗师想要传达的观念和意思,以及家庭的互动模式和人际关系形象地呈现给家庭。或是请家庭完成某些具有特殊含义或暗示性较强的非言语行为和动作,来传达治疗师所想表达的意思。按照内容和形式的差异,治疗师使用的隐喻分为:故事、实物比喻、年龄隐喻、中外俗语、成语、谚语、歇后语,以及空间及姿势隐喻。故事指治疗师紧密结合当前家庭的情况,为其讲述一些故事。这些故事中所描述的事件或情况与家庭正面临的问题或境遇存在相似之处。治疗师常采用不同的方式、从不同的角度讲述这些故事,从叙事学角度将自己的观点,包括对于家庭关系和问题的理解、建议等间接地传递给家庭,软化家庭认知。

(三)改释

改释指治疗师针对家庭原本对问题的定义和看法,以及家庭所认定的某位或某几位成员行为背后的意图,给予一个完全不同于其既往理解的、正向的和积极的解释,以代替家庭原先所持的负向解释。使用改释的前提条件是治疗师真诚地抱着一种正性的眼光去寻找家庭所拥有的闪光点和资源,以及对家庭情况的充分评估和稳定的治疗关系。

例如,治疗师对被家庭认定的患者说"你不喜欢你的父亲,这是很明显的,我能感受到,也可以理解。那现在就是说,你有一种攻击的倾向,可能是因为你老是对父亲有一股愤怒的情绪想发泄,没地方出。而不是因为你本性不好,爱欺负人。"

"这次她(被家庭认定的患者)的问题,让你们吃了一些苦头,但同时也让你们在这个新的环境里学会了更加团结,你们一家人互相很关心,抱得很紧,这就是坏事变好事。"

改释的内容还包括将问题出现的诱因解释为外归因,避免对任何一位家庭成员的责备。比如:"你们一家人刚搬到一个城市,经历了很多变化,周围的同事全都变了,所以一下适应不过来,妈妈在家可能脾气稍微急了一些。女儿也是,到了新学校,难免会受一些同学欺负,回家后就会想要得到妈妈的注意和关心,所以就会向妈妈撒撒娇。有时候表现得有些夸张,就让妈妈认为她好像得了病一样。这都可以理解,不是任何人的错。"

(四)家庭作业

为了将治疗干预的效应延续至治疗访谈后,同时为了帮助家庭自发地寻找可行的应对方式,或是触发家庭改变,治疗师可在会谈结束前常布置给家庭一些直接指向靶症状或家庭人际关系的行为和认知作业。这些作业内容通常显得出其不意,有悖常理,但愉快幽默,意味深长。与"改释"技术类似,治疗师的反馈提示,布置这些扰动作用强大的家庭作业同样需要有良好的治疗关系作为基础,否则很容易引起阻抗、治疗关系中断。按照内容,家庭作业可分为如下几种。

1.单双日作业

这是一种行为作业,家庭中的某位成员(一般是被家庭认定的患者)被要求回到家后交替性地按照两种截然相反的方式生活。这两种方式中一种被其他人认为是"不正常"或"不好的",而另一种则是被认为是合适的和正常的。与此同时,要求其他成员注意观察和记录上述两种生活方式的"好处"。通过完成这一作业,可能促使家庭对两种截然相反生活方式进行体会和比较,进而帮助其对原有的退化、不合理行为产生领悟,并自行选择进步的方向。

2.记红账

治疗师叮嘱参加了治疗会谈的家庭成员在回家后各自准备一个小笔记本,偷偷记录其他成员取得的进步。在准备记录他人变化前需要故意提醒将被记录的那个人,但是却不向其透露他(她)的哪些行为会被记录了下来,到下一次治疗面谈时在治疗室中当着所有成员的面公开记录的结果。这项作业一方面可以促进家庭成员注意力重新分配,避免有的成员出现不合意行为后,其他成员焦虑、沮丧,对病态过分关注,以致不再注意其功能良好的方面。另一方面则意在诱导患者做出合意的行为,使之有"立功受奖"的机会。

3.悖论处方(症状处方)

治疗师故意鼓励家庭保持和"夸大"症状行为、问题和当下的互动模式,以期达到一种家庭自己都觉得荒谬的地步,促使家庭自发地对症状行为产生抵触和厌恶情绪,从而引发其作出改变,达到控制症状的目的。

4.水枪射击和弹橡皮筋游戏

嘱咐家庭在治疗结束回家后,准备水枪或橡皮筋,当某位或某几位成员再次出现某些不合意行为时,其他成员就用水枪或橡皮筋射击"犯规"的成员,以示惩戒。此种作业的意义并不在于家庭实际上做不做,更多地是在观念层面上给予家庭冲击。

（莫海祥）

第九章　精神科疾病中医治疗

第一节　失眠

一、中医学对失眠症的基本认识

失眠症是指以经常不能获得正常睡眠为特征的一种疾病,其临床表现主要包括入眠困难,或眠而不酣,时寐时醒,醒后不能再入睡,重者整夜不眠。失眠一词最早见于南朝刘义庆《世说新语》,"王丞相招祖约夜语,至晓不眠。明旦有客,公头鬓未理亦小倦。客曰:公昨如是,似失眠"。而在古代中医文献中,历代医家都常把与睡眠障碍相关的病证称为"不寐""不得卧""不得眠""不得睡""目不瞑"等。

而不寐之名首见于《难经·六十四难》,临床有轻重之分,轻者入寐困难或寐而易醒,醒后不寐;重者彻夜难眠。失眠,《内经》称为"不得眠""不得卧",《难经》始称"不寐"。《灵枢·邪客》曰:"今厥气客于五脏六腑……不得入于阴,阴虚,故目不瞑。"

(一)先秦两汉对失眠症的认识

睡眠对于人的生活健康有着极大的影响,早在殷商时期就有对于失眠症的认识。其主张"道者静卧",认为睡眠是极其重要的,不仅是人类需要睡眠,而且各种动物如野鸭、大雁、蛇、鳝、鱼、鳖、昆虫等,它们既要靠食物才能生存,同时又必须依靠睡眠才能生长。对于人体来说,只有睡眠充足,食欲才会旺盛,食物才能消化,药物才能调养形体。例如,睡眠与饮食就好比火与金属一样,没有火,金属无法熔化,而没有睡眠则食物无法消化。因此,一次通宵不睡,其精力会很长时间难以恢复过来。

先秦时代,作为传统医学四大经典之一的《内经》中多以"卧"而称之,如《素问·评热病论》曰:"水者阴也,目下亦阴也,腹者至阴之所居,故水在腹者,必使目下肿也;真气上逆,故口苦舌干,卧不得正偃,正偃则咳出清水也。诸水病者,故不得卧,卧则惊,惊则咳甚也。"常以"瞑"而论,《灵枢·邪客》云:"阳气盛则阳跷满,不得入于阴,阴虚,故目不瞑。"由此可见,《内经》将此类病症的命名与最早出现的"不得卧"多相同,同时又在此基础上用"目不瞑""不得眠"来表达。

东汉末年,张仲景所著《金匮要略·血痹虚劳病脉证并治》中提及"虚劳虚烦不得眠,酸枣仁汤主之"。在其著作中,有关此类疾病的称谓以"不得眠"最多,也有以"不得卧""不能卧""不得睡"名称来称谓。如《金匮要略·肺痿肺痈咳嗽上气病脉证治》曰:"肺痈,喘不得卧,葶苈大枣泻肺汤主之。"《金匮要略·百合狐惑阴阳毒疾证治》提到"百合病者,百脉一宗,悉致其病也。意欲食复不能食,常默默,欲卧不能卧,欲行不能行,饮食,或有美时,或有不用闻食臭时,如寒无寒,如热无热,口苦,小便赤,诸药不能治,得药则剧吐利,如有神灵者,身形如和,其脉微数"。《金匮要略·黄疸病脉证并治》曰:"腹满,舌痿黄,躁不得睡,属黄家。"

(二)唐宋金元对失眠症的认识

隋代巢元方编著的《诸病源候论》中除了前人提及的关于此类疾病的记载名称,又在此基础上出现诸如眠寐不安、寝卧不安、睡卧不安等。如《诸病源候论》提及"皮蒸,其根在肺,必大喘鼻干,口中无水,舌上白,小便赤,如血蒸盛之时,胸满,或自称得注热,两胁下胀,大嗽彻背连胛疼,眠寐不安,或蒸毒伤脏,口内吐血"。同文中另提出"四曰肉蒸,其根在脾,体热如火,烦躁无汗,心腹鼓胀,食即欲呕,小便如血,大便秘涩。蒸盛之时,身肿目赤,寝卧不安"。《诸病源候论》又曰:"夫食过于饱,则脾不能磨消,令气急烦闷,睡卧不安。"

到了唐代,医学文献又着重于以"不得卧"和"不得眠"来称谓,当然亦有"寝卧不安""起卧不安""卧不安席"等。唐代药王孙思邈在其《备急千金药方》中提到大病后不得眠,同时也论述了疾病与失眠的关系,谈及因心病、肝病、脾病等引起的失眠症。在后著的《千金翼方》中提出用朱砂、琥珀、紫石英等重镇安神药治疗不得眠。而"失眠"病名首次出现于王焘所撰《外台秘要》中,"夫今诊时行,始于项强敖色,次于失眠发热,中于烦躁思水,终于生疮下痢,大齐于此耳"。王焘认为导致失眠的最常见原因是热病后阴虚耗损,同时也收载了许多可治疗失眠的良方,如乌梅豉汤、半夏茯苓汤、深师小酸枣汤、小品流水汤、延年酸枣饮、大竹叶汤等。

宋金元时期,医家辈出,医著丰富。宋代王怀隐所著《太平圣惠方》中提出"胆虚不得睡者,是五脏虚邪之气干淫于心""治伤寒后,余热在心,恍惚多惊,不得眠睡,宜服茵陈散方"。其多强调心理疾病与失眠症发病有着重要关系。而在同时代许叔微著的《普济本事方》中则指出"今肝有邪,魂不得归,是以卧则魂飞扬若离体也"。其认为肝虚魂离与失眠有着密切关系。金元医家张从正在《儒门事亲》中记载"一富家妇人,伤思虑过甚,二年不寐,无药可疗。其夫求戴人治之。戴人曰:两手脉俱缓,此脾受之也,脾主思故也。乃与其夫以怒而激之,多取其财,饮酒数日,不处一法而去。其人大怒汗出,是夜困眠,如此者,八、九日不寤,自是而食进,脉得其平"。其根据不同情志的五行属性,创立了以情胜志的心理疗法,提出"思气所至,为不眠",故以怒治思,为治疗失眠症提供了新思路。

（三）明清对失眠症的认识

到了明清时代,医家们在前人研究的基础上逐步对与失眠相关的疾病形成了系统认识。明代医家戴原礼撰著的《秘传证治要诀及类方》专列"不寐"一篇,首次专章论述不寐的病因、病机及证治的理论。如他在《秘传证治要诀及类方》中提出"不寐有二种。有病后虚弱及年高人阳衰不寐;有痰在胆经,神不归舍,亦令不寐。虚者六君子汤加炒酸枣仁,炙黄各半钱。痰者,宜温胆汤,减竹茹一半,加南星、炒酸枣仁各半钱,下青灵丹"。同为明代医家张景岳在《景岳全书》中将本病分为有邪和无邪两种类型,提出"不寐证虽病有不一,然惟知邪正二字则尽之矣。盖寐本乎阴,神其主也。神安则寐,神不安则不寐。其所以不安者,一由邪气之扰,一由营气之不足耳。有邪者多实证,无邪者皆虚证"。无邪是指"思虑劳倦惊恐忧疑,及别无所累而常多不寐者,总属真阴精血不足,阴阳不交,而神有不安其室耳"。有邪者又分内邪、外邪,如"凡如伤寒、伤风、疟疾之不寐者,此皆外邪深入之扰也""饮浓茶则不寐,心有事亦不寐者,以心气之被伐也"。他在失眠症的病机、治疗方面都有所总结。明代李中梓在《医宗必读》中做了更详细的论述,"不寐之故,大约有五:一曰气虚,六君子汤加酸枣仁、黄芩;一曰阴虚,血少心烦,酸枣仁一两,生地黄五钱,米二合,煮粥食之;一曰痰滞,温胆汤加南星、酸枣仁、雄黄末;一曰水停,轻者六君子汤加菖蒲、远志、苍术,重者控涎丹;一曰胃不和,橘红、甘草、石斛、茯苓、半夏、神曲、山楂之类。大端虽五,虚实寒热,互有不齐,神而明之,存于其人耳"。

清代医家对失眠症的诊治也有了新的突破,如王清任在《医林改错》血府逐瘀汤所治症目下"不眠"症的治疗中记载"夜不能睡,用安神养血药治之不效者,此方若神",提出了血瘀可以导致失眠症,并以活血化瘀法治疗失眠症的新观点。陈士铎在《石室秘录》中认为"人病心惊不安,或夜卧不睡者,人以为心之病也,谁知非心病,肾病也,欲安心者,当治肾",拟滋阴降火、交通心肾的治疗方药,提出治疗失眠症应侧重于水火相济、上下同心的主张。叶天士则在《医效秘传》中提出"夜以阴为主,阴气盛则目闭而安卧,若阴虚为阳所胜,则终夜烦扰而不眠也。心藏神,大汗后则阳气虚,故不眠。心主血,大下后则阴气弱,故不眠。热病邪热盛,神不清,故不眠。新瘥后,阴气未复,故不眠。若汗出鼻干而不得眠者,又为邪入表也"。叶天士从自己的临床经验出发,就失眠症的中医辨证论治提出了自己的见解。

二、中医学对失眠症病因病机的认识

中医研究失眠症已有几千年历史,关于失眠症的病因病机各代医家也是各有所见,主要可归纳为以下几点。

（一）阴阳不交

阴阳学说源于《内经》,《素问·金匮真言论》云:"阴中有阴,阳中有阳。平旦至日中,天之阳,阳中之阳也;日中至黄昏,天之阳,阳中之阴也;合夜至鸡鸣,天之阴,阴中之阴也;鸡鸣至平旦,天之阴,阴中之阳也。"天地阴阳的盛衰消长,致使一天有昼夜晨昏的节律变化。人与自然界是统一的整体,人体的阳气随着有消长出入的日节律运动,平旦时人体的阳气随自然阳气生发而由里出外,阳气渐长,人起床活动。中午时分人体阳气盛于外部,黄昏则阳气渐消,入夜则阳气潜藏于内,人上床休息,即"阳入于阴则寐,阳出于阴则寤",正如《灵枢·口问》中说"阳气尽,阴气盛,则目瞑;阴气尽而阳气盛,则寤矣",阴阳不交,阴不敛阳,阳不入阴,心神浮越,魂魄妄行,则可见失眠。可见阴阳不交是失眠症的重要病机。

(二)营卫不和

营卫不和理论也源于《内经》,正如《灵枢·营卫生会》中所云"营在脉中,卫在脉外,营周不休,五十而复大会。阴阳相贯,如环无端。卫气行于阴二十五度,行于阳二十五度,分为昼夜,故气至阳而起,至阴而止。故曰:日中而阳陇为重阳,夜半而阴陇为重阴。故太阴主内,太阳主外,各行二十五度,分为昼夜。夜半为阴陇,夜半后而为阴衰,平旦阴尽而阳受气矣。日中而阳陇,日西而阳衰,日入阳尽而阴受气矣。夜半而大会,万民皆卧,命曰合阴,平旦阴尽而阳受气,如是无已,与天地同纪",即提示我们营气行于脉中,属阴;卫气行于脉外,属阳。营卫之气营运不休,一昼夜周流全身五十周,白天自然界的阳气充盛,人体是营气运营于脉内,卫气循行于脉外,各二十五周,营气荣养于内,卫气温护于外,人体的阳气充盛,人寤而活动;夜间自然界阴气渐盛,人体的营气营运于脉内,卫气入于里循行于阴经和五脏二十五周,卫气和营气阴阳相会,人卧而睡眠休息。《灵枢·大惑论》又载:"卫气不得入于阴,常留于阳,留于阳则阳气满,阳气满则阳跷盛,不得入于阴则阴气虚,故目不瞑矣……卫气留于阴,不得行于阳,留于阴则阴气盛,阴气盛则阴跷满,不得入于阳则阳气虚,故目闭也。"可见阴阳不调、营卫不和是失眠的重要原因。到了隋代巢元方在《诸病源候论》中提出"阴气虚,卫气独行于阳,不入于阴,故不得眠",这是对这一理论的认可,也是发展。后世医家也广泛认同这一理论,并就营气、卫气与失眠的关系进行了一定的阐述,认为失眠可由"营卫之气衰少""卫气不得入于阴",营卫不和,昼夜节律失调所引起。

(三)脏腑功能紊乱

《素问·病能论》云:"人有卧而有所不安者,何也……脏有所伤及,精有所之寄则卧安",可见失眠与五脏肝、心、脾、肺、肾皆有关。脏腑功能失调说是对多个脏腑学说的概括。

1.肝

《血证论》记载:"肝病不寐者,肝藏魂,人寤则魂游于目,寐则魂返于肝。若阳浮于外,魂不入肝,则不寐。"《症因脉治》载:"肝火不得卧之因,或因恼怒伤肝,肝气怫郁;或尽力谋虑,肝血有伤,则夜卧不宁矣。"肝藏魂,其魂随寐而出入游返于内外,如肝被邪热所扰,气机不发,则魂不入肝,反张于外,神不安居而致不寐。现代医家学者依"亢害承制"理论认为导致失眠的五脏之间存在着制化现象,但其根源均出于肝。从肝论治失眠已成为中医治疗本病的方法之一。宋代许叔微在《普济本事方》中云:"平人肝不受邪,故卧则魂归于肝,神静而得寐,今肝有邪,魂不得归,是以卧则魂扬若离体也。"肝为刚脏,主动主升,气郁化火,从而使情志亢奋而难以抑制,则可见失眠、多梦。肝藏魂的功能受影响,魂不内藏,神明被扰,亦可致不寐。

2.心

《素问·灵兰秘典论》云:"心者,君主之官也,神明出焉。"因此,心对其他脏腑的功能活动,也起着主导作用。《灵枢·邪客》又云:"心者,五脏六腑之大主也,精神之所舍也。"心主神明的功能正常,则精神健旺,神志清楚;反之,则可致精神神志异常,出现惊悸、健忘、失眠、癫狂等症,足见心与失眠关系密切。凡是能影响心神的原因都可引起失眠,如邪气不足引起心失所养,火热炽盛可扰心或突受惊骇引起心神不安等都是不寐的常见原因。正如《医效秘传》载:"心藏神,大汗后则阳气虚,故不眠;心主血,大下后则阴气弱,故不眠。"

3.胆

胆病不寐首见于《中藏经》,指出"胆虚寒则恐畏,头眩不能独卧",认为胆热则多睡,胆冷则无眠,又指出"心虚则畏人,瞑目欲眠,精神不倚,魂魄妄乱",为后世从胆腑虚寒论治不寐提供依据。宋代《太平圣惠方》载"夫胆虚不得睡者,是五脏虚邪之气干淫于心。心有忧患,伏气在胆,所以睡卧不安。心多惊悸,精神怯弱,盖心气忧伤,肝胆虚冷,致不得睡也",明确指出失眠病机在心胆同病,提示治疗当从心胆同治。明代医家戴思恭的《证治要诀》提出痰在胆经,因胆涎沃心,致心气不足,神不归舍而不寐的病机理论,明确了胆病及心的机制。清代陈士铎的《辨证录》提出胆虚不寐的病机理论,认为少阳胆经,为心肾交接之会,胆气虚怯或胆虚邪侵使心肾交接无由,心肾不交而致不寐,陈士铎氏对胆虚致失眠的说理,充实了胆型不寐的理论。

4.脾胃

《素问·逆调论》曰:"阳明者,胃脉也,胃者六腑之海,其气亦下行,阳明逆不得从其道,故不得卧也。"《内经》曰:"胃不和则卧不安,此之谓也。"后世医家对此进行了大量的发挥,有学者认为"胃不和则卧不安"是对因饮食不节、肠胃受损、胃气不和而致不寐的病理机制做出的高度概括,尤其指出《内经》之胃,概括了现代临床的脾、胃、肠三个方面的功能。另外,脾胃不和,胆胃不调,食积、痰火内扰心神也皆可致寝寐不安。在《素问·厥论》中就有记载"腹满膜胀,后不利,不欲食,食则呕,不得卧",两者讲的道理是一样的,就是指饮食不当,脾胃功能失调可以影响到睡眠。

5.肺

《素问·病能论》中有记载"肺气盛则脉大,脉大则不得偃卧"。失眠与肺的关系首先表现卫气和睡眠的关系,失眠与卫气失常密切相关,一言以蔽之,卫不和则卧不安,从而间接地验证了肺的功能失调可以导致失眠。另有学者认为不寐从肺论治,不外乎两端:首先肺气宣肃失常,水道不通,凝液成痰,或气衰不充,心脉失濡;其次是过悲伤肺,神魂相期。

6.肾

《素问·热评论》载:"肾风,诸水病者,故不得卧,卧则惊。"清代《冯氏锦囊秘录》提出"壮年人肾阴强盛,则睡熟而长,老年人阴气衰弱,则睡轻微易知",说明失眠与肾阴盛衰有一定关系。肾的功能异常导致失眠是因为睡眠的正常取决于水火阴阳的协调,而阴阳协调,根在少阴。《冯氏锦囊秘录》指出"夫人之神,寤则栖心,寐则归肾,故寐者,心神栖归于肾舍也……故不寐、健忘两症,虽似心病,实多由乎肾虚也"。肾和失眠的关系在《伤寒论》中论述最多。

由此可见,五脏六腑功能失调都能引起失眠症的发生,并且脏腑相连,还可相互影响,使失眠症更加严重。

(四)情志异常

《素问·病能论》云:"人有卧而有所不安者,何也? 岐伯曰:脏有所伤及,精有所之寄则卧安,故人不能悬其病也。"五脏藏神,脏为邪淫,神无所藏,魂不守舍,则使人眠睡不安。吴昆在《医方考》中亦云:"忧愁思虑伤心,心伤则苦惊喜忘,夜不能寐。"情志因素往往是通过改变脏腑的正常气机来影响睡眠。古代中医学对于情志失调导致失眠的论述常从思虑伤脾或者情志导致心神被扰、脏腑功能或者阴阳失调方面来说,如《类证治裁》指出"思虑伤脾,脾血亏损,经年不寐"。《景岳全书》曰:"思虑过分,火炽痰郁而致不眠者多矣""劳倦思虑太过者,必致血液耗亡,神魂无主,所以不眠"。思虑过度则伤脾,心脾血虚,神魂无主,而致失眠,此类失眠即是因情志异常所诱发。惊恐亦可引起失眠。中医认为,"惊则气乱"。惊吓过后,气机逆乱,神无所主,且"悲哀怒忧则心动",心神不宁,神志错乱,导致不寐。《内经》还认为,"恐则气下",即恐惧伤肾,肾精受伤,不能上承心火,造成心肾不交,扰乱神明而致不寐。

另有一些患者由于先天体质因素,又由于后天失于顾护,使情志异常更为明显,导致脏腑功能失调,气血不畅而失眠。如一些患者先天禀赋不足,形志懦弱,性格多表现为胆怯、自卑、多疑等。形志懦弱之人,又易为七情所伤,长期情志抑郁,久必致肝气郁结,疏泄失常,魂不归肝,而见失眠、多梦等症;或素体肝阳偏亢或肝郁化火,则可见烦恼易怒,火性炎上而扰乱心神则不寐。而劳心之人,久坐久视,致心脾气血两伤,或肝郁犯脾,而成心脾两虚之证。心血不足,心神失养,而见失眠多梦；脾气虚弱，运化失常，或房事过频，伤及肾精，或心阴亏损，或肾阴亏虚，肝肾亏虚，脑髓失充，元神无养，故症见失眠；或素体痰湿偏盛，或阳旺多火，若又为惊疑所触发，痰火内扰致睡不安稳。

（五）其他因素

气血失调是致失眠的一个重要因素。《难经·四十六难》认为人老不寐的病机是"血气衰，肌肉不滑，荣卫之道涩，故昼日不能精，夜不能寐也"，指出了失眠与气血关系密切。古人有久病必有瘀之说，清代叶天士、王清任等医家更有阐述。"久病必瘀"，血络瘀滞，心脉受阻，心神失养，阳不入阴，神不守舍，而致入眠不易，梦中惊魇，其根蒂在于血瘀，"血气不和，百病乃生"。血瘀的形成，或由寒邪侵犯，血被寒凝，泣而不行所致；或由血熬伤津，津不载血，血液凝结所致；或由痰浊水饮阻遏血脉正常运行而致；或由情志不畅，肝郁气滞，不能行血所致；亦可由外伤肌肉血脉，恶血内留，以及年老体弱，气虚无力推动血行所致等。

另有"百病多因痰作祟"之说。《医宗必读》又将不寐原因概括为"一曰气虚，一曰阴虚，一曰痰滞，一曰水停，一曰胃不和"五个方面。痰浊为病，常随气上逆，蒙蔽清窍，扰乱心神，使心神活动失常。《景岳全书》曰："痰火扰乱，心神不宁，思虑过伤，火炽痰郁而致不眠者多矣。"《血证论》则提出"肝经有痰，扰其魂而不得寐者，温胆汤加枣仁治之"。痰郁是因肝气不舒所致，情志不畅，肝郁化火，灼津而生；也可因忧思伤脾，脾虚生湿而酿成；或因饮食肥甘厚腻，酿湿而生。最终这个"痰"若是上蒙清窍，则元神被遏，阴阳失调，神失守舍而失眠。

由此可见，历代医家针对不寐多以从心论治阐述为长，近代渐有从痰、从瘀论治之说，当今王翘楚等以肝为切入点，深入研究失眠症临床证候特点，立从肝论治法治疗以失眠为主症及其相关疾病，确有较好疗效。

三、不寐的中医诊断依据与辨证要点

根据中医学理论，大多数学者对失眠的认识主要包括"营卫运行"理论，"心主神、脑为元神之府"理论及"脏腑虚实失调"理论等。由于基于不同的理论基础，故对不寐的证型分类也有所不同。但即使如此，就不寐最直观可见的临床表现与五脏的关系，仍可将不寐分属五脏，以脏为病位偏向，进而辨证论治。

（一）从"肝"辨治

肝主疏泄、藏血，体阴而用阳，阴中之阳脏。《素问·六节藏象论》载"肝者，罢极之本，魂之居也"。魂乃神之变，诚如《类经》所云："魂之为言，如梦寐恍惚，变幻游行之境，皆是也。"故不寐主症若以多梦、梦呓，甚则梦魇、梦游为主者，则常常责之于肝。

若因肝阴不足，肝血内虚，或肝阳上亢、肝郁瘀阻、肝气横逆，或肝郁化火（风）

而扰动肝魂,令魂不守舍,则当从肝论治不寐。

临床特点:以多梦、梦呓,甚则梦魇、梦游为主。

常见证型:肝阳上亢、肝郁化火(风)、肝郁瘀阻、肝气横逆(犯胃)、肝血不足、肝亢肾虚等证。

1.肝阳上亢(实证)

病因病机:肝为刚脏,阴常不足,阳常有余,肝阳易于亢盛,肝风内动,上扰清窍,也可见少眠多梦等症。

临床表现:主要表现为夜寐早醒,头晕胀或痛,耳鸣,急躁易怒,面红,口干,大便干结,苔黄,舌暗红或绛红,脉弦,或血压偏高。

治则治法:平肝潜阳,活血安神。

代表方剂:天麻钩藤汤加减。

2.肝郁化火(风)(实证)

病因病机:肝体阴而用阳,怒为肝之志,情志之变,郁而化火,上扰心神,可见不寐等症。

临床表现:主要表现为心烦难寐,急躁易怒,面时升火,口舌生疮,大便干结,或手抖,周身肌肉不固定跳动或气样走窜不安,腿足多动不宁,苔黄,舌红,脉细微弦。

治则治法:疏肝解郁,清热安神(息风)。

代表方剂:解郁熄风汤加减。

3.肝郁瘀阻(实证)

病因病机:肝郁日久,失于疏泄,气机郁滞,血行不畅,血脉瘀阻,则肝魂失养,魂不归藏则不寐。

临床表现:主要表现为情志不畅,入夜难寐,心烦郁闷,胸脘胀痛或两胁胀痛,寡言少语,面色无华,眼眶晦暗,眶下色斑,舌紫暗,舌瘀斑点。

治则治法:疏肝解郁,活血安神。

代表方剂:甘麦苦参汤加减。

4.肝气横逆(犯胃)(实证)

病因病机:情志不畅,气郁不舒,肝气横逆犯胃,胃失和降,以致胃不和则卧不安。

临床表现:睡卧不安,胃脘胀闷,胃脘时嘈杂,泛酸,嗳气频作,两胁隐痛,或走窜刺痛,喉间有异物感,苔黄腻,舌暗红,脉细微弦。

治则治法:疏肝解郁,和胃安神。

代表方剂:疏肝和胃方加减。

5.肝血不足(虚证)

病因病机:因"肝藏血,血舍魂",故肝血不足则魂不守舍,可见卧寐不安等症。

临床表现:主要表现为寐中多梦或梦呓,晨起头目眩晕,或视瞻昏渺,兼见心悸或神情郁郁不乐,面色青白不华,或指甲枯白不润,苔薄舌淡而坚敛,脉沉细弦。

治则治法:柔肝养血,安神养心。

代表方剂:小营煎合酸枣仁汤。

6.肝亢肾虚(虚实夹杂证)

病因病机:因"肝藏血,血舍魂",故肝血不足则魂不守舍,可见卧寐不安等症。

临床表现:主要表现为夜寐早醒,头晕胀或痛,时耳鸣,心烦易怒,腰酸,尿频或尿难控,或足跟痛,时潮热自汗出,月经紊乱,量少,或停经。

治则治法:平肝益肾,活血安神。

代表方剂:仙地汤。

(二)从"心"辨治

"心者,君主之官也,神明出焉"(《素问·灵兰秘典论》)。心为五脏之首,主血脉、神志。作为五脏六腑之大主,乃精神之所舍也,故"心藏神"之生理功能若有障碍、异常,则可出现精神意识的异常而见失眠、多梦等症。

另外,心在五行属火,舍神。每因阴精不足,或血虚,或血瘀,或心火过亢,或风痰内扰等,致使神不安舍于心,而见"迟寐""不寐"。

临床特点:以迟寐、不寐为主。

常见证型:痰火扰心、心血瘀阻、心火炽盛、阴虚火旺、心血不足、心胆气虚等证。

1.痰火扰心(实证)

病因病机:多由五志化火,炼液成痰,痰火内盛,或外感热邪,热邪灼液成痰,热痰内扰引起此证。《古今医统大全》曾载"痰火扰心,心神不宁,思虑过伤,火炽痰郁,而致不寐者……真阴不升而心阳独亢,亦不得眠",即是此证。

临床表现:主要表现为心烦心悸、口苦失眠、多梦易惊、面赤气粗、便秘尿赤,甚则神志失常、胡言乱语、哭笑无常、狂躁妄动,舌红苔黄腻,脉弦滑有力。

治则治法:清热化痰,宁心安神。

代表方剂:黄连温胆汤。

2.心血瘀阻(实证)

病因病机:瘀血阻滞于心则心之气血运行不畅,心神失于濡养,神不安舍于心,而致迟寐甚至不寐。

临床表现:主要表现为不寐或迟寐兼见烦躁不宁,或胸中刺痛,或口干而不欲饮,或面有红丝赤缕,舌尖或紫斑或瘀点,脉细而涩。

治则治法:活血化瘀,养心安神。

代表方剂:益气活血汤加减。

3.心火炽盛(实证)

病因病机:心火炽盛,扰动心神,故见心烦不寐。

临床表现:主要表现为躁扰不安,心烦不寐,口干舌燥,小便短赤,口舌生疮,舌尖红,苔薄黄,脉数有力或细数。

治则治法:清心泻火,镇神宁心。

代表方剂:朱砂安神丸。

4.阴虚火旺(虚证)

病因病机:心之阴精不足则不能养神,神失所养不安舍于心,而致迟寐甚至不寐。

临床表现:主要表现为烦躁不寐,兼见潮热盗汗,或手足心热,苔薄舌红,脉细数或弦数。

治则治法:养心阴以安心神。

代表方剂:酸枣仁合麦地汤加减。

5.心血不足(虚证)

病因病机:心血不足无以养神,而致心神失养,发为不寐。正如《景岳全书》所言,"无邪而不寐者,必营气之不足也,营主血,血虚则无以养心,心虚则神不守舍"。

临床表现:主要表现为不寐伴有心悸盗汗,或怔忡恍惚,或头目眩晕,或咽干口燥,或面白无华等,苔薄舌淡白不红,脉沉细弱。

治则治法:补心血而安心神。

代表方剂:补血安神汤加减。

6.心胆气虚(虚证)

病因病机:《沈氏尊生书》载"心胆俱怯,触事易惊,梦多不详,虚烦不寐"。

临床表现:主要表现为心烦不安,紧张难寐,多梦易醒,胆怯心虚,倦怠乏力,气短自汗,舌淡苔薄,脉弦细。

治则治法:益气镇惊,安神定志。

代表方剂:安神定志丸合酸枣仁汤。

(三)从"脾"辨治

脾居中焦,属土,舍意,主运化、升清、统摄血液。饮食物消化和吸收依赖于脾的运化,水谷精微才能"灌溉四旁"和布散全身,所以有"后天之本"之称。正如《医宗必读》中说:"一有此身,必资谷气,谷入于胃,洒陈于六腑而气至,和调于五脏而血生,而人资之以为生者也,故曰后天之本在脾。"因而气血充足与否,与脾关系密切。若气血不充,意失所养,不安舍于脾,则喜忆往事,思及将来,思虑绵绵不绝如缕,而令人迟寐甚至不寐。

临床特点:以思虑纷纭而致迟寐或不寐为主。

常见证型:痰热内扰、心脾两虚等证。

1.痰热内扰(实证)

病因病机:脾失健运,积湿生痰,因痰生热,痰热互结,扰乱心神,故心烦不寐。

临床表现:主要表现为胸闷,心烦不寐,惊悸胆怯,泛呕黏痰,嗳气时作,并有头晕目眩,口苦,舌红苔黄腻,脉滑数。

治则治法:清热化痰,理气和胃。

代表方剂:十味温胆汤合礞石滚痰丸。

2.心脾两虚(虚证)

病因病机:脾虚则生化无源,不能上奉于心,致心神不安,诚如《景岳全书》所言"劳倦思虑太过者,必致血液耗亡,神魂无主,所以不眠"。《类证治裁》亦有所载,"思虑伤脾,脾血亏损,经年不寐"。

临床表现:主要表现为多梦易醒,心悸健忘,自汗、盗汗,神疲食少,头晕目眩,四肢倦怠,面色少华,舌淡苔薄,脉细无力。

治则治法:补益心脾,养心安神。

代表方剂:归脾汤。

(四)从"肺"辨治

肺为华盖,脏腑娇嫩,其生理功能主气、司呼吸、宣发肃降、通调水道、朝百脉主治节。虽然从肺的生理功能分析,肺看似与不寐联系较少,然《素问·病能论》有云:"肺者脏之盖也,肺气盛则脉大,脉大则不得偃卧",足见不寐与肺亦有关。

同时,诚如根据《灵枢》所载"卫气者,昼日行于阳,夜行于阴……若卫气独卫其外,行于阳,不得入于阴,故目不瞑""夫邪气之客人也,或令人目不瞑,不卧出者……厥气客于五脏六腑,则卫气独卫其外,行于阳,不得入于阴;行于阳则阳气盛,阳气盛则阳跷陷,不得入于阴,阴虚,故目不瞑",可知,寐寤是否有常、有序与卫气关系紧密,而卫气的形成及运行正常与否,则均依赖肺之宣发肃降,这也说明了不寐与肺的内在联系。

故而,若因肺气阴不足,或肺气虚弱,魄无以为藏,症可见不寐;若风痰上扰或痰湿蕴肺,肺失宣发,魄受搅扰,不能安舍于肺,惕惕然如惊,亦可见不寐。

临床特点:以易寤、频寤为主。

常见证型:营卫不和、痰湿内盛、风痰上扰、肺气不足、肺阴不足等证。

1.营卫不和(虚实夹杂证)

病因病机:营阴不足,致使营卫循行不相协调,夜间卫气不能随营气循行于阴经或内脏,则削弱了营气的濡养功能,营卫不能内助五脏敛涵其神气,神气浮越则"夜不瞑";晨起卫气出于营阴,营阴不足,卫气内伐,羁留营间,营气不能随卫气运行于阳经或体表,卫气的温养和防御作用就会减弱,从而出现"昼不精"。

临床表现：主要表现为夜间睡卧不宁，烦躁不安，梦多易醒；晨起精神倦怠、反应迟缓、昏昏欲睡。

治则治法：调和营卫，宁心安神。

代表方剂：桂枝加龙骨牡蛎汤加减。

2.痰湿内盛（实证）

病因病机：痰湿内阻，清阳不升，阳不入阴，发为不寐。

临床表现：不寐伴头晕，咳嗽痰多，食欲不佳，浑身乏力，恶心欲呕，或兼见胸胁痞胀、喉中痰鸣，舌苔厚腻，脉滑。

治则治法：健脾燥湿，行气祛痰。

代表方剂：白术丸合温胆汤。

3.风痰上扰（实证）

病因病机：风痰上扰阻络，则心之气血运行不畅，心神失于濡养，神不安舍于心。

临床表现：主要表现为胸膈痞闷不舒，神困欲寐而不得寐，兼见呕呃时作，眩晕，舌质淡红，苔白厚腻，脉缓略滑。

治则治法：理气化痰，息风安神。

代表方剂：涤痰熄风汤加减。

4.肺气不足（虚证）

病因病机：肺气不足，不能养魄，魄失所养，不能安舍于肺，惕惕然如惊，或易寤，或频寤。

临床表现：主要表现为呼吸气短，自汗乏力，或面色萎白，动辄气喘，苔薄舌淡而嫩，脉虚或弱。

治则治法：补益肺气，安神定魄。

代表方剂：补肺汤合桂枝加龙骨牡蛎汤。

5.肺阴不足（虚证）

病因病机：肺失肃降，耗伤肺阴，致呛咳无痰，夜卧难寐。

临床表现：主要表现为呛咳阵作，时而升火，辄夜为甚，重则咳嗽而引激胸闷胀痛，心烦不安，夜卧难寐，兼见口干咽燥，大便偏干或便秘，数日一行。

治则治法：滋阴补肺，理气安神。

代表方剂：沙参麦冬汤合桂枝加龙骨牡蛎汤。

（五）从"肾"辨治

肾处腰际，五行属水，受五脏六腑之精而藏之，故肾为五脏藏精之本，舍志。肾虚者精亏，精亏则不养志，志失所养，不安于舍，则令人早寤。同时，肾主司水液代谢。若肾气不足，三焦气化失司，膀胱通调水道不利，而致尿频、尿急或失控，亦会发为不寐、心烦不安等症。

临床特点：以夜寐早寤为主。

常见证型：心肾不交、肾阳虚衰等证。

1.心肾不交（虚实夹杂证）

病因病机：因心火亢盛，肾阴不足，不能上奉于心，导致水不济火，心火独亢，扰动心神而致神无安宁，睡卧不安。《景岳全书》所言"真阴精血不足，阴阳不交，而神有不安其室耳"亦是此理。

临床表现：主要表现为难以入睡，甚则彻夜不眠，头晕耳鸣，潮热盗汗，五心烦热，健忘多梦，腰膝酸软，遗精，舌红少苔，脉细数。

治则治法：交通心肾，补心安神。

代表方剂：交泰丸合黄连阿胶汤加减。

2.肾阳虚衰（虚证）

病因病机：肾阳虚衰，卫阳失养，阳不交阴，发为不寐。戴原礼《秘传证治要诀及类方》中言"不寐有二种，有病后虚弱及年高人阳衰不寐"，即是对该证的论述。

临床表现：主要表现为不寐伴有畏寒肢冷，腰膝酸软，食少便溏，面色白，或有阳痿、水肿等。

治则治法：温补肾阳，潜镇安神。

代表方剂：金匮肾气丸。

四、失眠的辨证论治

（一）辨证要点

1.辨受病脏腑

由于受累脏腑不同，临床表现的兼症亦有所差别，不寐主要病位在心，但肝、胆、脾、胃、肾等脏腑若出现阴阳气血失调，亦可扰动心神而发不寐。若兼有急躁易怒多为肝火内扰；若有不思饮食、腹胀便溏、面色少华多为脾虚不运；若有腰酸、心烦、心悸、头晕、健忘多为肾阴虚，心肾不交；嗳腐吞酸多为胃气不和。

2.辨病情轻重久暂

本病轻者仅有少眠或不眠，病程短，舌苔腻，脉弦滑数多见，以实证为主。重者则彻夜不眠，病程长，易反复发作，舌苔较薄，脉沉细无力，多以虚证为主。

3.辨虚实

虚证多属阴血不足，责之于心、脾、肝、肾；实证多为肝郁化火、食滞痰浊、胃腑不和。

4.辨证结合临床辅助检查

详细询问病史，患者除失眠外的其他症状和阳性体征对疾病的诊断有重要的指导意义。必要时做相关检查,排除因肿瘤疼痛、呼吸衰竭、心力衰竭、骨折等引起不寐的器质性病变。不寐的确诊可采用多导睡眠图监测来判断:①测定其平均睡眠潜伏期时间延长>30分钟;②测定实际睡眠时间减少,每夜<6.5小时;③测定觉醒时间增多,每夜>30分钟。

(二)治疗要点

治疗以补虚泻实、调整阴阳为原则,安神定志是本病的基本治法。实证宜清心泻火,清火化痰,清肝泻热;虚证宜补益心脾,滋阴降火,益气镇惊。

1.辨证基础上佐以安神之品

不寐临床主要症状为睡眠障碍,其主要病因为心失所养,心神不安,故无论是何证型的不寐均应佐以安神定志之品,但要在辨证的基础上,实证应泻其有余,或清肝火,或消痰热,或泻心火;虚证应补其不足,或补益气血或健脾补肝益肾。

2.调整阴阳气血

不寐的病机为脏腑阴阳失调,气血不和,用药上注重调整阴阳,补虚泻实,使阴阳达到平衡,阴平阳秘,气血调和,脏腑功能恢复正常,阴阳相交,则睡眠改善。

3.心理治疗

对于情志不调所致不寐,在治疗上应给予患者心理指导,使其放松紧张或焦虑情绪,保持心情舒畅以调达气机。因此心理指导对不寐的治疗起着举足轻重的作用。

(三)基本辨证分型及治疗

1.实证

(1)心火亢盛

主症特点:不寐,心烦,口干,舌燥,口舌生疮,小便短赤,舌尖红,苔薄黄,脉数有力或细数。

治法:清心泻火,宁心安神。

方药:朱砂安神丸加减。

方中朱砂重镇安神;黄连清心泻火;生地黄、当归滋阴养血;炙甘草调和诸药,以防朱砂质重碍胃。

若便秘溲赤加大黄、芒硝、淡竹叶引火下行以安心神;若胸中懊恼,胸闷泛恶,加豆豉、竹茹宣通胸中郁火。

(2)肝郁化火

主症特点:不寐,平素急躁易怒,多梦易惊醒,伴头晕、头胀、目赤口苦、便秘、溲赤,舌红,苔黄,脉弦数。

治法:清肝泻火,镇静安神。

方药:龙胆泻肝汤加减。

方中龙胆草、黄芩、栀子清肝泻火;泽泻、木通、车前子清热利湿;当归、生地黄养血滋阴柔肝;柴胡疏肝理气;甘草和中。

若胸闷胁胀、善叹息者,加香附、郁金、佛手疏肝解郁;若肝胆实火,肝火上炎之重症,出现头痛欲裂,大便秘结,可服当归龙荟丸,以清泻肝胆实火。

针灸:水沟、太冲、合谷、三阴交(主穴);肝俞、心俞、安眠、足三里(配穴)。

(3)痰热内扰

主症特点:不寐,头痛如裹,痰多,脘闷,吞酸恶心,心烦口苦,目眩,舌质红、苔黄腻,脉滑数。

治法:清热涤痰,养心安神。

方药:黄连温胆汤加减。

方中黄连清热燥湿,泻心火除烦;竹茹涤痰开郁,以清胃脘的痰热;配甘草、生姜调胃以安其正;佐以茯苓渗湿;半夏燥湿;陈皮理气助脾运湿;枳实宽中下气。

若心悸动,惊惕不安,加琥珀、珍珠母、朱砂之类镇惊安神定志;若痰热盛,痰火扰心神,彻夜不眠,大便秘结不通者,加大黄或用礞石滚痰丸逐痰泻火安神。

针灸:申脉、照海、丰隆、中脘(主穴);脾俞、心俞、内关、足三里、三阴交(配穴)。

(4)胃气不和

主症特点:睡卧不安,胃脘不适,嗳腐吞酸,腹胀,大便不爽或便秘,苔黄腻,脉沉滑。

治法:消食化滞,和胃安神。

方药:保和丸加减。

方中山楂、神曲、莱菔子消食导滞;半夏、陈皮、茯苓、理气和胃化痰除痞满;连翘散结清热。本方可酌加远志、夜交藤、合欢花宁心安神。

便秘者加大黄;小便赤涩者加滑石;如热象著者加黄连、栀子;食欲不振且舌苔厚腻者加藿香、佩兰;脘腹胀满者选加厚朴、槟榔;腹胀便秘者可选用枳实导滞丸。

2.虚证

(1)阴虚火旺

主症特点:心烦不寐,多梦易惊兼心悸,健忘,头晕耳鸣,腰膝酸软,梦遗,五心烦热,舌红,脉细数。

治法:滋阴降火,交通心肾,安神。

方药:黄连阿胶汤加减。

方中黄连、黄芩降火;阿胶滋肾阴;鸡子黄佐黄芩、黄连泻心火补心血;白芍佐阿胶补阴敛阳。本证亦可选用天王补心丹、朱砂安神丸等。

若阳升面热微红,眩晕耳鸣可加牡蛎、龟板、磁石等重镇潜阳,阳入于阴,即可入寐;若心烦心悸较甚,男子遗精,可加肉桂引火归元;若肾虚明显加六味地黄丸;

盗汗则加麻黄根、浮小麦、生龙骨、生牡蛎。

针灸：太溪、神门、百会、阴陵泉（主穴）；肾俞、心俞、内关、足三里、三阴交（配穴）。

（2）心脾两虚

主症特点：难以入寐，寐则多梦易醒，心悸健忘，肢倦神疲，头晕，腹胀便溏，面色少华，舌淡苔白，脉细弱。

治法：补益心脾，养血安神。

方药：归脾丸。

本方为心脾双补的代表方，方中人参、黄芪、白术、炙甘草健脾补气；当归补血；远志、枣仁、茯神、龙眼肉健脾养心安神；木香行气，使补而不滞。

若偏于血虚面色不华，加熟地黄、丹参；若不寐较重，可加柏子仁、五味子、夜交藤助养心神；夜梦纷纭，时醒时寐，加肉桂、黄连；如兼脘闷纳差，苔滑腻，加二陈汤助脾理气化痰；兼腹泻者，去当归加苍术、山药之类。

针灸：脾俞、心俞、内关、百会、阴陵泉（主穴）；足三里、三阴交（配穴）。

（3）心胆气虚

主症特点：不寐多梦，善恐易惊，胆怯心悸，气短倦怠，自汗，舌质淡，脉弦细。

治法：益气镇惊，安神定志。

方药：安神定志丸加减。

方中人参益心胆之气；茯苓、茯神、远志、石菖蒲化痰宁心，镇惊安神；龙齿具有镇惊、安神定志的作用。

若血虚阳浮，虚烦不得眠，终日惕惕不安，遇事易惊，可用酸枣仁汤养血清热，除烦。

心悸气短加黄芪、白术、山药；心气虚自汗者加浮小麦、麻黄根；心肝血虚，惊悸汗出，重用人参，加白芍、当归补养肝血；胸闷善太息，腹胀者，加柴胡、陈皮、山药、白术、吴茱萸；善惊易恐较甚，神魂不安者，可加龙骨、牡蛎、石决明、朱砂重镇安神。

针灸：肾俞、胆俞、心俞、魄户、志室、阳陵泉、阴陵泉（主穴）；四神聪、内关、足三里、三阴交（配穴）。

五、治疗失眠症的临床经验

1. 常用中成药

（1）心肝火旺型：肝郁气滞偏重，逍遥丸；肝郁化火偏重，丹栀逍遥丸；肝阳上扰偏重，天麻钩藤饮冲剂。

（2）痰火内扰型：痰热内扰偏重，二陈丸、涤痰丸；脾胃虚弱偏重，参苓白术散。

（3）心肾不交型：心火亢盛偏重，安神补心丸、更年安片、交泰丸；肾阴亏虚偏盛,龟鹿滋肾丸。

(4)心脾两虚型:归脾丸。

(5)心胆气虚型:柏子养心丸、七叶神安片。

(6)心肺亏虚型:金水宝胶囊、五味子糖浆。

(7)肝郁瘀血型:清脑复神液、酸枣仁糖浆。

2.失眠症的民间偏方治疗

(1)花生、大米各40g,花生叶50g,米醋1食匙。用法:将花生、大米捣碎为细末,再加花生叶共捣研,放入锅内加水一碗半,煮粥一碗,加入米醋,每晚睡前一次服完。功效:补气养血,敛心安神。

(2)鲜花生叶100g,五味子6g。用法:水煎,睡前服。功效:补肾宁心安神。

3.失眠症的药枕治疗

(1)配方1:菊花、桑叶、侧柏叶各20g,竹茹、白芷各15g,川芎、牡丹皮、荆芥各10g,决明子、磁石、薄荷叶各30g。方法:将磁石捣碎成米粒状碎块,决明子用清水洗净后烘干或晒干,其余药物晒干或烘干,研成细末共拌匀,装入枕芯制成药枕。功效:疏肝泻火、镇静安神,对肝郁化火引起的失眠有效。

(2)配方2:黑豆、磁石各1000g。方法:将上药捣碎,装入枕芯制成药枕。功效:养心安神、宁心定志,用于阴虚火旺和肝肾阴虚引起的失眠。

(3)配方3:菊花、决明子各1000g。方法:将上述两药晒干或烘干,研成细末装入枕芯,制成药枕。功效:清肝泻火、养心安神,用于阴虚火旺引起的失眠。

(4)配方4:柏子仁、吴茱萸、薄荷、陈皮、白芷、白术、附片、藁本、川芎、益智仁、防风、远志、夜交藤、合欢花、白菊花、淡竹叶、艾叶各30g。方法:将上述药物晒干或烘干,研成碎末装入枕芯,制成药枕。功效:养心安神、镇惊定志,用于治疗心胆气虚引起的失眠。

4.针灸疗法

(1)体针:主穴:神门、三阴交、百会。辅穴:四神聪。配穴:心脾两虚加心俞、厥阴俞、脾俞;肝郁化火加肝俞、胆俞、期门、大陵、行间;心肾不交加心俞、肾俞、照海;肝火上扰加肝俞、行间、大陵;胃气不和加中脘、足三里、内关;痰火内扰加神庭、中脘、天枢、脾俞、丰隆、内关、公孙;心胆气虚加神庭、大陵、阴郄、胆俞、气海、足三里、丘墟。

(2)皮内针:在心俞、肾俞埋入皮内针,可单侧或双侧埋之,取皮内针或0.5寸细毫针刺入穴中,使之有轻度酸胀感,3天换1次,注意穴位清洁。

(3)耳针:取皮质下、交感、神门、肝、心、脾、肾,埋压王不留行,在穴位处寻找敏感压痛点,用胶布贴王不留行,嘱患者每日自行按压4~6次,每次10~15下,以穴位局部疼痛、发热、有烫感为佳。隔日换贴1次,双耳交替选用,10次为1个疗程。

(4)艾灸:每晚睡前用艾条悬灸百会 10～15 分钟;艾条灸神门、百会、足三里、列缺、养老、三阴交、心俞,每穴灸 5 分钟,每晚 1 次,7～10 次为 1 个疗程;每晚睡前用热水泡脚 10 分钟,擦干后用点燃的艾条对准涌泉穴灸,每侧各灸 15～20 分钟,每晚 1 次,7 日为 1 个疗程。

5.推拿疗法

(1)治疗方案:患者取仰卧位,施术者坐于患者头部上方,以右手示指、中指点按睛明穴 3～5 次后,以一指禅推法或双拇指推法,自印堂穴向两侧眉弓、前额推至两太阳穴,换用余下四指推擦脑后部,在风池穴至颈部两侧重复推两遍。再以双拇指指尖点按百会。

(2)推拿常用穴位:足三里、三阴交、阳陵泉、绝骨、肾俞、大肠俞、神门、内关、风池、太阳、印堂、合谷等穴。

6.功法治疗

功法包括放松功、内养功、站桩功、太极拳、八段锦、六字诀等。

7.手足心疗法

(1)手心疗法:用适量植物油涂于手心,轻轻按摩,用于治疗各型失眠症;双手合掌用力摩擦,双手掌握搓手掌心劳宫穴,使之有发热感。

(2)足心疗法:临睡前用热水泡脚 10 分钟,每日 1 次。

六、失眠症的针灸治疗

针灸治疗失眠症是许多患者常采用的一种方式,经过多年的临床实践经验证明,针灸通过经络穴位对机体进行整体调节,可起到安神、助眠的良好效果。大部分患者当天针灸治疗后,都卓有成效。

针灸治疗失眠症是通过针刺手法结合经络穴位调节气血、调节脏腑及最终达到调节阴阳的目的。

(一)针灸疗法治疗失眠症的六大效果

1.明显提高睡眠质量

失眠症患者大多可归结为心、肝、脾、肺、肾脏腑功能紊乱,气血不足或者瘀滞,从而造成气血阴阳失调,针灸治疗可以调节气血,改善脏腑功能,平衡阴阳,因此可以显著提高睡眠质量。

2.改善精神状态

失眠会让很多人心烦意乱,偶尔失眠还可以承受,如果经常失眠,相信很多人难以承受的。采用特色针灸疗法治疗会感觉自己的精神好些。

3.改善脾胃功能

失眠不仅会让人的精神不好,食欲也会受到影响,用针灸治疗后患者食欲会逐渐变好,那是因为针灸能改善脾胃功能,调节便秘、腹泻等情况,使脏腑功能恢复良好。

4.改善气血

经过针灸治疗失眠症后,人们不需吃镇静催眠药就能睡得很香甜,脸色好转,同时白天不会处于没有精神的状态。

5.改善精力

长期失眠会使阴液耗伤,患者感到筋疲力尽,乏力不适,经过针灸调节内分泌,调补肝肾,健脾补益气血,可改善睡眠质量。

6.增强免疫功能

长期失眠的患者普遍免疫力低下,容易患病,针灸治疗可显著增强体质,增强机体免疫力。

(二)针灸治疗失眠症操作方法

根据失眠症患者的具体情况,辨证取穴,在恢复人体功能的基础上,全面调节人体的脏腑经络,使阴平阳秘,精神乃治,阴阳平衡,以达到养心、宁心、镇静、安神的目的,明显改善睡眠质量,无不良反应,排除患者对镇静催眠药物依赖性的恐惧心理。

针灸治疗失眠症以体针为主,除此之外还有皮肤针、耳穴、刺血、艾灸等疗法。

1.体针疗法

(1)辨证:本病辨证首分虚实。虚证多属阴血不足,心失所养,临床特点为体质瘦弱,面色无华,神疲懒言,心悸健忘;实证为邪热扰心,临床特点为心烦易怒,口苦咽干,便秘溲赤。次辨病位,病位主要在心。由于心神失养或不安,故神不守舍而不寐,且与肝、胆、脾、胃、肾相关,如急躁易怒而不寐,多为肝火内扰;脘闷苔腻而不寐,多为胃腑宿食,痰热内盛;心烦心悸,头晕健忘而不寐,多为阴虚火旺,心肾不交;面色少华,肢倦神疲而不寐,多属脾虚不运,心神失养;心烦不寐,遇事易惊,多属心胆气虚等。

(2)取穴:主穴:印堂、百会、列缺、照海、合谷、太冲、内关、神门。配穴:气郁化火配行间;痰热上扰配丰隆、阴陵泉;心脾两虚配心俞、脾俞、三阴交;阴虚火旺配太溪、大陵;心虚胆怯配胆俞、心俞。根据辨证虚实采用补虚泻实的手法。

2.皮肤针

(1)取穴:常用穴为颈椎1～7两侧、胸椎5～12两侧。备用穴为神门、足三里、三阴交。

(2)操作:上述部位均取,重点用皮肤针叩刺常用穴之两侧,手法轻度或中度。先从颈椎开始,自上而下叩刺两遍。然后在胸椎5～12两侧做横行刺,每横行部位三针。在穴位表面0.5～1.5cm范围内按常规叩刺20～50下。额部横叩打三行,头部呈网状叩打。手法同前。以局部皮肤潮红或微出血为宜。每日或隔日 1 次，12 次为 1 个疗程，疗程间隔 1 周。

3.耳穴压丸

(1)取穴：常用穴为心、缘中、神门。备用穴为肾、皮质下、肝、内分泌、脾。

(2)操作：一般仅取常用穴，效不显时加选备用穴 1~2 穴。贴压物可用王不留行、绿豆或冰片（预先制备成米粒大的颗粒），贴压于一侧穴上。然后每穴按压 1 分钟，使耳郭充血发热。令患者每日自行按压耳穴 3~5 次，睡前必须按压 1 次，时间为每穴 1~2 分钟。隔日换贴 1 次，两侧穴位交替应用。10 次为 1 个疗程，疗程间隔 4 天。

4.刺血

刺血主要用于痰热内扰、肝火内盛等实证的治疗。

常用穴：阿是穴。

备用穴：内中魁（位于手中指掌侧正中线、近侧指节横纹中）。

操作：先以耳穴探测仪或探测棒在耳根部仔细测出敏感点，做好标记。常规消毒后，用消毒弹簧刺针或三棱针迅速点刺，出血如绿豆大。每次只刺一侧，每日或隔日 1 次，两耳交替。疗效不显著者可加刺另一侧之内中魁。5~7 次为 1 个疗程。

5.艾灸法

用艾条对穴位进行悬灸，主穴：百会、安眠、神门、三阴交。心脾两虚者取心俞、脾俞；心虚胆怯者取心俞、胆俞；心肾不交者取内关、太溪。

每穴灸 10~20 分钟，每次 2~4 穴位，10 次为 1 个疗程。

6.经验治疗

除了针灸的常规治疗方法以外，作者根据自身的临床经验认为督脉及其他的奇经八脉在调节睡眠方面都起到至关重要的作用，通调督脉可起到平衡阴阳的作用。因此在针刺治疗失眠的过程中提出了以下治疗思路。

(1)通调督脉：督脉与心脑的关系非常密切，督脉之循行一以行脊正中入脑；一以贯脐以贯心。《素问·骨空论》记载了督脉的分支"上额交巅上，入络脑"，《难经·二十八难》所述："督脉者，起于下极之俞，并于脊里，上至风府，入属于脑。"故曰督脉之神是心脑所藏之神的一部分，失眠与督脉之神息息相关。因此督脉为病，心脑功能紊乱，心神不宁，均容易出现失眠症状。督脉源于胞中，出于会阴，络于肾。《医学入门》云："脑者髓之海，诸髓皆属于脑，故上至脑，下至尾骶。"由此可见，督脉通髓达脑，是传输精气的重要通道，是精髓循环的范围。督脉联系心、脑、肾，调和营卫，平衡阴阳，是脏腑经脉的重要调控系统，其内含精髓、阳气、神气，是卫气营血的集中之处。督脉不通，精气、神气、阳气或盛或衰，导致阴阳失衡，脏腑不调，营卫不和，则目不瞑。督脉得通，元气始生，精气始用，神气始充，阴平阳秘，则脏腑协调,营卫和谐,目始瞑得寐。因此,督脉在失眠症的发生发展过程中具有重要的地位。

(2)先后天共调,平衡阴阳:《类证治裁》认为"阳气自动而之静,则寐;阴气自静而之动,则寤;不寐者,病在阳不交阴也"。失眠症的发病根源在于阴阳失调。督脉阳气亏虚不仅降低脏腑功能,影响气血运行,使气血津液难以上达大脑,导致脑髓失养。督脉联系心、脑、肝、肾,与任脉及各阳经均有联系,是脏腑经脉的重要调控系统。因此,通调督脉不仅可以振奋阳气,还可以平衡阴阳,调节各脏腑和脑的功能,恢复"阴平阳秘"的健康状态。根据"一源三歧"的说法,在督脉穴位基础上也要选取任脉穴位,固本培元,以补先天,还要选取脾胃经穴位,以调补后天之脾胃,补益气血。

(3)注重奇经八脉,并佐以腹针:奇经亏损、八脉失养与本病发病也密切相关。《素问·逆调论》云:"阳明者胃脉也,胃者,六腑之海,其气亦下行,阳明逆,不得从其道,故不得卧也。《下经》曰胃不和则卧不安,此之谓也。"奇经八脉对十二经、经别、络脉起着广泛的联系作用,并主导调节全身气血的盛衰,尤其督脉循行路线恰在脊髓与脑。督脉虚损,不仅统帅、督促全身阳气的作用减弱,且循行部位受累尤甚,脊髓与脑皆失温养而发病,此与现代医学认为的失眠症在发病位置及其机制上皆极为吻合。以神阙为轴心的大腹部不仅有一个已知的与全身气血运行相关的循环系统,还拥有一个被人们所忽略的全身高级调控系统。为腹针疗法奠定理论基础。脐下气海、关元等穴处为人体生命之本,精气之源。任脉上的中脘、下脘、气海、关元四穴具有调理气机、固本培元的作用;而足阳明胃经上的天枢及足太阴脾经上的大横可促进脾胃的纳运相成,升降相因,临床上通过腹针疗法可以调动人体自然生理功能以实现调理脏腑阴阳气血平衡的目的。

(4)选穴特点:不寐早期多为实证,治疗以疏肝宁心安神、清热除烦为主,多取手少阴经、八脉交会穴。后期多为虚证,治拟交通心肾,养血安神。总体而言,失眠一症主因心神不宁。'百会、神庭、印堂均为督脉穴,可通督宁神,其中百会位于巅顶,是肝经与诸阳经交会之处,可清头目,宁神志,平肝潜阳;安眠、四神聪为治疗失眠的经验效穴,可加强安神定志之功。神门为手少阴心经之原穴、太溪为足少阴肾经之原穴,两穴相配可交通心肾;阳陵泉、内关、太冲相配,以疏肝解郁;神庭与双侧本神(胆经穴),三穴组合运用称为"三神穴",具有醒脑安神之效;照海为肾经穴,八脉交会穴通阴跷脉,可滋阴补肾,通调跷脉以安神助眠;中脘、下脘、气海、关元、天枢、大横通调脏腑、和胃安神,补益气血,气血定则心神安。足三里、三阴交同样具有加强健脾和胃、补益气血的作用。

第二节 癔症

脏躁又名悲病、忧病,相当于西医的癔症,乃因忧郁伤神,心神惑乱所致,是一种以发作性悲忧善哭、喜怒无常为主要表现的脑系疾病。《金匮要略·妇人杂病脉证并治》谓:"妇人脏躁,喜悲伤欲哭,象如神灵所作。"

一、传承概略

师尊欧阳锜在进行"中医病名诊断规范化研究"课题时,正式将脏躁确定为中医病名,并在《临床必读》中对其临床表现、诊断要点、鉴别诊断和分证施治进行研究,且指明其辨证的关键是辨别阴阳,至今仍有指导意义。

二、临床表现

(1)起病呈发作性,一日数发,发作时间长短不等,平复则如常人。

(2)始为多疑、善怒、失眠多梦,渐而郁闷寡言或多言不休,悲喜无常,数欠伸,甚则猝倒、痉挛、瘫痪、失明、失语、幻觉幻听等。

三、诊断要点

(1)多发于青壮年,女性尤多。

(2)常有情志刺激。

(3)症状变幻无定,可因暗示而产生,亦可因暗示而消失。

四、鉴别诊断

1.癫狂

心神惑乱,多表现为语无伦次,詈骂号叫,甚至逾垣上屋,狂妄不宁。

2.呆病

神志异常,多表现为呆板、反应迟钝、行为古怪等。

3.百合病

神情恍惚,饮食、行动异常,症状变化无定。

4.痫病

亦有发作性昏厥,但时间长并吐涎沫,口中有声。

五、证治特色

1.忧郁伤神证

主症:多疑善怒,郁郁不欢。神倦,食欲不振。舌质淡红、苔薄,脉细小弦。

治法:解郁安神。

选方:逍遥散加减。

柴胡 10g,白芍 15g,当归 10g,白术 10g,合欢花 6g,郁金 10g,砂仁 3g,神曲 10g,甘草 3g。

加减:若大便溏者,加茯苓;纳食减少者,加麦芽、谷芽;难以入睡者,加首乌藤、酸枣仁。

2.心神失养证

主症:悲伤欲哭,郁闷寡言,数欠伸。失眠多梦。舌质淡红、苔薄,脉细。

治法:养心安神。

选方:甘麦大枣汤加味。

浮小麦 30g,大枣 12g,甘草(炙)7g,合欢花 6g,百合 30g,酸枣仁 30g,五味子 6g,珍珠母 30g,甘草 3g。

加减:若脘腹胀者,加隔山消、神曲;心烦易怒者,加白芍、郁金。

3.肝风上扰证

主症:昏厥、痉挛、幻听幻觉,头晕目眩,烦热咽干。舌质红、苔薄黄,脉弦数。

治法:平肝熄风。

选方:天麻钩藤饮加减。

天麻(蒸兑)10g,钩藤 20g,生石决明(布包先煎)30g,珍珠母(布包先煎)30g,杜仲 15g,石菖蒲 10g,远志(炙)15g,郁金 10g,山楂 15g。

加减:心中烦热者,加栀子、黄柏;头晕目眩者,加蒺藜、蔓荆子;大便秘结者,加大黄、决明子。

六、其他疗法

(1)小麦 50g,大枣 30g,甘草(炙)6g。水煎代茶。

(2)石菖蒲 12g,莲子心 3g。开水冲泡,代茶饮。

(3)合欢花 6g,玫瑰花 3g。开水冲泡,代茶饮。

七、传承实录

1.脏躁乃气血失于濡润所致

藏者,子脏也。妊娠篇言少腹如扇,为子脏开,当以附子汤温其脏。彼则脏寒,须温其阳;此则脏燥,须润其燥。脏何以燥?气血不得润濡,则不能下润子脏。肺主气而主悲,气津伤则悲伤欲哭;心主血而藏神,血液燥则心神无依,遂无以制魄。神不安,魂不定,则象如神灵所作矣。

2.脏躁宜重视辨别阴阳

脏躁宜重视辨别阴阳:精神忧郁,神志恍惚,悲伤欲哭者为阴证;喜怒无常,手舞足蹈者为阳证。治疗此病,用甘麦大枣汤多效。

第三节　郁病

郁病又名六郁,乃因情志不舒,气机郁滞,或思虑过度所致,是一种以忧郁焦虑、多疑易怒、失眠健忘为主要表现的脑系疾病。《古今医统大全·郁证门》云:"郁为七情不舒,遂成郁结,既郁之久,变病多端。"西医神经症、抑郁症可参照此篇治疗。

一、传承概略

师尊欧阳锜在主持"中医病名诊断规范化研究"课题时,正式将郁病确定为中医病名,在《临床必读》中总结出此病的临床表现、诊断要点、鉴别诊断及分证施治经验。第二代传人欧阳剑虹提出宜重视辨别虚实、赵志付从刚柔辨治、周慎从心肝脾论治,均丰富了此病的辨治内容。

二、临床表现

(1)发病缓慢。

(2)主要表现为精神忧郁,心烦不安,多疑善怒,健忘失眠,并兼有头晕脑胀、神疲乏力、胁肋胀痛等症;或悲伤欲哭,或咽中如有炙脔。

(3)诸症每因情志舒畅、休息、注意力转移后减轻或消失。

三、诊断要点

(1)多发于成年女性。

(2)平素即情志欠畅,精神抑郁。

(3)诸症每因情志变化而增减。

四、鉴别诊断

1.癫狂

表现为语无伦次,詈骂号叫,或逾垣上屋等。

2.呆病

以精神呆滞、反应迟钝、行为古怪为主。

五、证治特色

1.肝郁气滞证

主症:精神抑郁,烦躁易怒,头晕目眩,胸闷太息,腹胀。脉弦。

治法:疏肝解郁。

选方:柴胡疏肝散加减。

柴胡 10g,白芍(酒制)15g,郁金 10g,香附 10g,川芎 6g,蒺藜 10g,陈皮 6g,瓜蒌皮 10g,甘草 6g。

加减:若胸脘痞闷明显者,加枳壳、旋覆花;口干口苦者,加黄芩、竹茹;失眠多梦者,加合欢花、酸枣仁。

2.肝郁痰热证

主症:头晕目眩,口苦目赤,咽中如有炙脔,性情急躁,胸闷呕恶,口苦。舌苔黄厚腻,脉弦滑数。

治法:疏肝解郁,清热化痰。

选方:温胆汤合小陷胸汤加减。

法半夏 10g,陈皮 6g,茯苓 15g,竹茹 10g,瓜蒌皮 10g,黄连 5g,枳壳 5g,甘草 3g。

加减:若呕吐明显者,加赭石、旋覆花;眩晕明显者,加蔓荆子、蒺藜;咽中异物感明显者,加厚朴、紫苏叶;失眠者,加酸枣仁、合欢花。

3.肝郁脾虚证

主症:精神抑郁,烦躁易怒,胸脘痞闷,善太息,纳食减少,大便稀溏,多梦易醒。舌质淡,脉弦缓。

治法:疏肝解郁,理脾和胃。

选方:逍遥散加减。

柴胡 10g,白芍(酒制)15g,白术 10g,当归 10g,茯苓 15g,薄荷 5g,酸枣仁 30g,合欢花 6g,木香 5g,龙齿 30g,甘草 3g。

加减:潮热者,加牡丹皮、灯心草;纳食减少者,加神曲、麦芽。

4.心脾两虚证

主症:胆怯,失眠健忘,头晕神疲,倦怠,纳食减少,大便稀溏。舌质淡,脉细弱。

治法:补益心脾。

选方:归脾汤加减。

黄芪 15g,党参 10g,白术 10g,当归 10g,茯神 10g,酸枣仁 15g,石菖蒲 10g,远志(炙)6g,木香 5g,灵芝 30g,甘草(炙)3g。

加减:伴心悸不宁者,加甘松、珍珠母;心烦口干者,加灯心草;纳食减少者,加砂仁、麦芽。

5.阴虚火旺证

主症:怔忡,焦虑不安,头晕耳鸣,面红目赤,五心烦热,口干咽燥。舌质红、苔少,脉细数。

治法:滋阴降火。

选方:知柏地黄汤加减。

熟地黄 15g,山茱萸 12g,山药 15g,牡丹皮 10g,茯苓 10g,黄柏 10g,知母 10g,灯心草 3g,龙胆 3g,甘草 3g。

加减:若口干咽燥者,加沙参、石斛;头面烘热者,加菊花、苦丁茶;大便干结者,加决明子;失眠多梦明显者,加酸枣仁、珍珠母。

六、其他疗法

(1)香附 6g,佛手 6g,陈皮 3g。开水冲泡,代茶饮。

(2)石菖蒲 12g,蒺藜 6g。开水冲泡,代茶饮。

(3)合欢花 6g,玫瑰花 3g。开水冲泡,代茶饮。

七、传承实录

1.郁病重在辨别虚实

郁病重在辨虚实。初病多实,有肝气郁结、肝郁痰热之分,治当疏肝降逆,理气解郁,或清肝泄火,化痰散结;日久可由实转虚,也可因忧愁思虑、郁怒不舒等损伤心脾,耗伤气血阴精而成,有心脾两虚、阴虚火旺之异,治当益气补血、理气开郁,或滋养阴精,降火潜阳。少数患者日久可虚实互见,治疗又宜虚实兼顾。

2.郁病从刚柔论治

赵氏从郁病病机特点入手,从其社会-心理-伦理角度进行辨证论治,提出采用刚柔辨证诊疗该病。认为其辨证可分为两纲四型十六证,其中四型分别为:刚实证、刚虚证、柔实证、柔虚证;治疗上分别可用泻肝清心安神法、柔肝养心法、疏肝理气法、疏肝健脾法等 4 种治法。

泻肝清心安神案:患者,女。2012 年 5 月初诊。心情低落,恐惧,易激惹半月。曾于安定医院就诊,诊为抑郁症。4 月中旬开始因发热引起恐惧,恶心,欲哭,食可,大便干,尿黄,运动少,不愿动,睡眠差,性急。舌质红、苔黄腻,脉弦。西医诊断:抑郁症伴焦虑状态;中医诊断:郁病,证型为心肝火旺兼痰。治疗方法为泻肝清心安神,以黄连解毒汤加减治疗。药用:栀子 10g,牡丹皮 12g,黄芩 10g,菊花 12g,连翘 10g,决明子 30g,莱菔子 30g,枳壳(炒)12g,厚朴 9g。大黄(熟)6g,白芍 10g,丹参 30g,磁石(煅,先煎)30g,珍珠母(先煎)30g,酸枣仁(炒)50g,柏子仁 50g,肉桂

3g,砂仁 6g,甘草(炙)6g,鸡内金(炒)9g,7 剂,水煎服,1 日 4 次,并嘱其平日增加体力活动。1 周后复诊诉仍情绪低落,言语少,欲哭,睡眠改善,大便正常。遂守原方继服。又 10 日复诊,诉郁闷、恐惧缓解;后继服 3 个月,心情明显改善,睡眠好。

按:此法用于治疗刚实证(即心肝火旺证)郁病患者,一般症见性急易怒,烦躁,失眠多梦,面红目赤。平素可见发热口渴,大便可有干结,小便黄。舌质红、苔黄,脉数。若夹痰夹瘀,则胸闷明显,兼见舌暗红、苔腻。若犯胃,则兼见胃脘灼热作痛、胁肋不适、口干口苦、脉弦等肝横犯胃之象。若伤阴,则见口渴喜冷饮、大便干、舌质红苔燥、脉细数等症。

柔肝养心案:患者,女。2012 年 4 月初诊,诉情绪低落 10 个月。症见心情低落、易激惹,食少,睡眠差,以入睡困难为主。其爱人因肝癌去世。平素性急烦躁,大便一般。舌质红、苔薄黄,脉弦。进行心理评定后,诊断为心肝阴虚证之郁病,采用柔肝养心法。药用:白芍 10g,丹参 30g,酸枣仁(炒)50g,柏子仁 50g,百合 30g,首乌藤 30g,白术(炒)30g,茯苓 30g,砂仁 6g,鸡内金(炒)9g,珍珠母(先煎)30g,磁石(煅,先煎)30g,龟甲(炙,先煎)30g,肉桂 3g,党参 10g,甘草(炙)6g。7 剂,水煎服,1 日 4 次,并嘱其平日增加体力活动。1 周后复诊诉睡眠好转,仍有情绪低落,易心烦、易怒。守方继服。2 周后复诊,诉睡眠尚可,情绪低落改善,心烦改善。继服 5 周后复诊,诉心情明显改善,偶有心烦,睡眠好。

按:该法用于治疗刚虚证(即心肝阴虚证)郁病患者。其症见性急烦躁,心情低落,心悸,头晕头痛,失眠,两目干涩,五心烦热,低热颧红,舌质红、少苔,脉细数。该证常伴阳亢之象,如头晕头痛、头重脚轻之类。若夹湿,则兼见四肢困重,食少便溏,舌质红、苔腻,脉细滑等。若夹瘀,则有两胁刺痛,妇女经少,舌有瘀斑点,脉细涩等症。

疏肝理气案:患者,女。2012 年 7 月初诊,症见情绪低落,沉默寡言。3 个月前开始待在家中,学校布置作业不做,白天睡觉,晚上失眠。平时在学校没有朋友,害怕被批评,成绩一般。情绪低落,内向,性缓,语言少。舌质红、苔薄白,脉弦。诊断为肝郁气滞证之郁病,采用疏肝解郁之法,药用:柴胡 12g,白芍 10g,枳壳(炒)12g,香附(炒)10g,青皮(炒)6g,石菖蒲 12g,合欢皮 15g,郁金 10g,川楝子 10g,砂仁 6g,鸡内金(炒)9g,肉桂 3g,酸枣仁(炒)50g,柏子仁 30g,甘草(炙)6g。7 剂,水煎服,1 日 4 次,并嘱其平日增加体力活动。1 周后复诊,睡眠好转,守方继服。又 7 日复诊,见食欲不振,恶心欲吐,肢体困重,遂加茯苓、白术(炒)各 30g。后继服半个月,其父母诉入睡晚,加桑叶 10,菊花 12g。

按:该法用于柔实证(即肝郁气滞证)郁病患者,症见情志抑郁,善太息,胸闷胸憋,胸胁或少腹胀闷窜痛,妇女则可伴乳房胀痛,月经不调,舌质红、苔白,脉弦。若夹湿则见食欲不振,头晕嗜睡,恶心欲吐,四肢重,舌苔白腻,脉弦滑。若夹瘀者,则伴见胸胁脘腹偶有刺痛,舌质紫或有斑点,脉弦涩。若化火,则可见两胁胀痛、灼热,烦躁易怒,口苦口干,舌质红、苔黄,脉弦数。若肝气横逆犯胃,则可见胃脘、胁肋胀满疼痛,嗳气、呃逆、吞酸,不欲食,舌苔薄黄,脉弦。

疏肝健脾案:患者,男。2012 年 3 月初诊,主诉失眠 10 日。10 日前因为工作原因导致心情焦虑,开始失眠。平时伴有健忘,易因声响而惊恐。性缓,食少,喜热,大便干,恶心,舌质红、苔黄腻,脉弦。西医诊断:抑郁症伴焦虑状态;中医诊断:郁病,证属肝郁心脾两虚。治宜疏肝理气解郁,健脾益气养心。药用:柴胡 12g,白芍 10g,枳壳(炒)12g,香附(炒)10g,川楝子 10g,郁金 10g,合欢皮 15g,石菖蒲 12g,砂仁 6g,茯苓 30g,酸枣仁(炒)50g,柏子仁 50g,珍珠母 30g,甘草(炙)6g。7 剂,水煎服,1 日 4 次。1 周后复诊,紧张焦虑好转,睡眠好转,加莱菔子 30g。2 周后复诊,抑郁好转,诉有心悸,加菊花 12g。随访半年,症状未发。

按:该法用于柔虚证(即肝郁脾虚证)郁病患者,症见倦怠懒言,情绪低落,少气乏力,心悸,胸闷胸痛,乏力,食少纳呆,腹胀便溏,舌质淡红、苔白,脉沉细。此证多兼寒证,可见喜热饮、畏寒、手足不温等症。

3.郁病从心肝脾论治

从心肝论治案:患者王某,女,58 岁,长沙市人。因失眠反复 3 年,加重伴胸闷 2 周而于 2011 年 8 月 30 日初诊。患者近 3 年每因情绪激动后失眠,以入睡难、多梦、易醒、难再睡为主,在多家医院就诊,仍激动后诱发。2 周前每于早晨 4 点因胸闷而醒,涉及左侧肩背,敲打按压局部后减轻,心烦,经常静坐,善忘,纳食不香,大便偏干,下午足肿,舌质暗、苔黄厚腻,脉细弱。诊断为郁病,心肝同病,痰瘀为患。治宜疏肝解郁,化痰宁心,方用涤痰汤合丹参饮加减。药用:法半夏 10g,陈皮 10g,茯苓(朱砂拌)10g,郁金 10g,酸枣仁 30g,首乌藤 30g,珍珠母(布包先煎)30g,磁石(布包先煎)30g,生牡蛎(布包先煎)30g,百合 30g,石菖蒲 10g,黄连 5g,丹参 30g,瓜蒌皮 10g,降香 10g。7 剂。2013 年 12 月 25 日复诊,讲服上方后睡眠一直很好,近半个月因情绪不好而心悸明显,在某三甲医院冠脉造影正常,现心悸明显,但于激动和气温低的环境中发作,静息后缓解,平时提气不上,易疲乏,口苦,腹胀嗳气,有时烧心反酸,大便不干,小便黄,足软,项胀手麻,舌质红、苔黄,脉细。拟辨证为气阴两虚、痰瘀阻络,方用生脉散加味。药用:党参 10g,麦冬 10g,五味子 6g,丹参 30g,葛根 30g,川芎 10g,降香 10g,郁金 10g,瓜蒌皮 10g,法半夏 10g,山楂 10g,川楝子 10g,九香虫 10g,合欢花 6g,槐角 30g,紫苏梗 10g。续服 7 剂。2014 年 2 月 20 日三诊,服药后心悸缓解,停药以来偶然夜间有心悸,伴胸闷、项胀、手麻,不反胃,无嗳气,时胃中灼热,大小便可,眠可,脉细。仍守复诊方去合欢花,加旋覆花 6g,藿香梗 10g。续服 7 剂以巩固疗效。

按:此案乃因心肝同病、痰瘀为患所致,其治疗用陈皮、郁金疏肝解郁,茯苓、酸枣仁、首乌藤养心安神,珍珠母、磁石、牡蛎重镇安神,法半夏、石菖蒲、瓜蒌皮燥湿化痰,丹参、降香活血化瘀,百合入肺,补肺以制肝木之旺,黄连入心,清心以制诸药之燥。诸药心肝同治,痰瘀均蠲,故取其效。

肝脾同治案:患者饶某,女,70 岁,长沙人。因发作性胸闷欲死感 5 年而于 2014 年 2 月 24 日初诊。患者近 5 年经常出现发作性胸闷欲死,多次送多家医院急诊,未能发现明显异常,经治疗后仍经常发作,通常每个月都要发作数次,每于劳累及生气时出现,持续时间短,最严重时可持续两三小时。心烦郁闷,口时干苦,纳食可,嗳气少,大便不成形、日 1 次,眠差、靠安眠药,颈不胀,但偶手麻,舌质淡红、苔白,脉弦大、左寸上溢而细滑。诊断为郁病,肝郁脾虚兼痰郁证,治宜疏肝解郁,健脾化痰,方用逍遥散加减。药用:柴胡(麸炒)10g,白芍(酒炒)15g,白术(土炒)10g,茯苓 30g,枳壳 10g,木香 6g,丹参 30g,葛根 30g,川芎 10g,降香 10g,郁金 10g,瓜蒌皮 10g,法半夏 10g,山药 30g,甘松 10g,山楂 10g。7 剂。3 月 6 日复诊,不胸闷,不心烦,心情已好,但大便仍不成形、日 1 次,入睡难、靠药物,手不麻,舌质暗、苔白,脉左关弦大滑浊、余部细滑、右关外弦。仍用肝脾同治之法,针对不寐主症进行调整,方用逍遥散加减,药用:柴胡(麸炒)10g,白芍(酒炒)15g,当归 10g,白术(土炒)10g,茯苓 15g,薄荷 6g,酸枣仁 30g,首乌藤 30g,磁石(布包先煎)30g,珍珠母(布包先煎)30g,山药 30g,辛夷 15g,藿香 10g,甘草(炙)6g。续服 7 剂。3 月 20 日三诊,晨起胸闷,不痛,心烦减少,大便已成形,睡眠改善,可睡 5 小时以上,舌质淡暗、苔白,脉左关弦大浊、余部弦滑。复诊方去辛夷、藿香,加瓜蒌皮、法半夏各 10g,合欢花 6g,百合 30g。续服 7 剂。6 月 11 日四诊,诉本来病情一直稳定,睡眠亦佳,但 2 日前生气后又感胸闷、心悸、气短,入睡难,疲乏明显,舌质淡暗、苔薄,脉细弱。从脉象看以脾虚为主,改用健脾舒肝之法,用柴芍六君汤加减,药用:党参 10g,白术 10g,茯苓 10g,法半夏 10g,陈皮 10g,石菖蒲 10g,酸枣仁 30g,首乌藤 30g,珍珠母(布包先煎)30g,磁石(布包先煎)30g,生牡蛎(布包先煎)30g,柴胡 10g,白芍(酒炒)15g,瓜蒌皮 10g,合欢花 6g。续服 7 剂以巩固疗效。

按:此案乃肝脾同病所致,初起脉象以弦为主,乃肝病及脾,故先用疏肝理脾之法,初诊以胸闷为主症,配合应用宽胸豁痰药物;复诊、三诊均以不寐为主症,故配以重镇安神药物。四诊脉象以细弱为主,当虑土虚木贼,故改用健脾为主,辅以疏肝。

第四节　癫狂

癫狂即西医的精神分裂症,乃因情志所伤、阴阳失调或痰火扰乱神明所致,是一种以抑郁痴呆、狂躁喧扰为主要表现的脑系疾病。《杂病源流犀烛·癫狂源流》谓"癫由心气虚……狂由心家邪热",故癫狂有痴癫、狂躁两种表现。

一、传承概略

师尊欧阳锜在主持"中医病名诊断规范化研究"课题时,正式将癫狂确定为中医病名,在《临床必读》中总结出此病的临床表现、诊断要点、鉴别诊断及分证施治经验,同时对癫狂实证从痰论治,有很好的指导意义。第二代传人欧阳剑虹提出癫狂辨证要重视先后虚实,周慎在《实用神经精神科手册》中有专篇论述,均丰富了此病的辨治内容。

二、临床表现

(1)癫者,精神抑郁,语无伦次,妄言妄见妄想,沉默痴呆,表情淡漠,目瞪不瞬,静而多笑,常伴食少、心悸等症。

(2)狂者,精神亢奋,狂躁刚暴,狂言妄语,喧扰不宁,动而多怒,哭笑无常,詈骂叫号,登高弃衣,常兼面红目赤、口干唇燥、便结等症。

三、诊断要点

(1)有记忆、思维、情绪、行为等方面的失常。

(2)有沉默痴呆、狂妄叫号等典型表现。

四、鉴别诊断

1.呆病

呆傻愚笨,智力明显低下,少见妄言、目瞪不瞬。

2.脏躁

喜悲伤欲哭,发作有时,发过后则如正常人。

五、证治特色

1.痰迷心窍证

主症:精神抑郁,表情淡漠,沉默痴呆,时时太息,言语无序,或喃喃自语,多疑多虑,喜怒无常,秽洁不分,不思饮食。舌质红、苔白腻,脉弦滑。

治法:理气解郁,化痰醒神。

选方:化痰醒神汤加减。

法半夏10g,陈皮6g,茯神15g,枳实10g,石菖蒲6g,郁金10g,远志(炙)6g,柏子仁10g,青礞石10g,丹参10g,甘草3g。

加减:若时有心烦易怒者,加栀子、石决明;神疲气少者,加党参、黄芪。

2.痰瘀迷窍证

主症:癫狂日久不愈,面色晦滞不秽,情志抑郁,注意力不集中,妄想迟钝,完成工作困难。舌质紫暗、有瘀斑、少苔或薄黄干苔,脉弦细或细涩。

治法:豁痰化瘀,开窍醒神。

选方:化痰活血汤加减。

青礞石10g,郁金10g,丹参15g,茜草10g,柴胡10g,白芍12g,建菖蒲6g,远志(炙)6g,酸枣仁15g,甘草3g。

加减:若烦躁不安者,加石决明、牡蛎;大便干结者,加决明子、大黄。

3.痰火闭窍证

主症:起病先有性情急躁,头痛失眠,两目怒视,面红目赤,突发狂乱无知,骂詈号叫,不避亲疏,逾垣上屋,或毁物伤人,气力愈常,不食不眠。舌质红绛、苔多黄腻或黄燥而垢,脉弦大滑数。

治法:清肝泻火,涤痰醒神。

选方:礞石滚痰丸加减。

青礞石10g,法半夏10g,陈皮6g,茯神10g,枳实10g,郁金10g,龙胆6g,丹参15g,生石决明15g,生铁落30g,远志(炙)10g,酸枣仁15g,甘草3g。

加减:伴目赤者,加黄连;呕恶者,加竹茹;大便秘结者,加大黄;口干咽燥者,加生地黄、知母、百合、黄柏。

4.肝火上攻证

主症:狂躁不安,詈骂不休。头痛面赤,口苦烦躁。舌质红、苔黄,脉弦数。

治法:清肝泻火,开窍醒神。

选方:龙胆泻肝汤合生铁落饮加减。

龙胆10g,栀子10g,黄芩10g,生地黄15g,柴胡10g,生铁落30g,远志6g,石菖蒲10g,甘草3g。

加减:大便干结者,加大黄、玄明粉。

5.阴虚火旺证

主症:多言善惊,躁狂不安。清瘦,口唇干燥,面目赤,五心热。舌质红、苔少,脉细数。

治法:滋阴降火。

选方:天王补心丹加减。

生地黄15g,天冬10g,麦冬10g,玄参10g,丹参10g,党参10g,茯苓(朱砂拌)10g,酸枣仁30g,柏子仁10g,石菖蒲10g,远志(炙)6g,甘草3g。

加减:若口干咽燥明显者,加沙参、石斛;大便干结者,加决明子。

6.心脾两虚证

主症:神思恍惚,语无伦次。失眠多梦,惊悸,倦怠,食少便溏。舌质淡,脉细弱。

治法:补益心脾。

选方:归脾汤加减。

黄芪15g,党参10g,白术10g,当归10g,茯神10g,酸枣仁15g,石菖蒲10g,远志(炙)6g,木香5g,浮小麦30g,甘草(炙)3g。

加减:伴心悸不宁者,加甘松、珍珠母;纳食减少者,加砂仁、麦芽。

六、其他疗法

(1)苦参30g,龙胆10g,大黄10g。加入瓦罐内,用凉水浸泡半个小时,在用大火煎沸后再用小火煎20~30分钟,取液,候温服。

(2)活蚯蚓7条,白糖120g。将蚯蚓洗净,放在白糖中,蚯蚓吸食白糖后渐渐溶化而死,去蚯蚓取液,温开水冲服。

(3)生铁落60g,绿豆30g。水煎服。

(4)白矾3g,冰糖30g。水煎服。

(5)取神明穴。患者取仰卧位。用30号或32号1.5寸毫针,针尖向大陵穴方向斜刺0.8~1.2寸,以透至大陵穴为度,捻转得气后施以捻转泻法或平补平泻手法,持续运针3~5分钟,使针感上行传导,留针30~40分钟,每10分钟运针1次。1日1~2次,以10次为1个疗程。

七、传承实录

1.癫狂实证从痰论治

痰迷心窍案:患者罗某,女,25岁。1993年5月11日初诊。发作性呆滞、失语反复发作3年。患者在1990年因单位工作事故受到刺激后出现失语、呆滞、抑郁,行为失常,曾多次在某精神病医院就诊,诊断为精神分裂症,间断服用抗精神病药物治疗,症状时轻时重。现精神呆滞,抑郁,急躁易怒,失语,行为失常,纳食时好时差,生活不能自理,大小便可,舌质淡红。苔白厚滑,脉弦滑。证属痰迷心窍。治宜理气解郁,化痰醒神。方用化痰醒神汤加减,药用:法半夏10g,陈皮3g,茯神12g,枳实10g,建菖蒲4g,郁金10g,远志(炙)3g,柏子仁10g,青礞石12g,丹参12g,石决明(煅)15g,甘草1.5g。嘱其先服药30剂,在神志清醒后用上方去青礞石,再服60剂。3个月后患者来诊,讲在服上方2个月时症状已基本消失,生活能够自理,嘱其再服上方3个月以巩固疗效。

按:此案属癫病,乃肝郁夹痰浊上蒙清窍所致。脑为神明之府,脑被痰浊所蒙,故精神呆滞,失语,行为失常,生活不能自理;肝气郁结,则抑郁、急躁;肝病犯胃,肝胃不和则纳食时好时坏;舌苔白厚腻、脉弦滑乃肝郁痰浊之征。其治用法半夏、青礞石、建菖蒲、远志燥湿化痰,开窍醒神;陈皮、枳实、郁金疏肝解郁;石决明平肝镇逆;茯神、柏子仁、丹参宁心安神;甘草和胃助化。诸药配合,共奏理气解郁、化痰醒神之效。

痰瘀迷窍案:患者李某,女,22 岁。1992 年 10 月 20 日初诊。躁怒无常反复 3 年,某精神病院诊为躁狂型精神病,仍服氯丙嗪等西药。现精神抑郁,失眠,时自笑,有不自主走动,生活不能自理,纳少,大便干结。月经量少,经前腹痛。舌质暗、苔白滑,脉细弦。证属痰瘀互结,蒙闭清窍。治宜化痰活血,开窍醒神。方用四逆散加减,药用:青礞石 10g,郁金 10g,丹参 12g,茜草 12g,柴胡 10g,白芍 15g,建菖蒲 5g,远志(炙)3g,酸枣仁 12g,决明子 15g,牡蛎(煅)15g,石决明(煅)15g,甘草 1.5g。15 剂后,症状较前减轻。大便已软,守方化裁 30 剂,精神如常,眠已可,家属已将氯丙嗪减量,再守方化裁以善其后。

按:此案属狂病,乃痰瘀互结上蒙清窍所致。痰蒙清窍,故失眠自笑,时不自主走动,生活不能自理;肝郁血瘀,阻滞经络,故精神抑郁,月经量少,经前腹痛;肝病犯胃则纳少;舌质暗、苔白滑、脉细弦乃痰瘀为患之征。其治用青礞石、建菖蒲、远志燥湿化痰,开窍醒神;柴胡、郁金疏肝解郁;丹参、茜草活血化瘀;白芍、牡蛎、石决明平肝镇逆;酸枣仁宁心安神;决明子润肠通便;甘草和胃助化。诸药配合,共奏理气解郁、化痰活血、开窍醒神之效。

痰火闭窍案:患者肖某,男,47 岁。1986 年 5 月 12 日就诊。精神狂乱反复 8 年,经多家精神病院诊断为精神分裂症,每于春季加重。平时神情呆滞,活动不灵敏,发作时躁狂发怒,甚至动手打人,伴失眠,不思饮食,大便干结。舌苔黄腻,脉弦滑而数。证属痰火闭窍。治宜清肝泻火,涤痰醒神。方用礞石滚痰丸加减。药用:青礞石 12g,龙胆 7g,生大黄(后下)6g,法半夏 10g,陈皮 5g,茯神 12g,枳实 10g,郁金 12g,丹参 12g,生石决明 15g,远志(炙)5g,酸枣仁 12g,甘草 1.5g。4 剂后躁狂未再发作,连服 20 剂,神识较前清楚,能识人。守上方化裁以巩固疗效。2 年后因其他病就诊,诉前病未再发。

按:此案属狂病,乃因痰火闭窍所致。其治用龙胆、大黄清肝泻火,青礞石、法半夏、远志涤痰醒神,陈皮、枳实、郁金理气解郁,茯神、丹参、酸枣仁养心安神,石决明平肝镇逆,甘草调和诸药。诸药配合,有清肝泻火、涤痰醒神之效。

2.癫狂辨证宜重视先后虚实

癫狂辨证宜重视先后虚实:癫病,初起多为痰气郁结,病久失治,则气血日耗,其证属虚。狂病,初发时多为痰火壅盛,其证属实;病久迁延,则火盛灼伤阴液,渐变为阴虚火旺之证。癫与狂,不论初起和病久,如同时并现,多为虚实夹杂。治疗总则,宜调整阴阳虚实,以平为期。实者当疏肝解郁、泻火逐痰;虚者当益气补血、滋阴降火;虚实夹杂当活血化瘀为主,辅以清热、助阳之品。

(莫海祥)

参考文献

1.瞿发林,谭兴起.常见精神疾病合理用药手册.北京:学苑出版社,2018.

2.李素萍,赵娟,王波.常见精神疾病规范化护理及临床护理路径.北京:科学出版社,2018.

3.陈华毅.实用精神疾病数理诊断方法.北京:武汉大学出版社,2018.

4.侯枭.神经系统疾病与精神疾病.北京:中国医药科技出版社,2019.

5.宁式颖.精神疾病辨治思路与方法.北京:科学出版社,2018.

6.赵芳,何金爱,陈炜.精神疾病护理安全防范.北京:科学出版社,2018.

7.李凌江,马辛.中国抑郁障碍防治指南(第2版).北京:中华医学电子音像出版社,2015.

8.唐建良,王志强,金卫东.抑郁障碍研究新进展.北京:中国发展出版社,2019.

9.张克让,刘志芬,李忻蓉.抑郁障碍规范化诊疗及临床路径.北京:科学出版社,2018.

10.于欣,方贻儒.中国双相障碍防治指南(第2版).北京:中华医学电子音像出版社,2015.

11.甘照宇.双面人生.广东:广东科技出版社,2018.

12.高和.睡眠障碍国际分类(第3版).北京:人民卫生出版社,2017.

13.张慧.睡眠障碍.北京:中国医药科技出版社,2016.

14.孙录,陈熔宁.睡眠障碍.北京:中国医药科技出版社,2019.

15.汪卫东.睡眠障碍的中西医结合诊疗基础与临床.北京:中国医药科技出版社,2017.

16.明道.心理学与管理.北京:中国法制出版社,2017.

17.连山.心理学与沟通技巧.北京:中国华侨出版社,2018.

18.王水珍,田晓红.咨询心理学.北京:科学出版社,2018.

19.程序.神经、精神系统疾病诊疗技术.北京:科学出版社,2018.

20.孙烨.实用精神科疾病诊疗学.吉林:吉林科学技术出版社,2019.

21.徐一峰.现代精神专科医院管理制度建设指南.北京:人民卫生出版社,2019.

22.刘晓虹,李小妹.心理护理理论与实践(第2版).北京:人民卫生出版社,2018.

23.严谨.社会心理护理学.北京:人民卫生出版社,2018.